의사도 못 고친 병을 약초로 이긴 사람들
천기누설 5

의사도 못 고친 병을 약초로 이긴 사람들
천기누설 5

초판 1쇄 인쇄　2014년 5월 12일
초판 1쇄 발행　2014년 5월 19일

지은이　　MBN 〈천기누설〉제작팀
감수　　　서재걸 김달래 이광연
정리　　　박수경 전연주
발행인　　곽철식
발행처　　다온북스

출판등록　2011년 8월 18일 제110-92-16385호
주소　　　서울시 은평구 갈현동 327-132 301호
전화　　　070-7516-2069　　　팩스　　02-332-7741

종이　　　상산 페이퍼
인쇄와 제본　M프린트

값　　15,000원
ISBN 979-11-85439-15-0 13510

* 이 책은 저작권법에 따라 보호를 받는 저작물이므로 무단전재와 복제를 금하며,
  이 책 내용의 전부 또는 일부를 사용하려면 반드시 저작권자와 다온북스의 서면 동의를 받아야 합니다.

* 잘못되거나 파손된 책은 구입하신 서점에서 교환해 드립니다.

암 극복편

천기누설 5

의사도
못 고친 병을
약초로
이긴 사람들

MBN 〈천기누설〉제작팀 지음 | 서재걸 · 김달래 · 이광연 감수

다온북스
DAON BOOKS

의 사 도 못 고 친 병 을 약 초 로 이 긴 사 람 들

추천의 글

자연에
답이 있었다

어떤 집안에 경사스러운 일이 일어났습니다. 옆집에 떡을 만들어 전해주면서 같이 기뻐하고 축하 받는 게 인지상정입니다. 만약 이 기쁜 소식을 옆집에 안 알리고 혼자 기뻐한다면 그 기쁨이 정말 오래 갈 수 있을까요? 또 옆집에서 무슨 수로 알아서 축하해 줄 수 있겠습니까? 우리 몸속도 살아있는 생명체(세포)가 60조개나 존재합니다. 이 세포들끼리도 기쁜 소식이나 위험한 정보를 교환해야 세포들의 주인인 우리 몸도 건강할 수 있습니다.

그래서 필요한 게 자연에 존재하는 다양한 생리활성물질과 면역물질들입니다. 사람들이 자연을 멀리 하면서 경험하지 못한 일들을 식물들이 대신 자연과 접해 겪으면서 얻은 수많은 정보를 식물 자신의 몸속에 담아 동물이나 사람들을 통해 전달하고 더불어 살 수 있는 기회를 제공하는 것입니다. 또 사람들에게 부족한 면역성을 채워 줄 수 있습니다. 하지만 사람들은 자연의 파괴로 얻은 여러 원인모를 병들을 치료하지 못하고 화학약품에 의존하고 있는게 현실입니다.

좀 더 잘 찾아보면 자연에 답이 있습니다.
다만 사람에게 독이 되지 않게 약용이 되는 식물들을 얻을 수 있다면 많은 도움이 될 것입니다. 암을 포함한 많은 질병들은 결국 면역과 관련된 질환입니다. 따라서 면역기능을 항상 유지하고 있는 것이 질병 예방과 치료의 핵심이라 할 수 있습니다. 현대인들은 오래 살고 건강하게 살고 싶어 합니다. 아프지 않고 하고 싶은 일을 하고 살 수 있다면 가장 행복한 삶이 될 것입니다. 그러길 바란다면, 자, 이제 이 책〈천기누설〉에 집중을 해보는 게 좋겠습니다. 내 건강을 지켜주고 내 생각을 전달해줄 자연의 이야기가 시작되기 때문입니다. 바깥세상이 무섭다고 집에만 있으라고 강조하는 전문가들보다 바깥세상에서 살아가는 법을 알려주는 전문가가 더 필요한 세상이 되었으면 좋겠습니다. 이제 건강은 의학 전문가의 것이 아니라 나 자신의 선택과 결정에 달려 있기 때문입니다. 〈천기누설〉도 비밀이 저 멀리 하늘에 있는 것이 아니라 알고 보면 우리 가까이에 있다는 사실을 알려주는 의미 있는 책입니다.

2013년 10월 포모나자연의원 대표원장 서재걸박사

추천의 글

건강은 건강할 때
챙겨야 한다

우리나라 사람들의 평균수명은 2013년을 기준으로 이미 81세를 넘어섰고, 생명보험회사에서는 머지않아 90세에 근접할 것으로 예측하고 있습니다. 오래 사는 것은 모든 사람의 염원이긴 하지만 건강하지 않으면서 오래 사는 것은 축복이 아니라 재앙일 수 있다는 점에서 건강에 대한 관심은 어느 때보다 더 높아지고 있습니다.

우리의 신체는 성장기를 지나 청년기가 되었을 때 가장 건강하고, 장년기가 되면 자꾸 어느 한부분에서 탈이 나기 시작하게 되며, 노년기가 되면 갑자기 동시다발적으로 몸과 마음에 이상이 나타나게 됩니다. 부모로부터 물려받은 건강은 청년기가 지날 때까지는 영향을 미치지만 장년기 이후의 건강은 스스로의 관리와 관심 여부에 따라 확연하게 달라집니다. '골골하던 사람이 80까지 살더라'라는 옛말이 있습니다. 몸이 약한 사람은 항상 자신의 건강을 생각하고 생활하고 결국 건강을 찾게 됩니다. 하지만 평소 건강을 자신하던 사람들은 몸을 함부로 굴리게 됩니다. 그래서 젊었을 때는 잠을 줄여가면서까지 공부하고, 사회생활을 하면서는 몸에 무리를 주면서까지 사업에 몰두하게 됩니다. 또 몸에 이상이 나타나도 대수롭지 않게 여기고 무시하다가 생각지도 않던 일을 겪게 됩니다.

건강은 건강할 때 챙겨야 합니다. 또한 건강이 이상이 있다고 판단되면 그 때부터 최선을 다해 진료을 받고 스스로도 공부해야 합니다. 아무리 뛰어난 의사도 그 환자의 몸상태에 대해서까지 시시콜콜 파악하지는 못합니다. 전문의들은 그들이 전공한 질병에 대해서는 매일 연구하고 고민하지만 환자의 몸상태에 대해서는 그렇게까지 관심을 기울이지 않습니다.

손자병법에서 손무는 말합니다. "지피기기하면 백전불퇴한다"라고. 이것을 건강과 연관지어보면 결국 자기 자신을 안다는 것은 자신의 몸상태에 대해서 파악하는 것이고, 상대방을 안다는 것은 뛰어난 전문의를 만나 질병에 대해 대처하면 결국 이길 수 있다는 의미로 해석할 수 있습니다. 현재 우리가 살고 있는 사회는 지식정보화 시대입니다. 산업사회 때는 누가 최고의 전문의인지, 또 뭐가 몸에 좋은 것인지를 알 수가 없었습니다. 그래서 인맥을 동원하고 여러 의사를 직접 찾아다녀야 하는 수고를 마다하지 않았습니다. 하지만 정보화 시대가 되면서 건강에 대한 정보는 방송과 인터넷을 통해 매일 쏟아져 나오고 있습니다. 이들 정보 가운데 상당수는 괜찮은 것들이지만 또 상당수는 엉터리 정보이기도 합니다. 이를 제대로 검증하고 자신의 체질과 몸 상태에 맞게 활용하기 위해서는 전문가의 진찰이나 조언이 필수적입니다.

이번에 다온북스에서 펴낸 〈천기누설〉이라는 책은 MBN에서 방송되었던 건강과 관련된 내용 중에서 전문가의 조언과 환자들의 체험을 통해 어느 정도 검증된 것들만 모아서 책으로 엮었습니다. 더구나 이 책에서는 요즘 사람들의 폭발적인 관심을 받고 있는 암에 대한 사례가 많이 실려 있습니다. 따라서 이 책에서 사례로 든 내용 가운데 자신에게 해당되는 약재나 음식재료가 있다고 판단되면 다시 한 번 전문가와 상의한 다음에 자신이나 가족에게 적용해보시면 좋을 듯 합니다. 아무쪼록 이 책을 통해 많은 사람들이 좀 더 쉽게 건강을 회복하게 되기를 진심으로 기원합니다.

2013년 10월　경희대학교 한의대교수　김달래박사

추천의 글

이 책만 있으면 어렵지 않게
건강을 위한 음식과 약차를 만들 수 있어

MBN의 〈천기누설〉은 미스터리한 현상에 대해 다양한 방향에서의 해석과 새로운 접근방식으로 널리 알려져 있는 프로그램입니다. 몇몇 인연으로 〈천기누설〉 팀에서 간혹 저에게 의학적 검증을 위해서 인터뷰를 요청하는 경우가 있었습니다. 환자를 진료하던 중 〈천기누설〉 팀에서 인터뷰 요청 전화가 오면 깜짝깜짝 놀라고 걱정이 앞서는 경우가 많습니다. '이번엔 어떤 주제로, 어떤 질문으로 나를 괴롭히려고 그러나?'하는 생각이 들기 때문입니다. 천기누설 팀의 질문은 다른 방송 프로그램과 달리 다양하고 자료준비도 많이 해야하고 생각을 많이 해야만하는 심도깊은 질문이 많기 때문입니다. 〈천기누설〉의 인터뷰에 임하기 위해서는 저도 잊고 있었던 자료들을 찾고, 치열하게 검증하는 수밖에 없었습니다. 그러던 오늘 연락이 온 것은 기쁜 일이었습니다. 드디어 〈천기누설〉의 방송 내용을 모아서 책으로 엮었으며, 미천하지만 저의 추천사를 부탁하는 연락이었습니다. 그동안의 〈천기누설〉 방송을 보면서 좋은 내용들을 일목요연하게 정리하여 책으로 내었으면 더욱 좋겠다는 생각이 실현된 것입니다. 기대하는 마음으로 원고를 읽다보니 어느새 처음부터 끝까지 탐독하게 되었습니다.

　암과 같은 여러 불치병으로 고통받고 있는 환자분들은 명확한 치료방법이 없기 때문에 다양한 민간요법과 식이요법을 찾게 되는 경우가 많습니다. 간혹 좋은 결과가 나오는 경우도 있지만, 때에 따라서는 자신의 체질과 질병 상황에 맞지 않는 경우에는 오히려 독이 되는 경우도 있습니다.

이 책에서는 우리 주변의 다양한 식재료들이 건강의 어떤 면에 도움이 되고, 그 이유를 과학적으로 분석하며, 동시에 많은 전문가들의 인터뷰 내용을 첨부하여 도움이 되는 부분과 주의해야 할 부분을 명확히 언급하고 있습니다. 또한, 식재료를 요리하거나 차로 만드는 방법을 사진과 함께 자세히 설명하여, 어떤 사람이라도 이 책만 있으면 어렵지 않게 건강을 위한 음식과 약차를 실생활에서 바로 만들 수 있도록 세세히 신경쓴 점이 눈에 띄었습니다. 이처럼 다양한 내용을 심도있게 정리하고 명료하면서도 이해하기 쉽도록 간결히 설명하는 옥고(玉稿)를 발간하심에 다시한번 축하드립니다.

동의보감(東醫寶鑑) 내경편(內景篇)의 신형(身形)에 보면 學道無早晚이란 말이 있습니다. 이 말은 "도(道 - 도리, 올바른 길, 양생법)를 배우는데는 빠르고 늦은 것이 없다"는 뜻입니다. 건강을 지키고 질병을 치료하는데는 빠르고 늦은 것이 없습니다. 바로 지금부터 시작하면 되는 것입니다. 이 책을 읽으시는 모든 분들께서 이 책과 함께 항상 건강하시고 행복하시길 바랍니다.

2013년 10월 이광연한의원 원장 이광연 박사

추천의 글 서재걸 대한자연치료의학회 회장 김달래 경희대학교 한의대 교수 이광연 한의학 박사

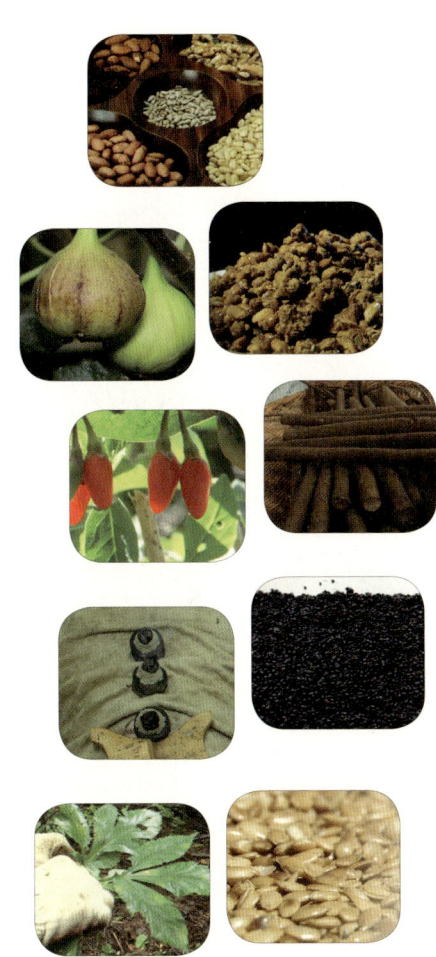

chapter 01
: 대장암

무화과 16   가지와 청국장 26
견과류 36   구기자 48   우엉 60

chapter 2
: 직장암

쑥뜸 72   쥐눈이 콩 86
당귀 잎 100   아마씨앗 114

chapter 3
: 위암

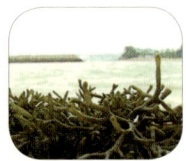

미더덕 126

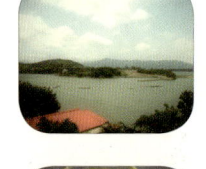

청각 136

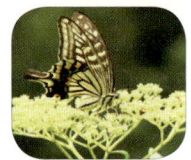

꽃차 148

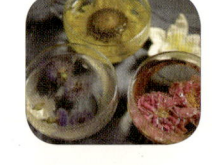

토종 갓 물 김치 158

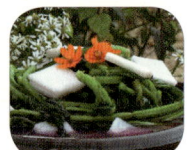

세모가사리 168

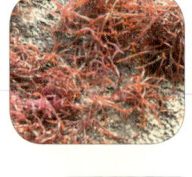

마 180

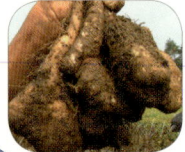

해삼 190

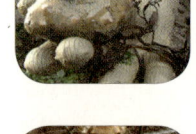

휴석재 200

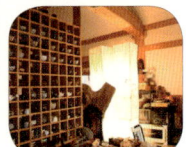

사슴고기 210

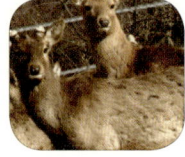

chapter 4
: 폐암

돌배 224   고구마 234

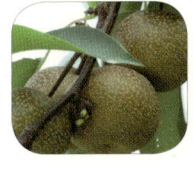
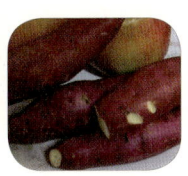

chapter 5
: 췌장암

말린채소 246

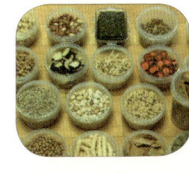
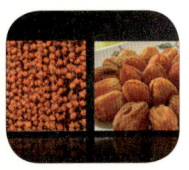

chapter 6
: 방광암

꿀효소 258   식이요법 266

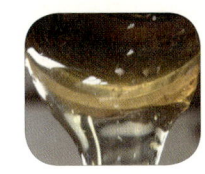
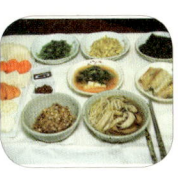

chapter 7
: 식도암

칠곡주스 278

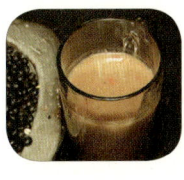
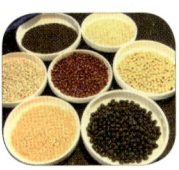

1장
대장암

무화과

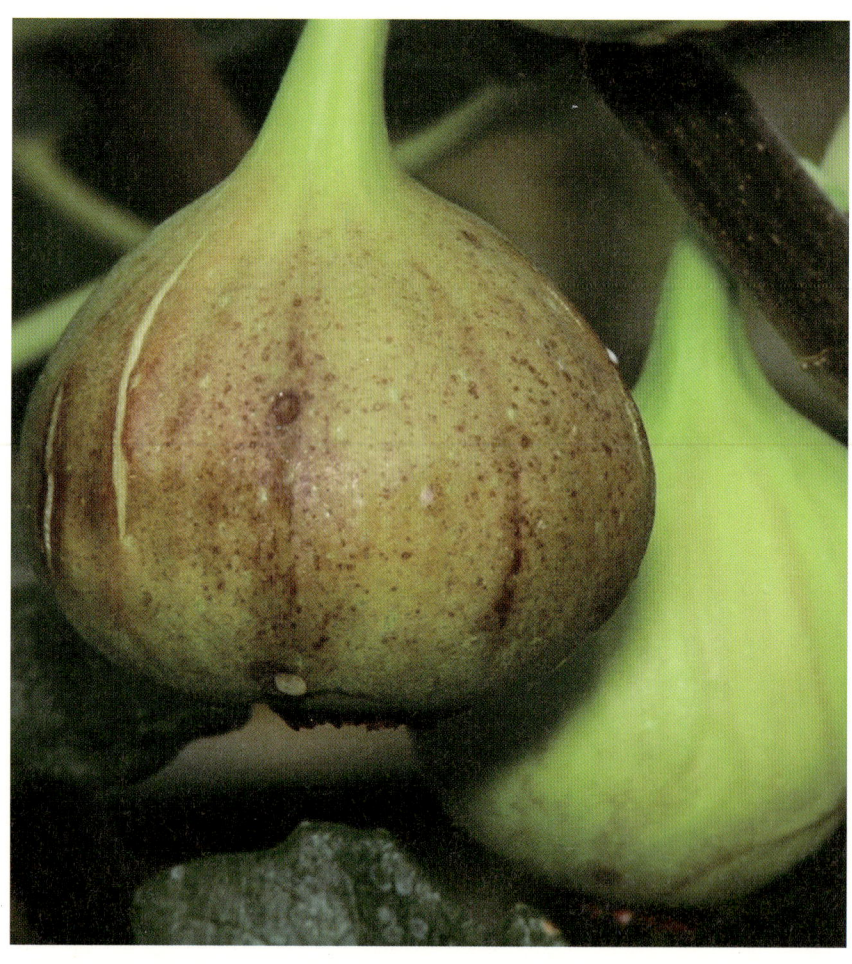

무화과

귀화 과일로
건강을 되찾다

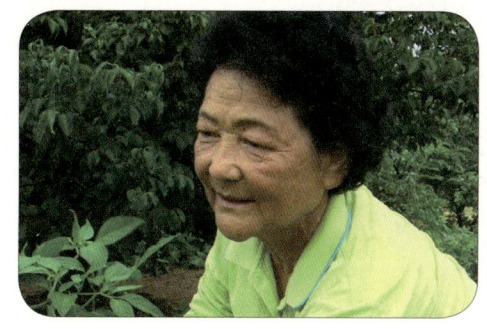

전라남도 영암. 이곳에 오래 전에 토착화된 특별한 귀화과일이 있다. 그리고 그 특별한 귀화과일로 죽음의 문턱에서 새 삶을 되찾았다는 주인공 정효순씨가 있다

"12년 전에 화장실을 가고 싶어서 가면 변이 조금씩 나오고 하루 8번을 갔어요. 그래서 치질이 걸린 줄 알고 병원에 갔더니 대장암이라고 하더라고요. 그래서 대장 수술을 받았고 수술하고 많이 아팠어요."

지금은 누구보다 건강한 모습이지만 정효순씨는 불과 몇 년 전만해도 대장암 투병으로 힘겨운 시간을 보냈다.

"식구들이 숨겨서 중간에 알았어요. 그래서 내가 알았으면 그게 무서워서 내가 그걸 알았으면 항암주사 맞으러 다니고 했겠어요? 치료 과정이 굉장히 힘들었어요. 항암치료를 하면 매스껍고 속이 느글느글 하고 머리도 다 빠지고 그렇게 해서 항암 과정이 끝나도 안 나아요. 소화도 안 되

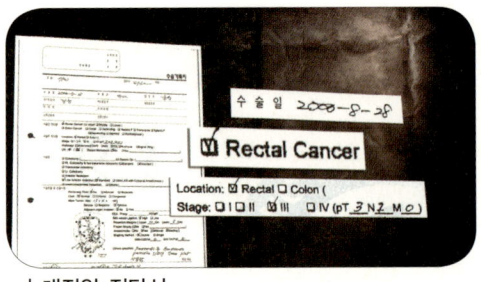

고 변비도 심하지, 내가 이래서 살겠나! 싶었죠"

| 대장암 진단서

대장암 3기로 암은 이미 임파선까지 전이된 상황이다. 수술 후에도 생사를 장담할 수 없었다. 가족들은 지금도 그때 생각하면 아찔하다고 한다.

"그때는 3기가 넘었다고 해서 완전 포기 상태로 수술을 하네 못하네 할 정도였어요. 그래도 어떻게 수술이 됐는데 수술을 하니까 (대장을) 팔꿈치 정도 잘라서 의사가 보여주더라고요. 동전 같은 것이 2개가 있더라고요. 수술 후에도 회복이 빨리 안되니까 굉장히 고역을 겪었어요."

그렇게 힘겨웠던 투병생활. 그 생사의 기로에서 정효순씨가 생존할 수 있었던 비결은 무엇이었을까?

"이게 무화과로 만든 음료수에요. 무화과는 우리 지역에 나는 과일이지요. 신비의 과일입니다."

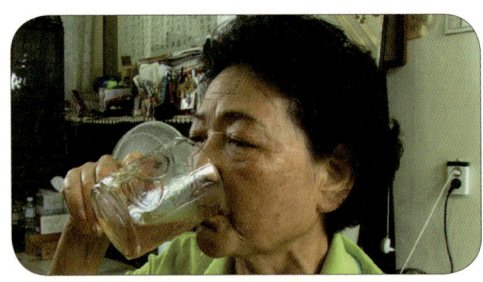

| 무화과 음료를 마시는 할머니

정효순씨는 무화과로 만든 음료를 대장암 수술 후 하루에 4번씩, 단 하루도 빠지지 않고 먹었다.

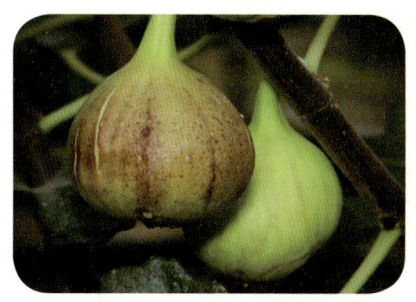
| 무화과 열매

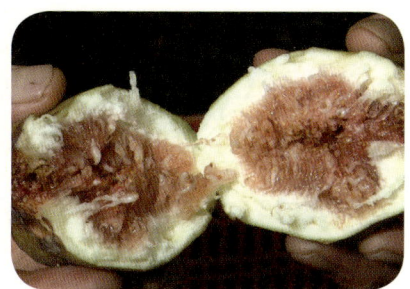
| 무화과 열매 속

영암에서 나는 신비의 귀화과일, 무화과. 따뜻한 남부지방에서나 볼 수 있는 아열대 과일인 무화과는 이곳 전남 영암 지역 특산물로 국내 생산의 90%가 재배되고 있다.

"무화과가 왜 무화과인지 아세요? 꽃이 없습니다."

꽃을 피우지 않고 열매를 맺는다 하여 무화과라고 불리나, 실은 과육 자체가 꽃으로, 엄밀히 따지면 과육이 아닌 꽃을 먹는 것! 그래서 신비의 과일로 통한다.

무화과는 본래 따뜻한 서부 아시아와 지중해 연안이 원산지로, 고대 이

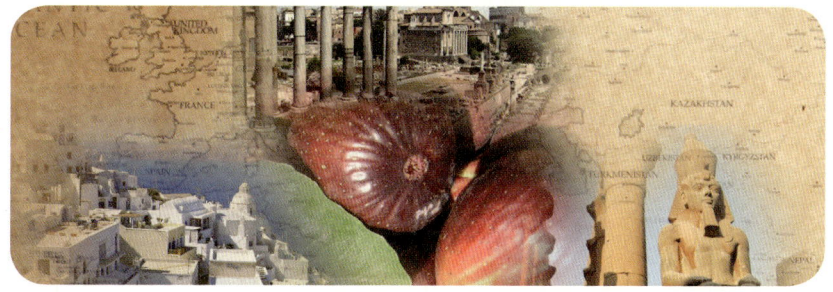
| 지중해 연안이 원산지인 무화과

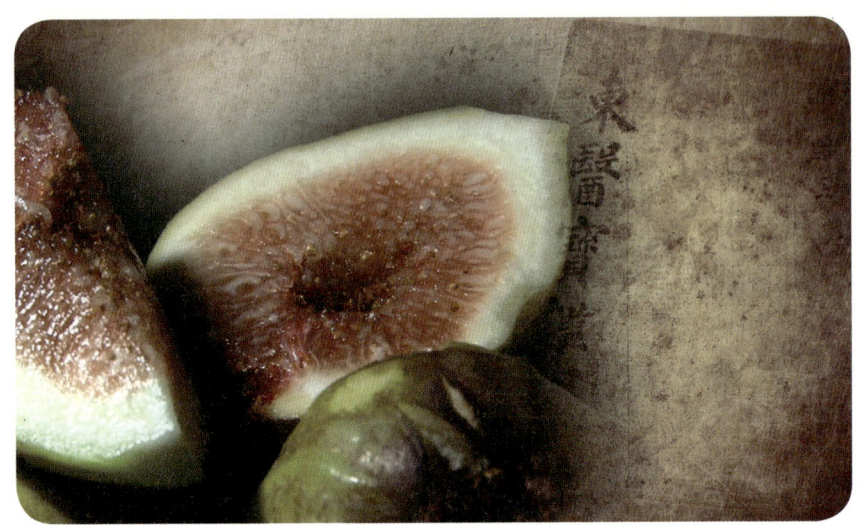

| 맛이 달고 음식을 잘 먹게 해 위장질환에 효과가 있다는 무화과.

집트의 클레오파트라가 즐겨 먹던 과일로 유명했다. 그리고 로마시대 때에는 검투사들의 강장제로 쓰였으며 이스라엘에서는 암과 간질환 치료제로 사용됐다. 뿐만 아니라 성서에 기록된 무화과는 피부암 치료제 역할을 했다고 한다.

정말 다양한 효능과 쓰임새를 가진 무화과는 19세기 후반 일본을 통해 국내에 들어온 귀화과일로 1970년대 새마을 산업의 일환으로 영암에서 본격적으로 재배가 시작되었다.

"무화가 잎 같은 경우 〈동의보감〉에 따르면 치질치료에 잎으로 씻어서 그 물을 가지고 치질을 씻어주면 치질이 좋아진다는 기록이 남아있고, 무화과는 실제로 약으로 많이 사용하진 않지만 무화과를 복용하게 되면 피부에도 좋고 변비 예방 대장암 예방에 효능을 보이고 있습니다."

안성민 한의사

무화과에는 장에 좋은 섬유질이 풍부할 뿐만 아니라 무화과 그 자체가 장 운동을 증가시키는 효과가 있다! 그래서일까? 정효순씨가 대장암 수술 후 유일하게 먹을 수 있었던 음식이 바로 무화과였다.

"수술하고 있는데 병문안온 사람들이 무화과가 영암에 많이 나잖아요. 그래서 사가지고 오기도 하고 자기가 농사짓는 사람들은 가지고도 와서 그것을 늘 먹었더니 소화도 좀 되는 것 같고 해서 죽냐 사냐 먹어보자 해서 그래서 계속 먹은 거예요. 정말 좋아서요!"

그 후, 무화과를 본격적으로 먹기 시작했다는 정효순씨. 무화과가 익기 시작하는 7월 중순부터 10월까지는 생과로 섭취하고 생 과일이 없는 시기에는 특별한 방식으로 365일 거르지 않고 먹었다. 그 특별한 방식의 비밀은 바로 이 항아리에 숨어 있다.

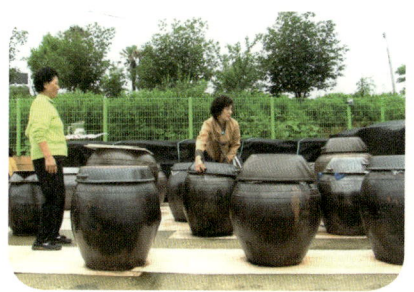
| 무화과 효소가 담긴 장독

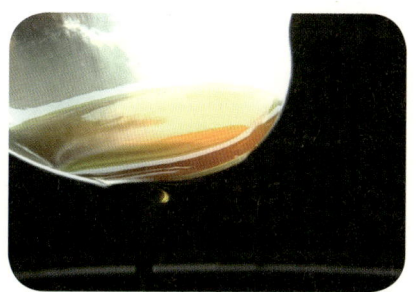
| 무화과 효소

"무화과 발효액입니다"

무화과는 과육이 잘 무르고 보관이 어려워 사시사철 먹기 위해서는 효소만한 게 없다고 한다.

"여기 마을 사람들은 무화과가 많아서 다 기본적으로 효소를 담는데 무화과가 스펀지 역할을 해서 잘 못 만들면 위에는 효소가 되고 밑에는 잼이 돼서 굉장히 담기가 힘들어요."

여차하면 잼이 되기 십상이라, 제대로 된 무화과 효소를 만들기란 그리 만만치 않다. 잘 담그기 위해서는 반드시 잘라서 담가야 한다는 정효순 씨.

"설탕에 빨리 절여지고 금방 발효액이 나오죠. 통째로 하면 물이 안 나와요."

무화과는 그 자체가 당분이 많아 설탕을 6대 4 비율로 넣고, 3개월 정도 숙성을 시킨 후, 열매를 건져내고 2차 발효를 시킨다. 이렇게 6개월이 지나면 섭취가 가능하다.

이 무화과 생과와 발효액을 지난 10여 년간 꾸준히 먹어온 결과 정효순씨는 건강을 되찾을 수 있었다고 한다.

"내가 무화과 때문에 살았어요. 무화과 먹고 다른 건 안 먹었어요. 병원치료 끝나고 병원 한번 안가보고 여태 발효액만 먹었어요."

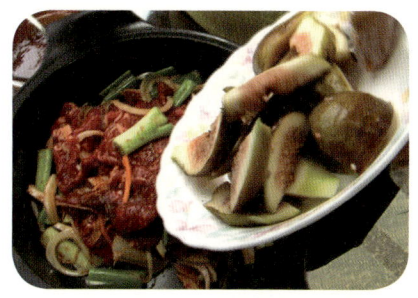 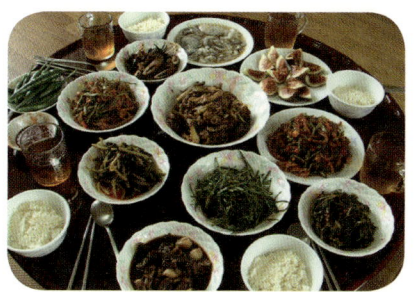

| 음식 만드는 모습 | 무화과 효소가 첨가된 음식들

　자신이 죽음의 문턱에서 살아 돌아 올 수 있었던 게 무화과 덕분이라고 굳게 믿고 있는 정효순씨. 무화과는 이제 그녀의 삶에서 빼 놓을 수 없는 일부가 됐다.

　정효순씨는 무화과를 약으로 섭취하기 보다는 매 식사 때마다 식 재료로 활용하면서 꾸준히 건강을 챙기고 있다. 그러다 보니 무화과는 그녀뿐만 아니라 온 가족의 건강을 책임지는 일등공신이 됐다.

　"고기도 잘 먹어요. 암 걸린 사람은 고기를 잘 안 먹더라고요. 나는 발효액 먹으면서 고기는 먹을 만큼 먹고, 뭐든 적당히 먹어요. 발효액이 좋은 역할을 해주더라고요."

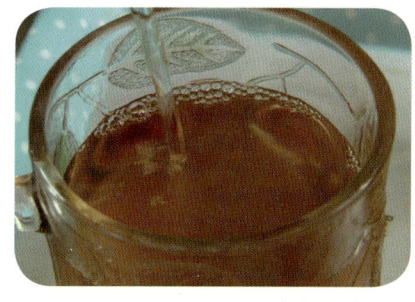

　그리고 식후에는 소화를 돕기 위해 반드시 무화과 발효액을 먹는다. 식후 3번, 그리고 잠자기 전 한 잔! 이렇게 하루에 총 4잔을 마신다.

| 효소 타기

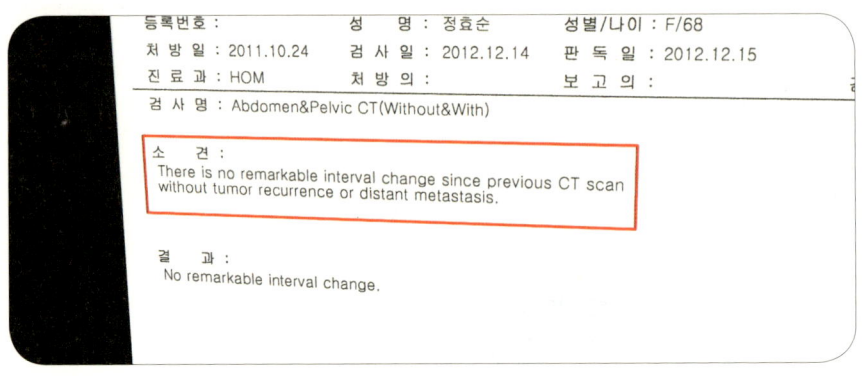

| 암이 더 이상 진행되지 않고 있다는 진단서

"아침저녁으로 계속 무화과 발효액을 먹는데 여행가면 병에 담아서 가지고 가요. 떨어트리지 않아요 절대! 무화과가 우리 집사람을 살렸다고 생각해요."

정효순씨는 최근 검사에서도 암이 더 이상 진행되지 않고 있다는 결과를 받았다. 그렇다면 과연 그녀의 믿음대로 무화과가 정말 대장암에 효과가 있었던 것일까?

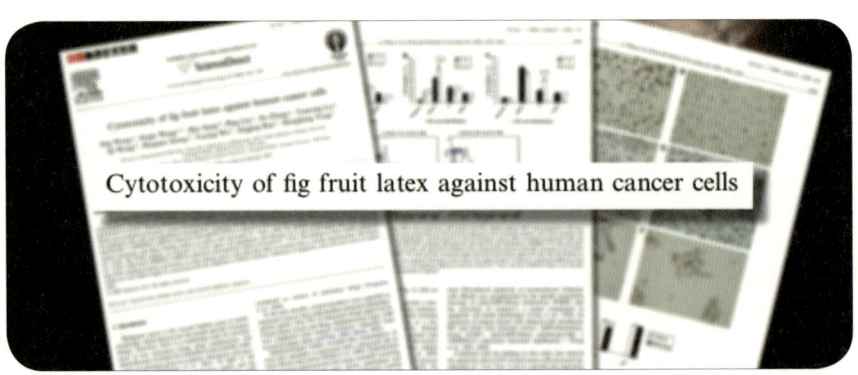

| 무화과가 항암효과가 있다는 논문

최근 연구에 따르면, 무화과는 특별히 변비에 효과적일 뿐만 아니라 열매 자체에 항암효과까지 있는 것으로 밝혀졌다!

"음식을 먹었을 때 소화가 안 되는 음식들이 장에 오랫동안 남아 있어서 장 벽에 손상을 주면 대장암이 발생할 수가 있습니다. 무화과에 들어 있는 피신 같은 경우는 소화 효소입니다. 그래서 음식물들을 잘게 소화를 시켜주고 펙틴은 식이섬유로써 변비를 예방해주는 효과가 있습니다. 그리고 마지막으로 벤즈알데히드는 대장암을 유발시키는 암 세포의 성장을 억제해주는 효과가 있습니다. 그러기 때문에 이 세 가지 성분들이 무화과에 충분히 있어서 일정 부분 대장암을 예방하고 재발 방지에 도움이 될 것이라고 생각합니다."

염창환 가정의학과 전문의

가지와 청국장

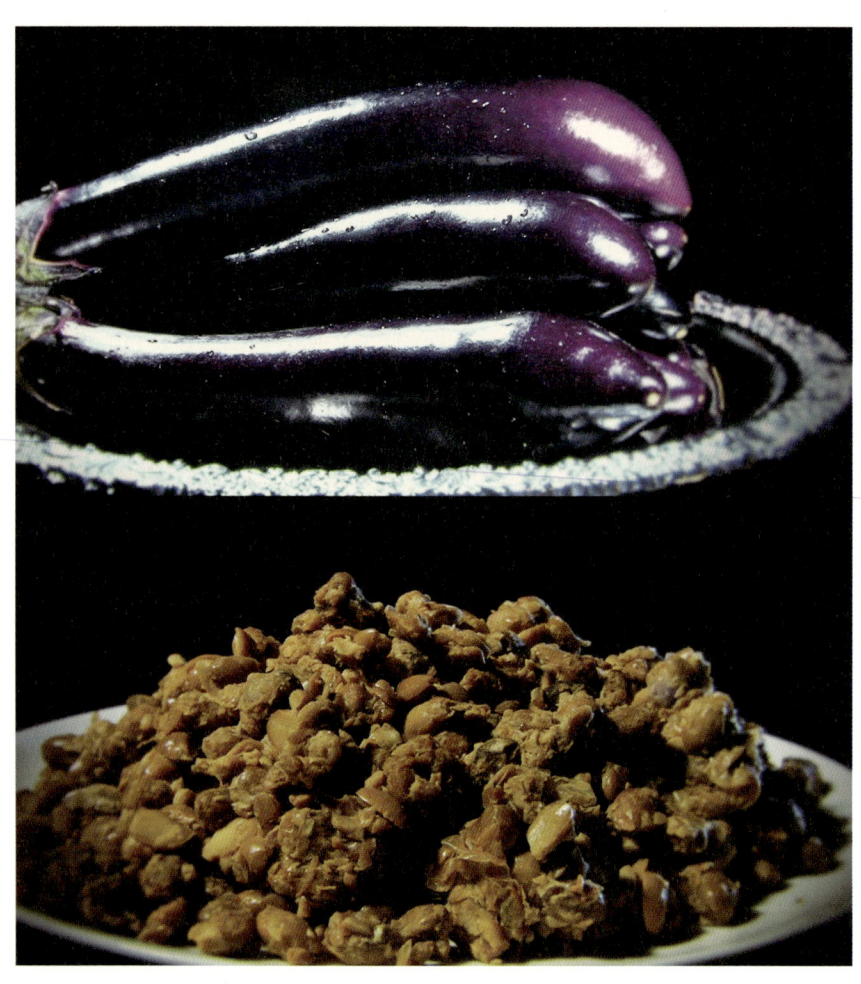

전통적인 식생활로
건강한 삶을 만든다

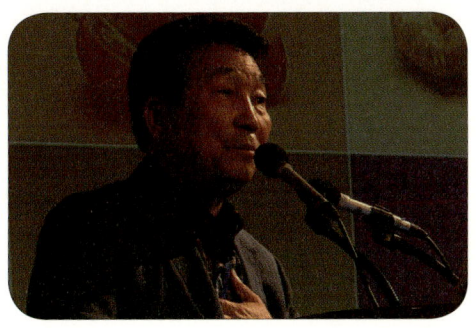

　서울의 한 대학병원 이곳에 대장암 환자와 가족들을 위한 특별한 강의가 열리고 있다.
　"대장의 문제가 발생했을 때 여러분에게 제일 좋은 것은 쉽게 생각하세요. 옛날 사람들이 먹던 것을 먹어라."

　대장을 건강하게 다스리는 법은 물론 암을 극복하기 위해 꼭 필요한 생활 습관들까지, 명강의가 이어지고, 강의 한 마디 한 마디를 놓칠 새라 꼼꼼하게 메모하는 사람들의 손길이 바쁘다. 이 강의를 하는 사람은 산부인과 전문의 홍영재 박사다. 청강생들은 그의 강의를 명강의라 꼽는다.

　"도움이 많이 되었어요. 아주 명강의였어요." (김삼진 / 71세. 2013년 9월 4일 대장암 수술)
　"사실감이 더 많고. 몸을 어떻게 치료해야 하는지 적절하게 와 닿는 것 같습니다." (황경용 / 38세. 2013년 7월 대장암 수술)
　"도움이 많이 되지요. 식생활이니 뭐니 다 관리를 한다고 해도 항상 궁

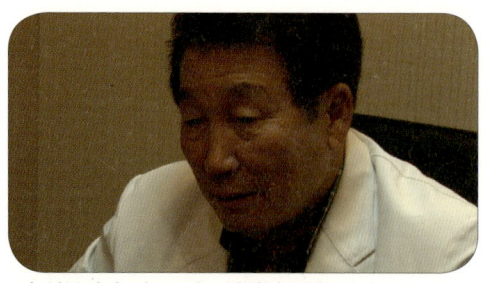
| 산부인과 진료 보는 박사님 모습

금한 것이 많았어요. 그런데 강연을 해 주시니까 도움이 많이 되네요." (이춘일 / 59세. 2012년 대장암 수술)

일흔의 나이에도 건강한 모습으로 환자를 대하는 홍영재 박사. 그러나 그 역시도 한 때는 이런 생활을 꿈꿀 수조차 없는 환자였다고 한다.

"설사와 변비가 왔다 갔다 하면서, 흔히 다들 있는 것이기 때문에 괜찮으려니 생각했지만 그게 잘못이었죠. 배변습관이 바뀌는 것 하고 속이 좋지 않고 더부룩하고 이런 것이 하나의 대장암의 전조증상이라는 것을 알긴 알았지만 내가 그 상황이 될지는 몰랐죠."

의사였던 그가 대장암 환자였던 것이다.

2002년 대장암 3기 진단을 받았다는 홍영재 박사. 당시 대장뿐 아니라 신장에서도 암이 발견되어 순식간에 두 가지 암을 가지고 있는 중증 환자가 되었다. 그것은 육식 위주의 식습관과 매일같이 반복 된 술자리가 원인이었다.

"이제까지 내가 받은 아기가 3만 5천명 정도 되니까 열심히 노력했던 의사죠. 평생 소원은 잠 한번 실컷 자보는 것이 소원이었을 정도로. 노란

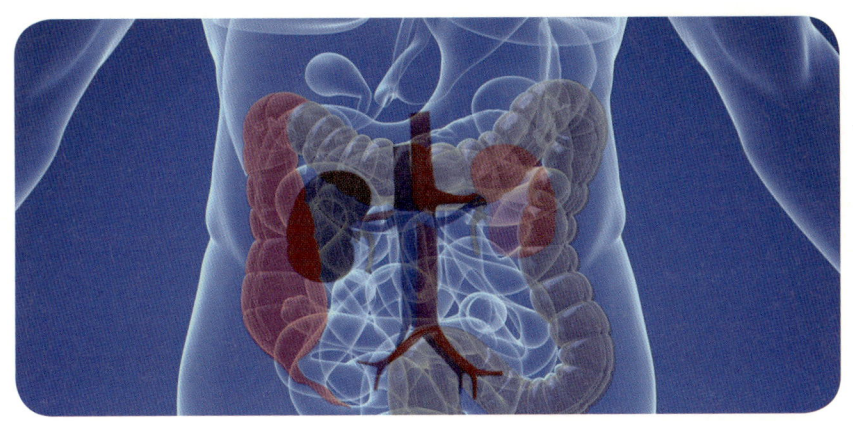

| 대장암, 신장암 상황설명 인체도

석쇠 위에 지글지글 굽는 직화 고기들… 폭탄주 만들어서 벌컥벌컥 들이키는 것을 스트레스 해소로 생각했던 것 같습니다. 참… 의사로서 불쌍하고 무식하게 살았구나 싶었죠."

환자를 돌보느라 정작 자신의 몸은 돌아볼 겨를이 없었다는 홍영재 박사. 결국 힘든 수술과 항암치료까지 받아야 했다.

"대장암은 1달 동안 6번 항암치료를 합니다. 4~5번 할 때는 너무 힘들더라고요. 체중은 10kg이상 빠지고 온 몸은 새까맣고 핏줄은 타 들어가고 물도 잘 못 먹을 지경이 되고 음식은 계속 토하기만 하고 먹을 수가 없을 때 난 죽는구나 싶었죠."

힘든 투병생활을 잠시 잊게 했던 2002년 월드컵 열기. 그는 그 해 월드컵이 자신의 삶에 있어 마지막 월드컵이라 생각했다. 하지만 12년이 지난 지금 오히려 암 진단 전보다 더 건강한 삶을 살고 있다는 홍영재 박사. 그에게 2번째 삶과 같은 지금의 인생을 되찾아 준 것은 육식위주의 식습관에서 180도 바뀐 건강한 식탁에 있다고 한다.

"항상 밥을 먹는다는 것은 싫증 날 수 있잖아요. 그래서 저는 한 달이면 열흘은 아침에 고구마를 꼭 먹어요 그리고 오이나 이런 것들은 우리 몸에 건강을 찾고 면역을 강력하게 증강시켜 줍니다."

청국장으로 대장암·신장암을 치료하다!

그는 제철 과일과 채소로 아침을 대신하고 있었다. 그렇다면 이 식단이 그의 건강을 찾아 준 비결일까?

"그것보다 제가 지독한 항암치료를 할 동안 너무 힘들었지만 그 기간 동안 즐겨 먹었던 음식이 하나 있죠. 죽음의 터널을 지날 때 나를 살려줬

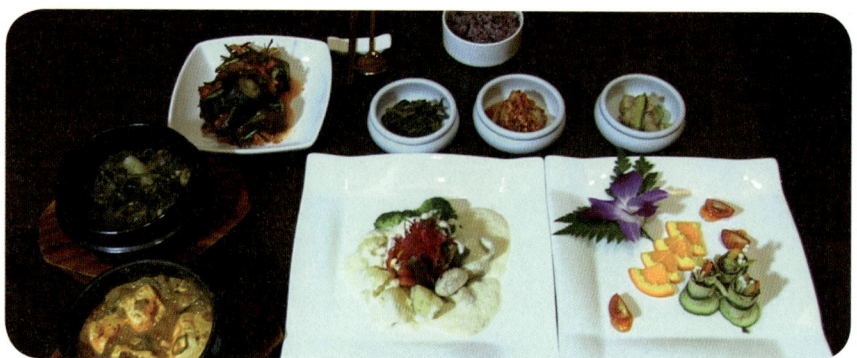

| 채소 위주의 아침 식탁

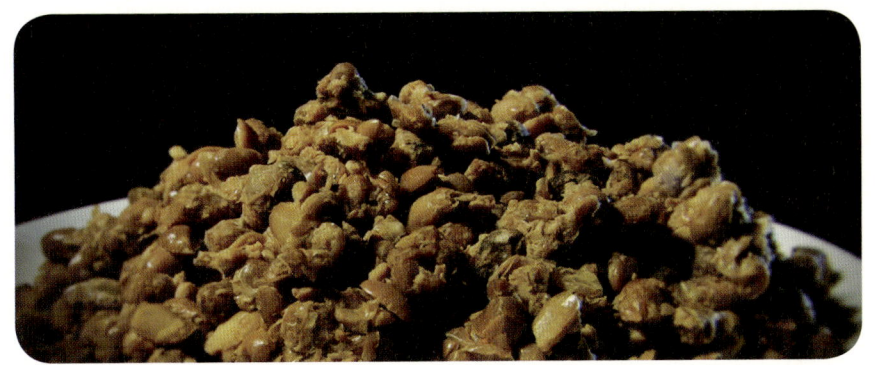

| 청국장

던 발효식품 청국장입니다."

삶은 콩을 통째로 2~3일 발효시켜 먹는 청국장. 독특한 향과 콩의 식감을 그대로 느낄 수 있어 많은 이들이 즐겨 찾는 대표적 발효식품이다. 그런데 청국장이 어떻게 그의 암을 극복하게 한 걸까?

"6번째 항암치료 하기 전에 갑자기 전주에서 어머님이나 할머니께서 끓여 주시던 청국장 생각이 나더라고요. 죽지 않으려고 생각했는지 '이모님 제가 청국장 생각이 납니다. 제게 청국장 좀 보내주세요' 했더니 이모님이 그것을 닷새 후에 들고 오셨더라고요. 아무것도 못 먹었는데 그 것을 연두부와 같이 청국장국물을 입에 넣으니까 기적같이 스르륵 넘어가는 거예요."

항암치료의 부작용으로 물도 못 삼킬 정도로 구토증세가 심각했던 당시 유일하게 그의 입맛을 되찾게 한 음식이 바로 청국장이었다.

사실 청국장의 여러 가지 효능은 이미 국내외 적으로 여러 연구를 통해

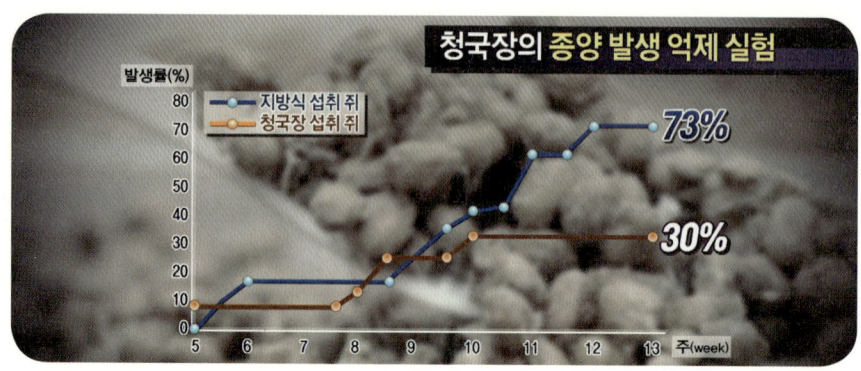
| 비교그래프

계속 입증되고 있다. 한 대학교에서는 동물실험을 통해 청국장의 놀라운 항암효과를 발견했다.

"13주 동안 관찰한 결과 고지방식이만 먹인 쥐는 73%정도가 유방 종양이 발생했고요. 그 반면 청국장을 같이 먹인 쥐는 33%밖에 발생하지 않았습니다."

곽충실 교수 / 서울대 노화고령사회연구소

암세포 증식 억제효과에서 큰 효과를 보인 청국장. 도대체 청국장의 어떤 성분이 항암효과를 가져오는 것일까?

"대두에는 이소플라본이라는 물질이 많이 들어있는데 자유로운 상태의 이소플라본이 청국장에는 많이 늘어난 셈이 되는 거죠. 이런 이소플라본이 항암효과가 좀 더 높다고 설명이 되어지고 있습니다."

곽충실 교수 / 서울대 노화고령사회연구소

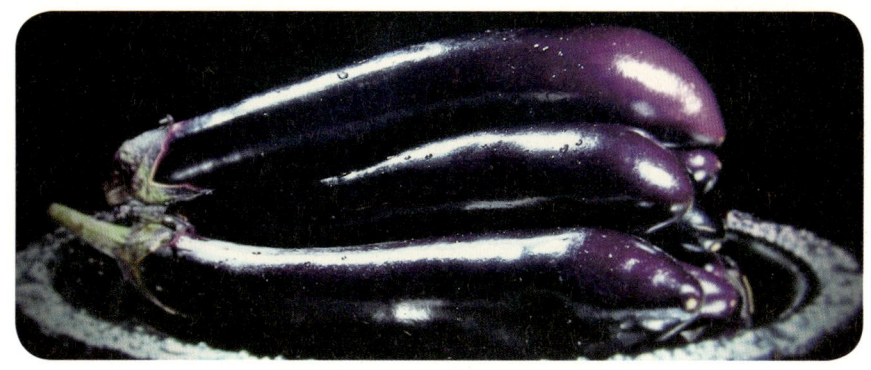

| 가지

항암효과가 뛰어난 청국장을 꾸준히 먹으며 두 가지 암을 극복한 홍영재 박사. 그런데 그가 추천하는 건강 식단이 또 있었다.

가지 전도사가 된 홍영재 박사!

"많은 암을 이길 수 있는 음식 또는 웰빙푸드가 많이 있죠. 그 중에서

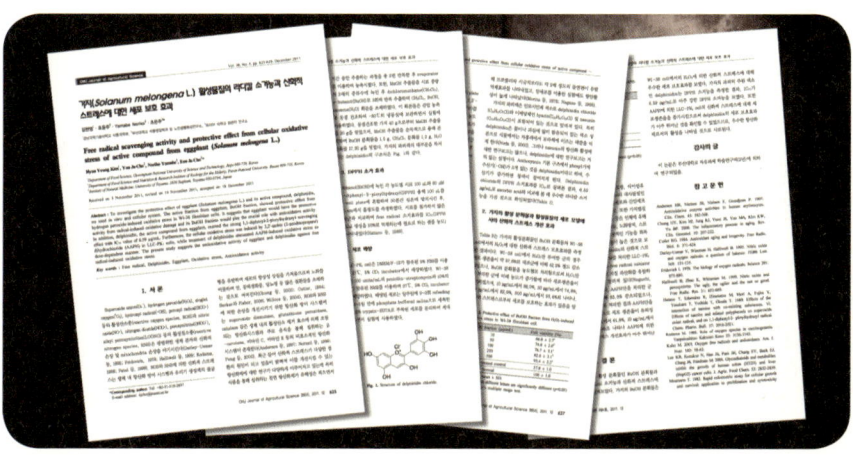

| 가지 논문

33

제가 특별히 첨가하고 싶은 것은 우리나라 사람들이 너무 무시하고 있는 보라색의 가지죠."

보랏빛의 채소로 여름에 많이 나는 가지. 홍영재 박사는 청국장과 함께 꾸준히 즐겨 먹은 가지 역시 최고의 항암식품으로 손꼽는다.

"이 가지 속에는 안토시아닌이라는 파이토케이컬인데 비타민 C같은 가장 최상의 영양분이 가득 들어있습니다. 저는 가지를 제일 좋아하고 가지를 많이 먹도록 가지 전도사 역할을 하고 있습니다."

실제로 가지의 글리코알칼로이드 성분은 대장암과 간암 세포의 성장을 억제하는 것으로 알려져 있다.

우리나라에서는 주로 나물의 재료로만 활용되는 가지. 홍영재 박사는 가지를 늘 식탁에 두고 싫증나지 않게 즐길 수 있도록 직접 가지 요리법까지 연구를 했다. 일반적인 김치 대신 먹을 수 있어 그가 가장 사랑하는 요리 중 하나인 가지 김치. 그리고 얇게 썬 가지 속에 각종 채소를 넣은

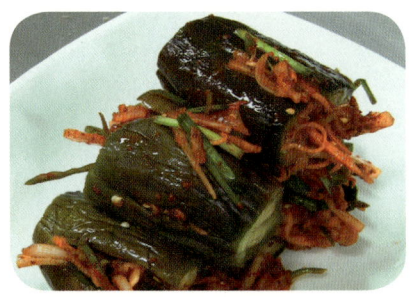

| 가지 김치

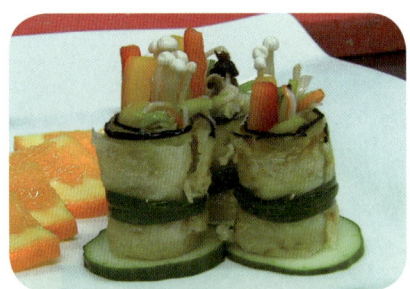

| 가지 선

가지 선은 입맛 없는 여름철에 먹기 좋은 메뉴다.

　암 투병 중 그의 입 맛을 되찾게 해준 청국장과 가지. 그는 이 밥상을 그가 암을 이겨낸 최고의 식탁이라고 했다.

　"제가 아파서 회복되기까지 11년이나 되었고 11년 동안 건강하게 살았으니까 이 것을 먹은 것은 11년 되어 가죠. 그 이후로 저는 청국장 전도사가 되어서 잊혀져 가는 우리나라 음식, 청국장이 더 회자 되어서 최고의 음식이라는 것을 인식하고 많은 국민들이 먹을 수 있는 음식이 되길 바랍니다."

　의사에서 환자로 수술대에 누워야 했던 홍영재 박사. 그러나 식탁의 변화로 건강을 되찾은 그는 이제 산부인과 의사이자 암 극복 전도사로 두 번째 삶을 살아가고 있다.

견과류

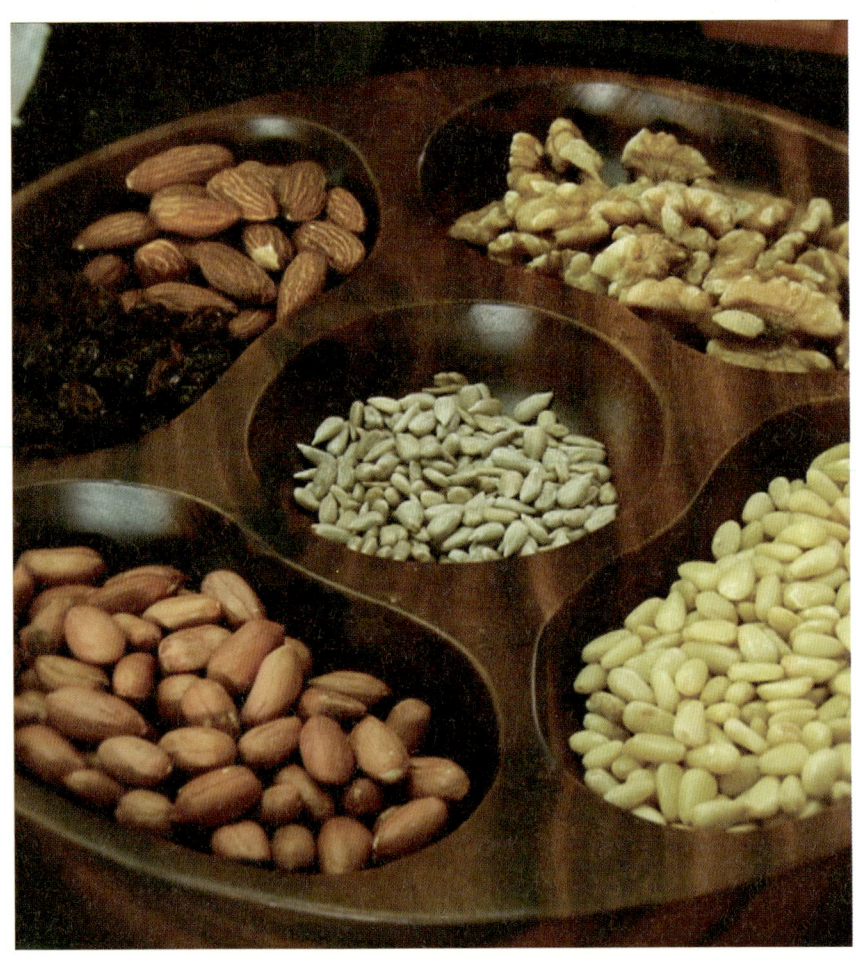

간단한
생활습관으로
인생의 활력을
되찾다!

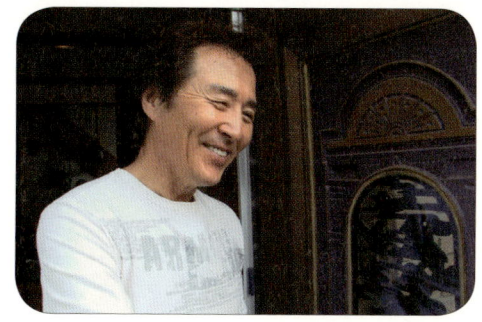

    심심풀이 땅콩이라는 견과류로 제2의 인생을 살고 있다는 주인공, 그는 농구계의 살아있는 신화, 최인선 감독이다.

    농구대잔치의 열기가 절정이던 시절, 1988년도부터 1995년까지 농구대잔치 7회 우승을 이끌며 그는 스타감독이라는 말을 탄생시켰다. 허재, 김유택과 같은 초특급 선수 사이에서도 카리스마를 잃지 않고 선수들을 지휘하며 프로농구로 이어지는 황금시대를 열었던 그가 어느 날 돌연 사라졌다! 그 사연은 무엇이었을까?

    "팀에서 정기검진 받을 때 선수들하고 같이 받았거든요. 선수 못지않게 건강하게 나왔어요. 자신을 하고 있던 차에 그런 사진이 나오고 병명이 나오니깐 믿기지 않는 거예요. 대

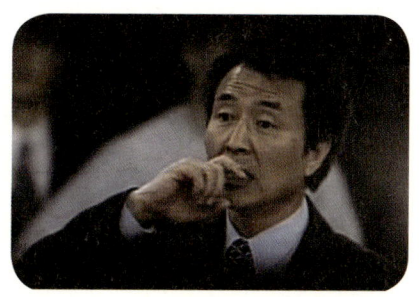

| 최인선 감독 옛날 사진

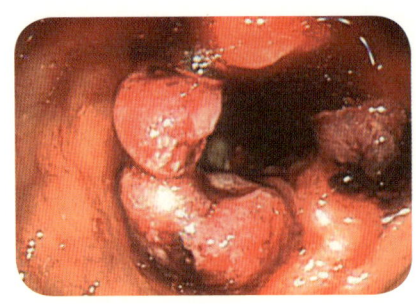
| 대장암 내시경 사진

장암 3기라고 하더라고요. 사진을 보여주는데 사진이 정말 흉하더라고요. 문외한인 내가 보더라도 알겠더라고요."

2005년 그는 대장암 3기 진단을 받았다. 대장은 물론 임파선까지 전이된 상태였다.

"당시 농구대잔치였어요. 그때 열기는 어마어마했죠. 거기에 집중 하다 보니깐 몸을 돌볼 시간이 없죠. 정신적으로 계속 스트레스가 쌓이는 거예요. 승패에 대한 스트레스. 경기마다 연구해야지. 계속 검토해야지. 건강관리에는 적합하지가 못하죠."

2011년. 쉰 세 살의 나이로 대장암 재발을 이기지 못하고 세상을 떠난 고 최동원 선수, 그리고 역시 암으로 일찍 우리 곁을 떠난 고 장효조 선수.

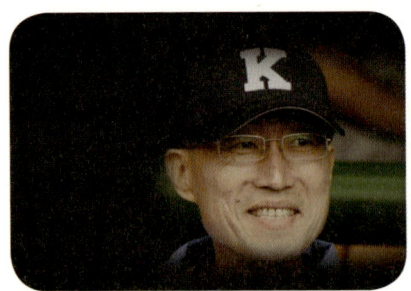
| 故 최동원 선수

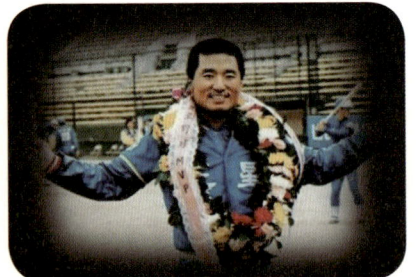
| 故 장효조 선수

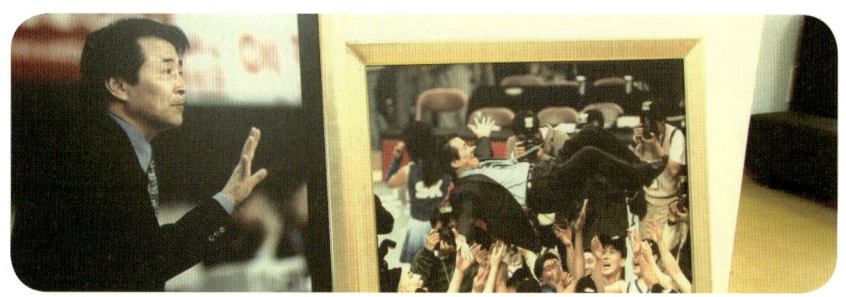

| 우승 당시 사진

우승을 이끈 스타감독들의 이면에는 승리에 대한 강한 압박과 그로 인한 불규칙적인 생활 등 건강을 잃게 하는 요인들로 가득했다.

"대장암만 걸렸으면 쉽게 극복했을 텐데. 대장과 직장 중간에 암이 걸렸어요. 그래서 직장도 반이 잘려나간 거예요. 수술 끝나고 음식 먹기 시작하니깐 아물지 않는 거예요. 소장을 꺼내서 장루를 차고 한 달간 아물게 하고 다시 집어넣는 수술까지 3번을 했어요."

대장은 소화기관의 마지막 부위로 결장과 직장으로 구분 되는데, 이 중

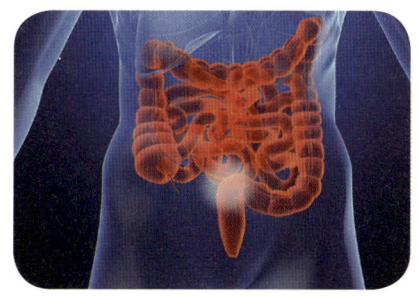

| 대장, 직장 인체도

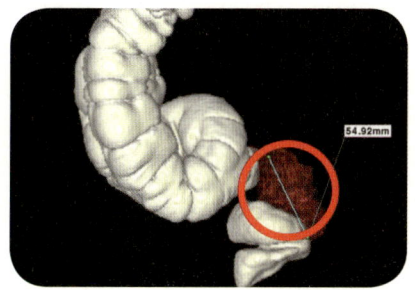

| 대장, 직장 암세포

간에 암세포가 생길 경우 암세포와 함께 대장을 잘라낸 다음 사이를 연결하는 수술이 필요하다.

결코 쉽지 않았다는 3번의 대수술! 그런데 수술 이후에도 항문과 가까운 수술 부위가 잘 아물지 않아 고통스러웠다.

"진단 받을 때 머리 속이 하얗다고 하잖아요. 무슨 말인지 몰랐어요. 그걸 내가 직접 겪었어요. 그래서 정신 차리고 나니깐 암 3기를 어떻게 이겨내나. 짧고 굵게 살고 말까 하고 포기할까라는 생각도 들었어요."

하지만 그는 가족을 생각하며 견뎌내기로 했다. 특히 본인보다 일찍 대장암 진단을 받고 돌아가신 아버님을 생각하며 더욱 이를 악물고 이겨냈다. 감독시절에는 건강을 돌보지 않아 암에 걸렸지만 그때의 승부사 기질이 암을 이기는데도 큰 도움이 됐다.

"본인도 많이 힘들었을 거예요. 정신적으로도 힘들었고 삶을 포기하겠다는 생각도 했었던 거 같고 많은 운동선수들이 암을 극복하지 못하고 돌아가신 분들도 계시잖아요. 그럼에도 불구하고 형님이 의지력을 갖고 생활습관을 변화하고 꾸준히 노력하면서 100% 완치됐다는 거에 대단히 존경합니다." (동생 최인섭)

그렇다면 대장암 3기 진단을 받고 8년이 지난 지금, 그 누구보다 건강한 삶을 누리고 있는 최인선 감독의 건강 비결은 무엇일까?

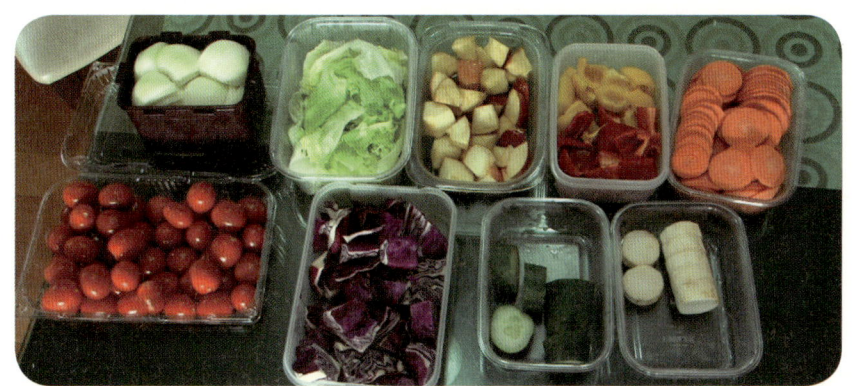

| 채소가 주류인 식단

5색 채소와 견과류로 암을 이기다!

운동을 마치고 식사 준비를 하는 최인선감독, 파프리카, 오이, 양파 등의 5색 채소로 꾸며진 그야말로 웰빙 식단이다.

"웰빙으로 이 정도로도 알차죠? 그러나 비밀병기가 하나 더 있습니다."

그가 채소와 함께 늘 먹는 것은 바로, 다섯 가지 견과류! 그것은 호두, 땅콩, 해바라기 씨, 잣, 아몬드 다. 그는 이 견과류들을 하루도 빼놓지 않고 먹는다.

"일반적으로 채소를 많이 먹겠다는 생각은 다 갖고 계세요. 그런데 견과류는 생각을 갖고 있지 않으세요. 견과류도 포함해서 습관적으로 먹어

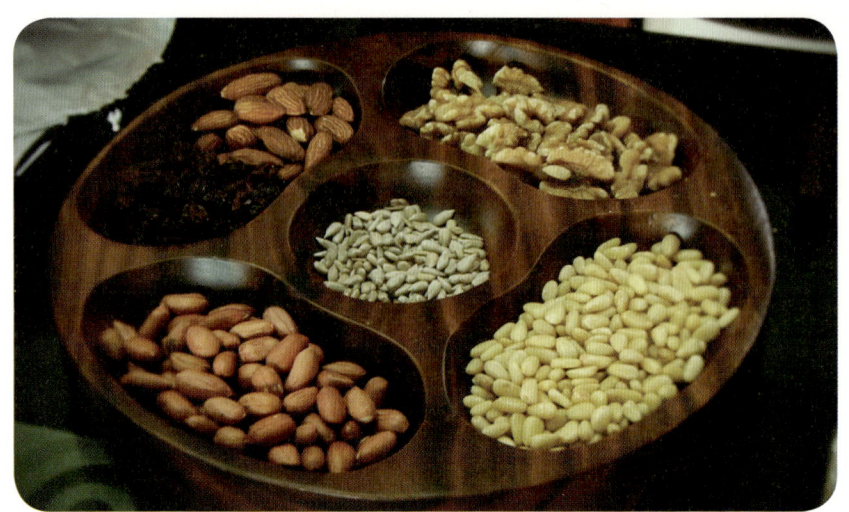
| 최인선 감독이 평소에 즐겨먹는 견과류

주면 좋죠."

견과류를 먹는 것이 몸에 습관처럼 배어있다는 최인선 감독. 그는 어떤 치유제보다도 견과류의 효능을 믿기에 매일 챙겨먹고 있었다.

"항암치료가 얼마나 힘들어요. 살도 빠지고 식욕도 없지만 내 건강한 모습을 보여주기 위해서 뭘 먹어야 하는데 뭘 먹으면 힘들고 화장실 가기가... 실수한 적이 1~2번이 아니에요. 견과류를 포함해서 먹기 시작하니깐 컨트롤이 되더라고요. 이거구나, 그때부터 자리 잡은 게 아침에 항상 꼭 운동과 채소류, 견과류를 먹으면 마음이 편해요"

견과류에는 채소 못지않게 식이섬유가 풍부해 변비나 대장에 생기는 용종과 같은 질환을 예방한다고 알려져 있다.

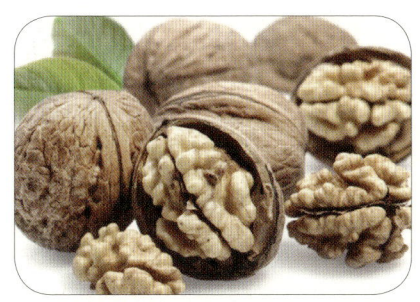
| 암세포만 죽이는 호두

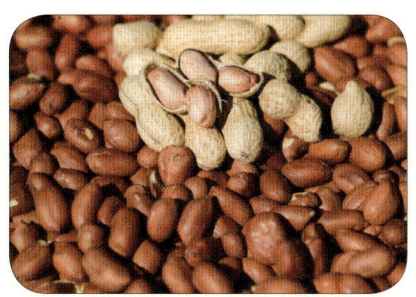
| 암세포 억제에 도움 주는 땅콩

또한 호두에 풍부한 감마토코페롤은 건강한 세포는 건드리지 않고 암세포만 공격하고, 땅콩의 천연 항암성분이라 불리는 레스베라트롤은 암세포 억제에 도움을 준다.

그리고 잣, 아몬드, 해바라기씨의 견과류에도 암세포 성장을 느리게 하는 토코페롤과 파이토스테롤 등이 풍부하다.

| 견과류 성분 논문
견과류의 지방산, 트리아실글리세롤, 토코페롤 및 파이토스테롤의 조성 연구

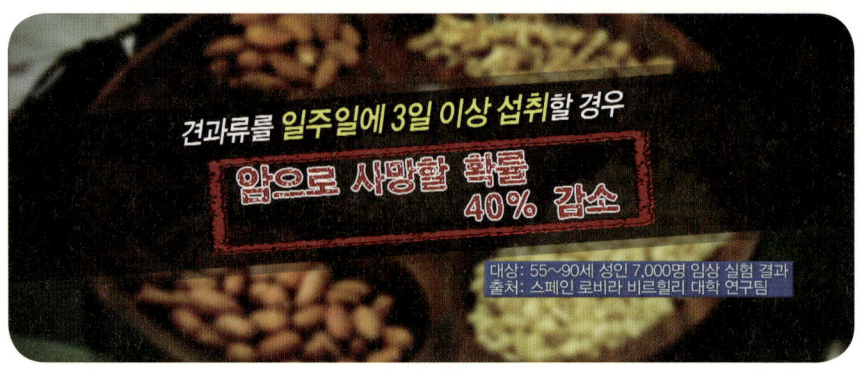

| 연구 결과

최근 스페인의 한 대학 연구에서는 견과류를 일주일에 3일 이상 섭취할 경우, 그렇지 않은 사람보다 암으로 사망할 확률이 40% 더 낮아진다고 했다.

중요한 것은 한 가지만 먹을 때보다 다양한 견과류를 함께 섭취했을 때 그 효과를 높일 수 있다는 것이다.

"의사의 자문도 받고 정보도 얻고 대부분 채소류는 아는 상식이잖아요. 견과류는 등한시해요. 견과류가 저 나름대로 몸의 반응도 오고 좋은 느낌을 받거든요. 별도로 간식으로 먹어주죠."

대장암의 공포에서 벗어나 지금은 예전보다 더 건강하게 살아가는 최인선 감독. 그의 전문의를 만나 예전과 비교하여 대장 건강이 얼마나 좋아졌는지 알아보았다.

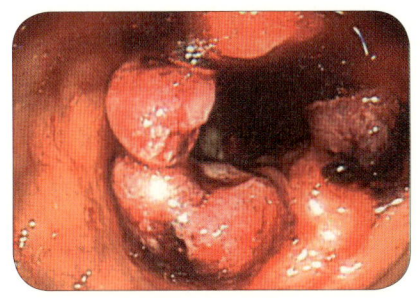
| 대장암 3기 때 내시경 사진

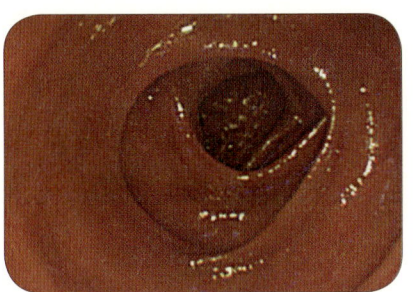
| 완치된 대장 내시경 비교

"최인선 감독이 수술한지 8년 됐는데요. 보통 대장암은 5년 동안 재발 안 하면 완치됐다고 하거든요. 하지만 대장암 3기인 경우에는 5년이 지나도 약 5%에서 재발하는 걸로 나와 있습니다. 하지만 최인선 감독은 8년이 지났기 때문에 거의 완치됐다고 생각하고 있습니다."

이두석 대장외과 전문의

암세포로 덮어있고 붉게 달아 올라있던 예전과 달리 깨끗한 대장 상태. 그는 건강을 되찾으면서 더더욱 견과류를 곁에 두고 먹고 있었다. 그렇다면 그가 하루에 먹는 견과류의 양은 얼마나 될까?

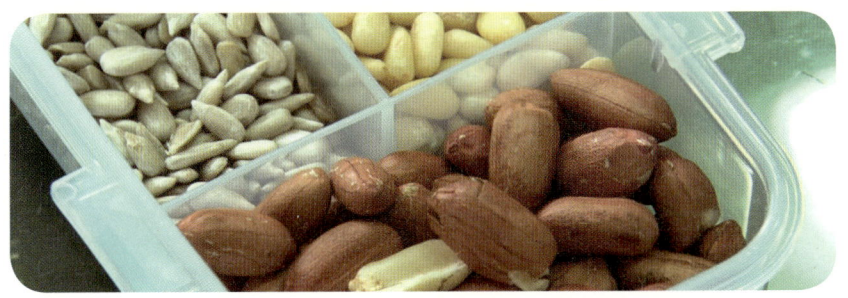
| 하루 견과류 섭취량은 37그램이 적당하다.

"정확히 측정은 안 했지만 이 정도면 이틀 정도 먹어요."

이틀에 한 통씩 비운다는 견과류. 그가 하루에 먹는 양은 대략 37그램 정도, 과연 적절한 양일까?

"견과류는 우리 몸에 좋은 불포화지방산이 많이 들어 있지만 지방을 많이 섭취하는 것은 좋지 않습니다. 한 줌 정도의 양인 25~30그램 정도가 적절합니다."

강순아 교수/ 식품영양학과

대장암 수술 이후 배변 실수로 인해 운동이 어려웠던 때도 있었지만 이젠 그런 걱정 없이 운동을 맘껏 즐기고 있다는 최인선 감독.

"감독 시절엔 새벽에 운동해야 하는데 훈련 준비하느라 시간이 별로 없어요. 한 시간에서 30분 남짓 하는데 지금은 2시간 반 정도 운동하니깐 2배 이상 하는 거죠."

요즘도 연예인 농구단 명예 감독이자 최고령 선수로서 활동하고 있는

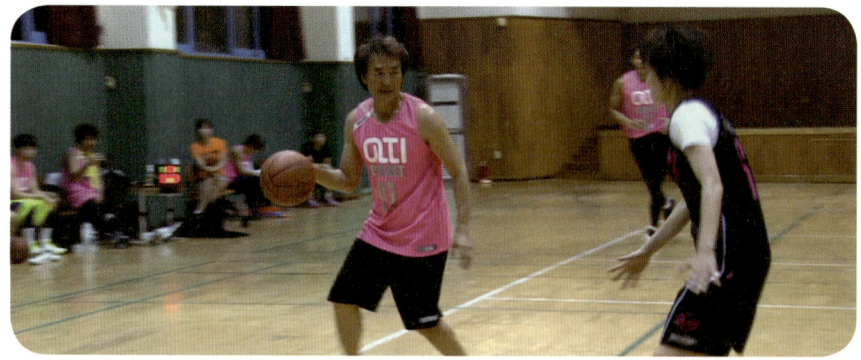

| 최인선 감독 선수로 뛰는 모습

그는 젊은 선수들 사이에서도 뒤지지 않는 활약을 펼치고 있다.

"전에 회식으로 고깃집에 갔을 때도 고기를 안 드시고 견과류 싸오신 거 드시는 거 봤어요. 감독님 보면서 저도 견과류 챙겨 먹어야겠다는 생각이 들어요."

서지석/ 배우

"40여살 차이 나는 친구들하고 같이 운동하는데도 전혀 위축되지 않고 예전 카리스마 그대로 운동하셔서 처음 뵙고는 반갑고 놀랐지만 사실 걱정되기도 했는데, 저보다 체력이 훨씬 좋으신 거 같습니다."

이세준/ 가수

대장암 3기라는 아픔을 겪었지만 견과류를 알고 난 이후의 삶이 더 활력이 넘친다는 최인선 감독!

"견과류를 통해서 건강함을 찾았는데 이걸 다시 잃는다는 건 상상도 못하는 거죠. 이건 내 일상의 한 부분이라고 보는 거죠."

단단한 껍질 안에 무한한 생명력을 내포하고 있는 견과류! 견과류를 챙겨먹는 작은 습관 하나로 한 줌의 기적을 느껴보는 것은 어떨까?

구기자

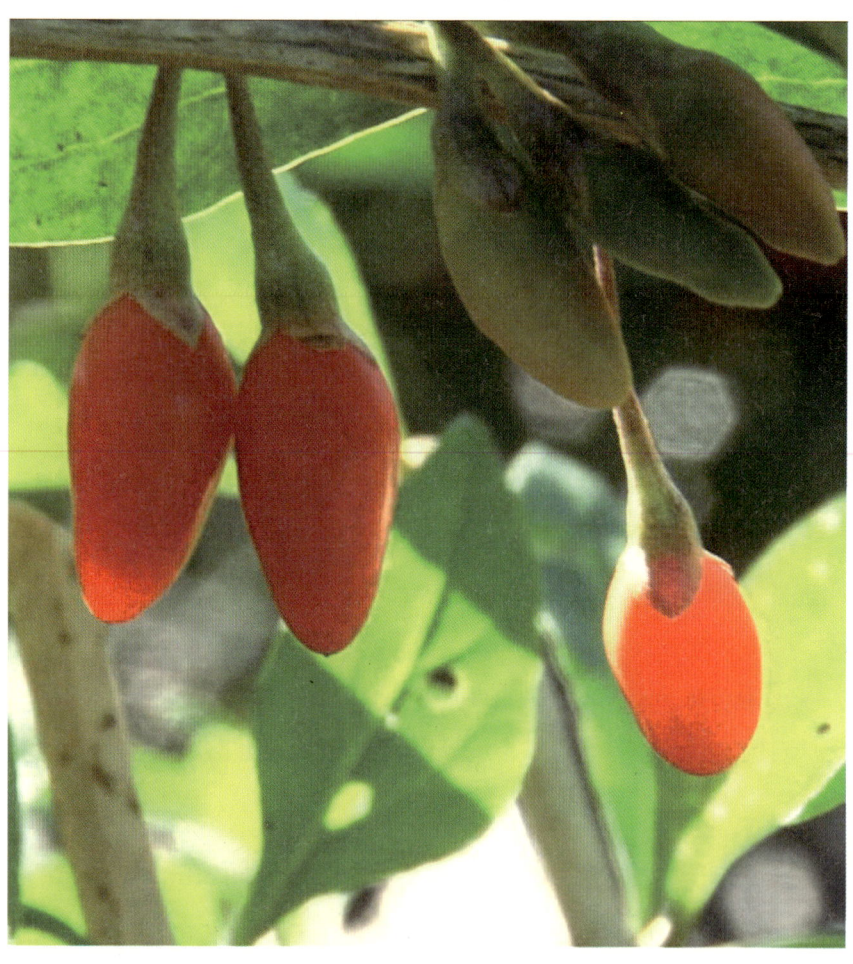

구기자

빨간 보석, 구기자로 새 삶을 찾다!

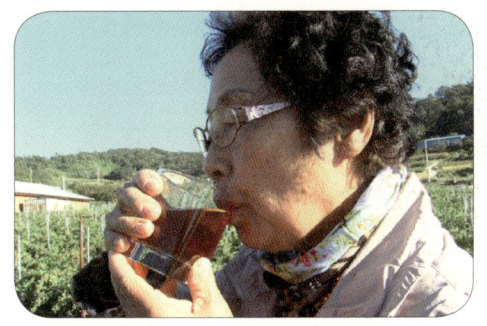

이순신 장군의 명량대첩으로 더 친숙한 섬 진도. 순탄치 않았던 역사의 중심에서 진도 사람들의 기백을 잃지 않게 해준 열매가 있다. 진도의 명물 구기자다.

이 가을빛을 머금은 구기자로 건강을 되찾았다는 김말심씨. 그녀는 2007년 갑작스럽게 건강이 악화돼 무척 힘든 시간을 보내야만 했었다는데 과연 어떤 사연일까?

"산에 저기 등산을 갔다 내려오는데 변이 마려워요. 그런데 화장실에서 보니깐 변에 피가 묻었더라고요. 자궁에서 그런가 보다고 산부인과를 갔더니 산부인과에서는 아무 지장 없다고 괜찮대요. 그래서 그냥 집에 와서 그냥 그러고 살았어요. 애들한테 말도 않고 말하면 또 애들이 걱정할까 봐. 그런데 그게 한 8개월을 그러더라고요. 그런데 물어보니까 치질인 것 같다고도 하고…."

치질로만 생각하고 넘겨버린 증상. 그런데 날이 갈수록 속이 더부룩하고 아랫배가 묵직한 상태가 좀처럼 호전되지 않았다. 배변 대신에 피만 나오는 날이 점점 늘어났고 증상이 갈수록 심각해지면서 기력까지 떨어졌다.

"기운이 쏙 빠지고 처음에는 그래도 조금씩 나오니까 괜찮은데 나중에 거의 마지막에는 막 물만 나오고 변은 안 나오고 그러니까 속이 답답하고 막 어쩔 줄을 몰라요. 나중에는 피하고 물만 쏟아져요. 그래서 아무래도 못 견디겠다 그러니깐 병원을 갔어요. 근데 거기서 진찰하니까 암이래요."

그야말로 청천벽력 같은 진단결과였다! 대장의 결장과 직장을 연결하는 구불구불한 S결장에서 발견된 암 덩어리.

발견 당시 대장암 4기로 암 크기가 15센티에 이를 정도로 심각했다. 더욱 심각했던 건 임파선과 다른 장기에도 전이가 진행된 상태였다는 것.

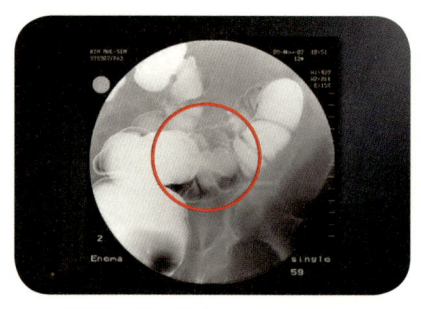

| 대장암 영상 기록

"내가 마흔 둘에 혼자가 됐어요, 허허허… 그래가지고 애들 네 명을 키웠는데 그러다 보니까 조금 편할라 하니까 이런 일을 당했어요."

혼자 네 명의 자식들을 키우기 위해서 고된 농사일도 척척 해냈었다는 김말심씨.

하지만 이대로 죽는다 생각하니 한 번도 자신을 돌보지 못했던 지난 삶이 원망스러웠다.

"이제 고생 다 하고 조금 편하게 살라고 하니까 이런 병에 걸려서. 내가 이렇게 죽기에 내 인생이 너무 억울하다. 혼자 애들 키워서 다 결혼시키고 나니깐 이제... 내가 산 인생이 너무나 허망하더라고요. 그때 눈물이 너무 나와서. 그때 일을 생각하면 진짜 참담해요."

그때만 생각하면 여전히 눈시울이 붉어지는 김말심씨.

"수술하러 들어가면서 우리 아들 보고 나 좀 더 살고 싶다."

그렇게 수술실로 들어가 무려 7시간 동안 암과 함께 대장의 S장 결장, 심지어 자궁까지 드러내는 대수술을 받았다. 지금도 몸에는 당시 수술 자국이 선명하게 남아있다. 그런데 그게 끝이 아니라 또 한 번의 시련이 찾아왔다

"음식을 전혀 먹질 못해요. 항암 치료 할 때 토하고 힘이 하나도 없고, 그래서 이게 조금 먹고 싶은가 하면 또 그거 먹으면, 또 토하고 다른 것이 먹고 싶고 또 다른 거 먹으면, 또 저거 먹으면 또 어쩔까 생각이 나고, 토하고 힘이 하나도 없어요."

그런데 암과 싸우면서 구기자 물을 늘 곁에 두고 꾸준히 마신 결과, 예전의 활력을 되찾았다는 김말심씨.

"그것을 먹고 나면 손발도 따스해지고 소화도 잘되고 힘이 더 나더라고요. 오빠가 7년 동안을 그걸(구기자) 가져다 줬어요. 형제간 이니까 그게 7년 동안 계속 가져다 주지. 오빠가 저를 살렸어요."

김말심씨의 대장암 극복에 도움을 줬다는 특별한 열매 구기자. 그녀의 오빠인 김홍엽씨는 막내 동생을 위해 직접 구기자를 기르고 있다.

진도 사람들은 빨간 보석이라고도 부르는 구기자. 그 모양은 한국인의 밥상에 빠지지 않는 고추와 흡사해 보인다. 구기자 열매는 가을부터 서리 내릴 때까지 평균 다섯 번 정도 수확을 하게 되는데 그 해 가장 처음 수확하는 맏물 구기자가 과육에 즙이 많고 단맛이 충분히 올라 가장 좋다고 한다.

구기자는 진도의 보물이라 할 만큼 큰 자랑거리다. 충분한 햇빛과 바닷바람을 맞고 자라는 진도의 구기자는 한약재로도 사용될 정도다.

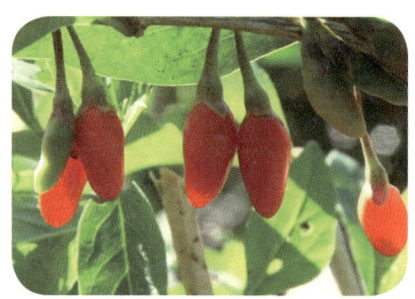
| 구기자 열매

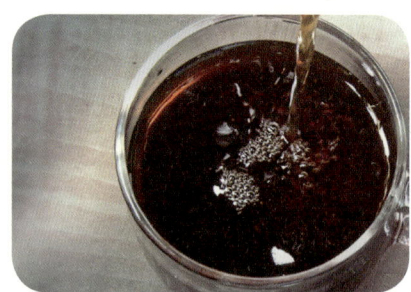
| 구기자 붉은 차

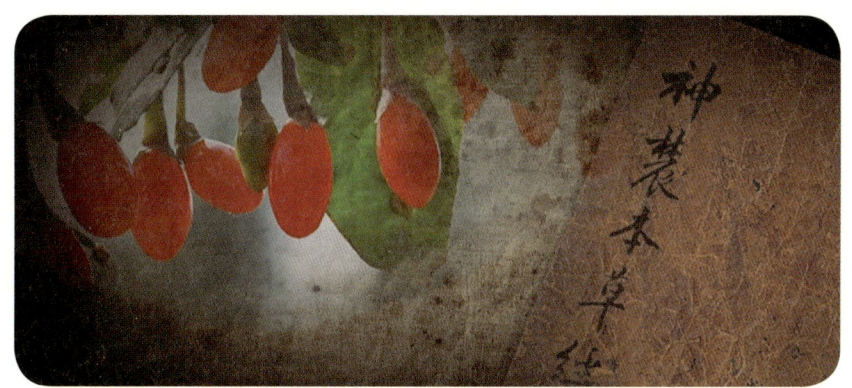
| 〈신농본초경〉에 기록되어 있는 구기자

중국의 후한 시대에 저술한 본초서인 〈신농본초경〉에는 인간의 생명을 기르는 약을 상약이라 하여 귀하게 여겼는데 구기자는 상약 중의 상약이라고 기록돼 있다.

인삼, 하수오와 함께 3대 명약으로 불린다는 구기자. 진시황이 찾아 다닌 불로장생초로 청나라 서태후는 구기자를 하루도 거르지 않고 먹었다고 한다.

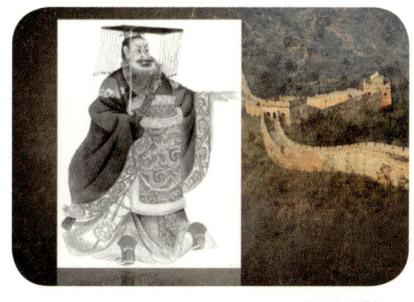
| 진시황

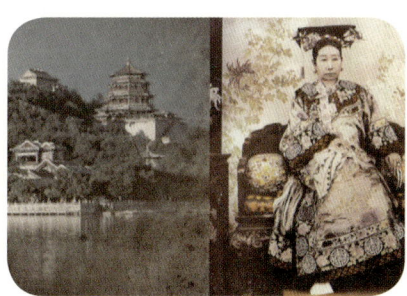
| 서태후

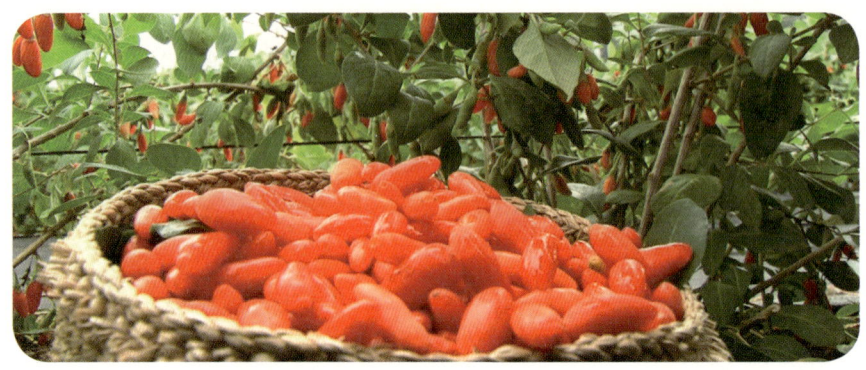
| 구기자 잎과 줄기, 열매

"구기자는 상약에 속합니다. 오래 복용해도 좋고 독이 없는 약재로 써요. 〈동의보감〉에서는 오래 장복할수록 몸을 가볍게 하고 더위와 추위를 잘 견디게 하며 정을 보하는 효능이 있고 그래서 오래 살 수 있는 상약의 약재라고 하고 있습니다."

김현경 한의사

구기자는 천정, 구기, 지골 등 부위마다 각각의 이름이 있는데 열매뿐만 아니라 잎과 줄기, 그리고 뿌리까지 버리지 않고 약재로 사용하기 때문이다.

모양은 고추 같고, 맛은 토마토 같다는 구기자. 김말심씨는 이런 구기자의 숨은 매력을 일찍이 알아보고 암 극복에 큰 도움을 받았다.

김말심씨의 구기자 활용법

그렇다면 그녀는 구기자를 어떻게 활용하고 있을까?
갓 수확한 구기자는 가을볕에 잘 말려서 6시간 정도 다려 먹는다.

"구기자 액(탕약)으로 보내준걸 꾸준하게 7년 동안 먹고 내가 손발이 차거든요, 그래서 손발이차서 남들이 악수하자고 하면 내가 미안해 가지고 손을 뒤로 감춰 버렸는데 지금은 따뜻하니까 악수하면 사람들이 어떻게 손발이 따뜻해졌냐고, 구기자 먹고 손발이 따뜻해 졌다니까 사람들이 깜짝 놀라요."

또한 그녀는 잘 말린 구기자를 살짝 볶은 다음 차로 끓여 먹는다. 이렇게 먹으면 건강도 건강이지만, 구기자의 구수한 맛을 즐길 수 있다고 한다.
과육이 쉽게 물러지는 특성을 가진 구기자는 이곳 진도에서만 맛볼 수 있다고 하는데 이 귀한 생 구기자를 활용해 만든 구기자 수제비.

특별한 조미료 없이도 구기자 특유의 감칠맛이 맛은 물론 맛깔스런 빛

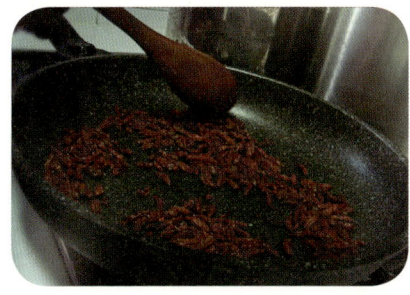
| 구기자 볶는 모습

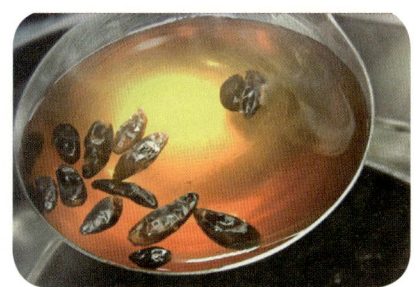
| 구기자 차 끓이는 모습

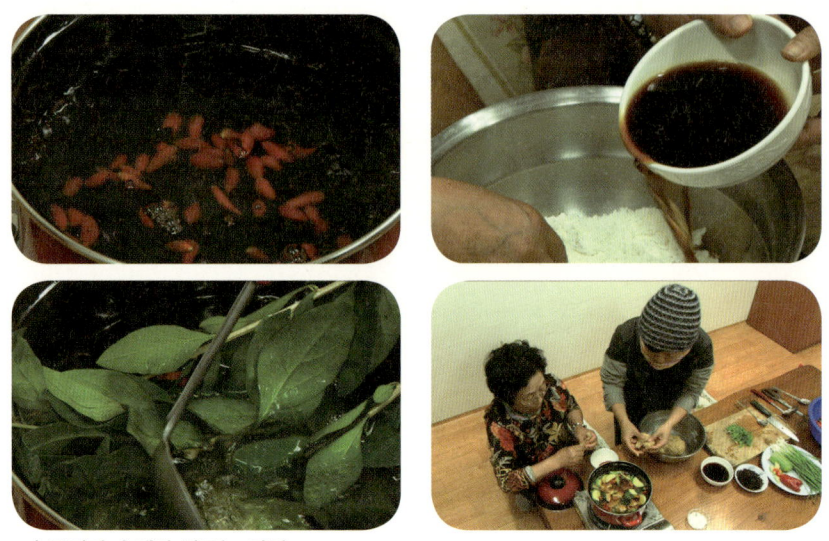
| 구기자 수제비 만드는 과정

깔까지 더한다. 뿌리부터 열매까지, 어느 섯 하나 버릴 게 없는 구기자! 줄기와 잎을 같이 넣어 끓이면 더 깊은 향을 낸다. 구기자 하나로 건강과 맛, 두 마리 토끼를 잡은 구기자 수제비다. 진도사람들은 이 구기자로 떡도 해 먹고 차도 끓여 먹는다

"떡을 해 먹으면 고혈압에도 좋고, 저혈압에도 좋아요."

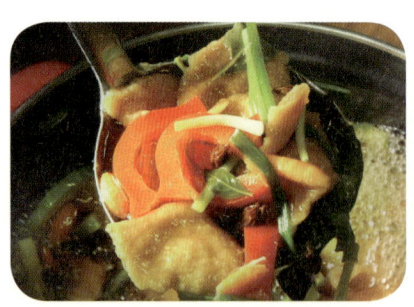
| 구기자 수제비

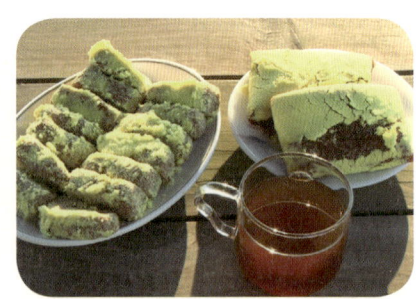
| 구기자 떡과 차

김홍엽씨는 애지중지 키운 구기자 덕분에 막내 여동생이 대장암은 물론 행복한 삶도 되찾았다고 믿고 있었다. 동생 김말심씨 구기자에 대한 믿음이 대단했는데.

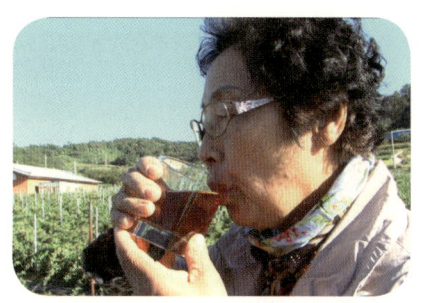
| 구기자 차를 따라 마시는 김말심씨

"이렇게 해서도 먹고 여러 가지 음식을 만들어서 먹었는데 건강이 이렇게 좋아요. 내 평생 먹어야죠. 이렇게 건강에 좋은데 안 먹을 수가 있나요?"

대장암을 앓고 난 뒤에 7년을 하루 같이 먹었다는 구기자 액과 차. 그렇다면 과연 김말심씨의 현재 건강 상태는 어떨까?

"아주 여러 가지가 좋아져서 지금 대장암 걸린 지가 7년이 됐는데요. 차츰차츰 좋아져서 남들하고 아주 재미있게 놀러 다니고 그래요. 그 이유가 구기자라고 생각하는 건 내가 운동하고 구기자 먹은 일밖에 없어요.

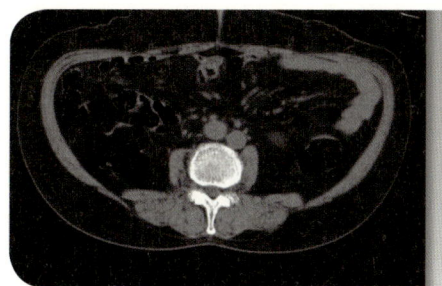
| 대장암 완치 사진

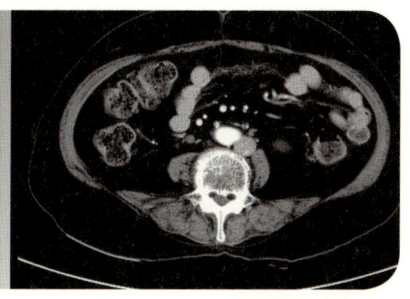
| 대장암 당시 사진

구기자 액, 탕약을 꾸준히 먹으니까 이렇게 차츰차츰 좋아졌어요."

구기자를 먹으면서 꾸준히 노력한 결과 지난 2011년, 김말심씨는 대장암 완치 판정을 받았다고 한다. 대장도 지금은 전과 달리 깨끗한 상태다.
그렇다면 구기자의 어떤 성분이 대장암 극복에 큰 역할을 했던 것일까?

"구기자에는 탄수화물, 단백질뿐만 아니라 비타민 A, B, C 등이 있는데요, 그 중에서도 특히 베타인이라는 성분이 있습니다. 베타인은 아미노산의 일종인데요, 옛날부터 간 해독에 좋고요 콜레스테롤을 떨어뜨려줘서 혈액 순환을 좋게 해주는 효과들이 있습니다. 또 하나는 소화를 촉진시켜줍니다. 그렇기 때문에 대장암 환자라든지 위상산이 안 좋은 분들에게 소화기능을 활발히 시켜주기 때문에 도움이 됩니다."

염창환 가정의학과 전문의

한 대학에서 구기자 추출 성분의 항암, 발암 효과에 대해 알아본 논문

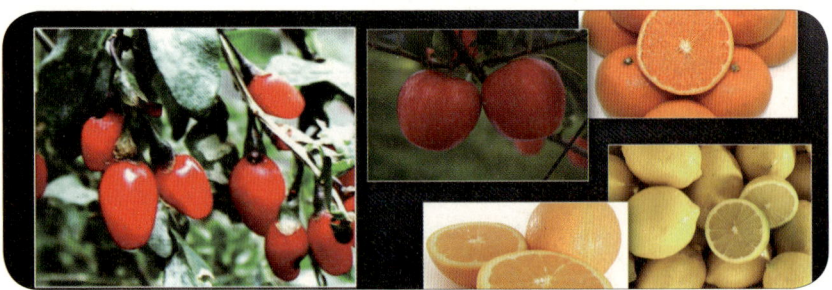

| 구기자 추출성분의 항,발암 효과 및 비타민C 첨가에 의한 상승효과
신라대학교 식품영양학과 〈간암, 자궁경부암, 유방암, 신경교종세포주〉

을 보면 구기자 추출액이 간암, 자궁경부암, 유방암, 그리고 뇌와 척수에 생기는 악성 종양에서 85~95% 정도 암세포의 크기를 감소시켰다. 그리고 사과나 귤과 같은 과일에 많이 들어있는 비타민 C와 함께 먹었을 때 더 높게 암세포의 성장을 억제하였다.

구기자를 차나 탕약으로 주로 먹었다는 할머니, 음식에 넣더라도 국물을 내는 용도였는데 구기자를 제대로 먹고 있는 것일까?

"구기자는 예로부터 주로 차나 탕의 형태로 먹는 가장 대표적인 열매 중에 하나입니다. 베타인 성분 같은 경우에는 열에 강할 뿐만 아니라 수용성이기 때문에 베타인의 주 기능인 혈당을 떨어뜨려주고 혈압을 콜레스테롤을 낮춰주며 소화촉진을 하는 그런 기능들은 온전히 받아들일 수 있습니다."

염창환 가정의학과전문의

예로부터 그 효능을 인정받았던 구기자. 꾸준히 먹는다면 김말심씨가 암을 완치한 것처럼 우리의 건강에도 큰 역할을 할 것이다.

우엉

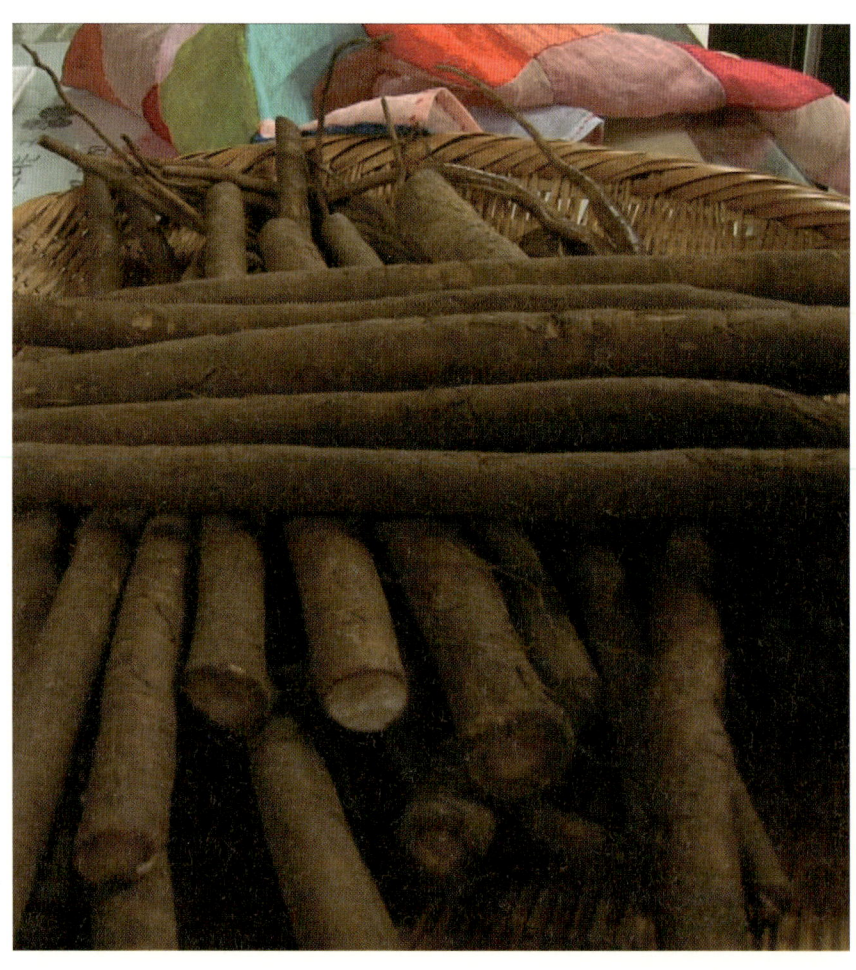

대장건강을
지키는 땅속 뿌리

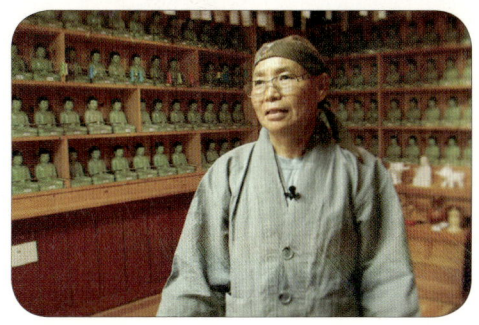

　마산의 한 시장, 수많은 인파 속에서 요란스러운 복장과 입담으로 사람들의 눈길을 사로잡는 주인공을 만났다.
　공연을 보는 사람들 모두 배꼽 빠지게 웃고 있는데, 이렇게 많은 사람들에게 웃음을 주는 각설이, 그런데 그의 본업이 따로 있다고 한다.

"직업은 따로 있어요. 몸이 많이 안 좋았는데 몸 건강해지고 남한테 웃음을 주고 각설이를 하게 됐죠."

각설이 분장 속에 감춰진 주인공, 과연 그의 본업은 무엇일까?

그를 따라 집으로 향했는데, 방문을 열자 보이는 수많은 불상들, 주인공이 머무는 곳은 다름 아닌 절이었다.

"제가 각설이도 하고 스님도 하고 이중 생활하는 스님입니다."

창원의 작은 암자, 주지스님인 청정 스님. 불경공부를 하며 틈틈이 자

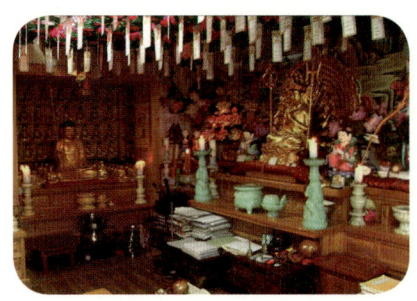
| 주지스님의 원봉사 내부

원봉사로 각설이 공연을 하고 있다.

스님이 사람들에게 웃음을 선물하는 이유는 건강의 소중함을 깨달았기 때문이다.

"대장이 안 좋아서 수술을 했어요. 대장 선종 수술을 했어요. 2008년도 우연히 자꾸 살이 빠져서 병원에 가니까 항문에 이미 출혈이 나고 조금만 늦어도 암에 가까웠다고 하더라고요."

2008년 스님은 잦은 복통으로 병원 검진을 받았다가 대장 용종의 하나인 선종 진단을 받았다.

대장 점막에 생기는 용종의 종류에는 선종성 용종, 증식성 용종, 염증성 용종이 있는데 대장암의 95%이상이 이 선종에서 발생될 만큼 위험한 용종이다.

"진행성 선종의 경우 사이즈가 크거나 조직분화도가 나쁘면 암으

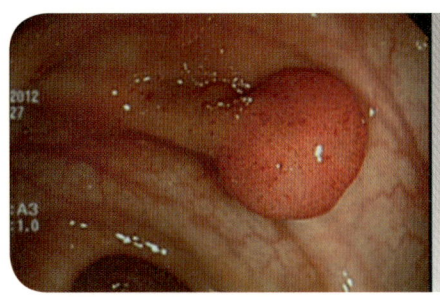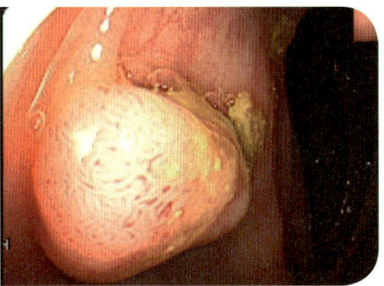
| 대장용종 사진들

로 진행 가능성 크고요. 수술 후 완치가 되도 선종으로 될 가능이 30~50%, 선종이 대장암으로 될 확률이 높기 때문에 정기적인 추적 관찰이 필요합니다."

박성원 원장/ W 항문외과

용종의 크기가 제법 커서 대장을 3센티미터 절제하는 수술을 받아야 했다는 스님

"수술한 다음에 너무 힘들었어요 음식 안 받고 설사하고 살이 안 찌고 황달 오고. 거의 1년 가까이 우울증 시달리고 우울증 때문에 정신병원도 가고."

게다가 워낙 대장이 약해져 있는 탓에 수술의 후유증도 극심했다. 그런데 스님은 그 고통스런 나날에서 어떻게 벗어났을까?

"저를 이렇게 웃게 해준 뿌리가 있어요."

대장 건강을 지켜준 뿌리를 공개하겠다는 스님, 그런데 뿌리가 아닌 찻주전자를 들고 와 차를 따른다. 보리차를 진하게 우려낸 빛깔과 같고, 무엇보다 그 향이 남다른 차.

"아, 향 좋다. 이게 바로 뿌리로 만든 차에요. 뿌리는 바로 우엉이지요."

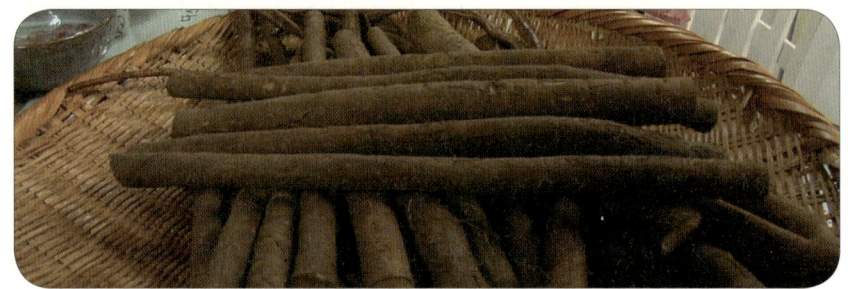
| 길고 가느다란 형태의 뿌리채소 우엉. 보통 조림을 하여 반찬으로 많이 먹는다.

<동의보감>에서의 우엉

<동의보감>에는 우엉이 오장의 나쁜 기운을 제거하고 가래 및 천식, 하복부 내장 통증을 치료한다고 기록돼 있다. 그런데 왜 스님은 우엉을 차로 마시게 되었을까?

"좋다는 차 종류 약재 다 먹어봐도 별 효과가 없더라고요. 어느 지인께서 대장에는 우엉 차를 드셔보세요, 좋을 겁니다, 해서 마시게 되었죠."

지인의 권유로 먹기 시작한 우엉은 스님이 수술 후유증의 고통을 이겨내는데 큰 도움이 됐다.

"배가 따뜻해지고. 고혈압이었는데 좋아지고, 몸이 따뜻해지고 혈이 확 도는 그런 느낌. 전혀 배도 안 아프고, 설사도 안 하죠."

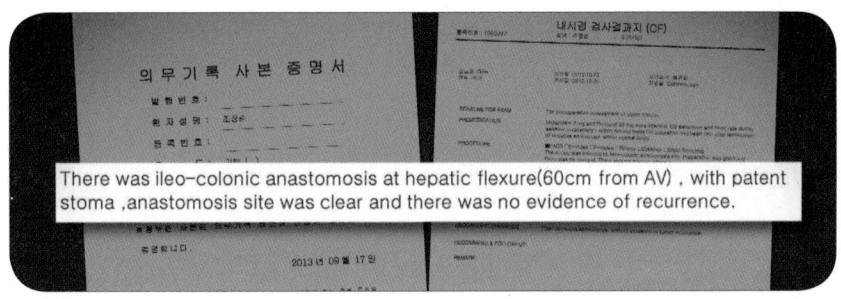

| 완치 진단서

우엉을 먹기 시작한지 5년 째, 스님의 대장은 일반인들 보다 훨씬 깨끗한 상태이다. 그렇다면 정말 우엉이 장 건강에 도움이 된 것일까?

"우엉을 잘랐을 때 나오는 끈적거리는 성분이 리그닌입니다. 이 리그닌은 식이 섬유소의 일종인데 요즘 항암 성분으로 주목을 받고 있습니다. 이 불용성 식이섬유소인 리그닌은 혈액 중에 존재하는 콜레스테롤을 협착을 시켜서 밖으로 배출을 시켜주는 역할을 하기 때문에 혈관 질환에도 좋고 대장암 개선에도 좋습니다."

강순아 교수/ 'ㅅ'대학교 발효식품학과

식이섬유가 풍부해 장 건강에 효과가 있다는 우엉. 스님은 이런 우엉의 효능을 믿기 시작하면서부터 매일 식탁에서 우엉을 빼놓지 않는다. 반찬은 물론, 찌개 끓일 때 뿐만 아니라 밥을 짓는 물까지도 우엉을 달인 물을 사용하고 있었다.

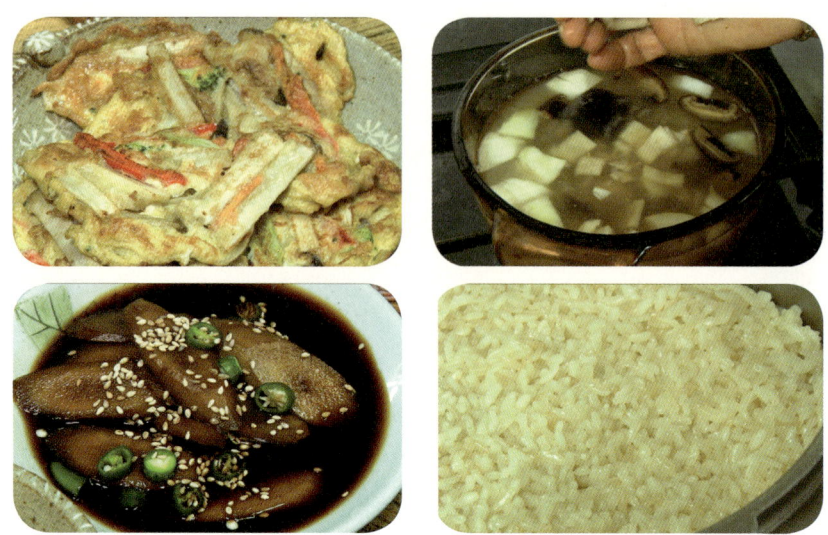
| 우엉이 재료가 된 음식들(전, 된장찌개, 조림,밥)

"저는 우엉 없는 식탁에는 아예 안 앉아요. 직접 이렇게 신도들한테도 해줘요. 그럼 스님이 해주는 거 맛있어요, 우엉 볶아주세요, 그러거든요. 그럼 저는 신나는 거예요."

우엉 특유의 향이 더해져 입맛을 돋우고 또 따듯한 성질이 있어 속까지 편하다는 우엉뿌리 요리. 스님은 현재의 건강을 되찾은 원인이 바로 이 우엉뿌리 덕분이라고 굳게 믿고 있었다.

"우엉이 저의 생명의 은인이라 생각합니다. 앞으로도 계속 먹을 거예요. 저는 우엉 뿌리를 사랑합니다".

"우엉에 있는 식이섬유가 장내의 지방이라든지 콜레스테롤과 협착을 해서 우리 몸에 들어오는 것을 빼줄 뿐만 아니라 포만감을 주기 때문에 식사량을 줄일 수가 있어요. 그 외에도 그 장내 유해균들을 없애줘서 유산균들의 생성을 늘이기 때문에 대장에 좋은 효과를 가지고 있습니다."

염창환 가정의학과 전문의

우엉에 대하여...

우엉은 가까운 나라 일본에서도 큰 관심을 얻고 있다. 국내에 1일1식 열풍을 불러온 일본인 의사 나구모 요시노리씨. 그가 노화방지와 건강한 삶을 위한 최고의 식품으로 손꼽은 것이 바로, 우엉이었다.

우엉 차 끓이는 법

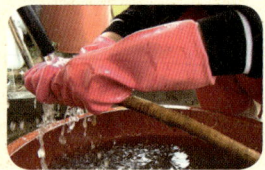 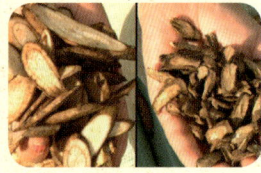 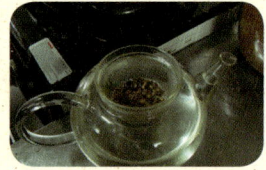

| 우엉 뿌리를 즐기는 가장 효과적인 방법은 우엉차로 즐기는 것.

우엉은 유럽에서 귀화한 식물로 뿌리가 깊게 자라는 것이 특징이며 두해살이 식물이라 연작이 어려운 것이 특징이다. 우엉 잎은 쌈이나 무침으로도 먹을 수 있다. 뿌리부터 잎까지 버릴 것이 없다는 우엉, 그러나 가장 좋은 것은 역시 뿌리다.

우엉를 깨끗이 씻고 말린다. 말린 우엉을 프라이팬에 볶는다. 찻잔에 넣고 끓인 물을 넣어 우린다.

우엉뿌리를 손질할 때 주의할 점은 껍질을 벗기면 안 된다는 것. 껍질에 인삼에 들어있는 사포닌 성분이 들어있기 때문이다. 우엉에는 사포닌 외에도 노화방지와 면역력을 높여주는 성분이 많이 들어있는데 그 이유가, 땅속에서 세균이나 벌레와 싸우면서 자라다 보니, 자연스럽게 상처치유 작용이 매우 강력하게 나타난 것이다.

이렇게 잘 손질한 우엉뿌리를 말린 후, 기름을 두르지 않은 팬에 넣고 색깔이 날 때까지 약한 불로 볶아준다. 그러면 고소한 향이 더 깊이 우러난다.

우엉 다이어트

뿌리채소 중 식이섬유가 가장 풍부하다는 우엉! 때문에 우엉 뿌리차를 마시면 가장 먼저 찾아오는 몸의 변화는 바로 변비해소다. 그리고 변비 해소에 뒤 따르는 이점은 체중이 감량된다는 것!

"물 대용으로 마셨어요. 그런데 한 3개월 지나니까 다이어트 효과가 있고 변비가 해소가 되니까 살이 자동으로 빠지더라고요. 그때 92kg였는데 지금은 62kg를 유지하고 있어요."

우엉차로 무려 30kg을 감량했다는 전국화 사례자. 우엉이 변비를 개선시키는 이유는 유산균의 먹이인 식이섬유 때문이다. 유산균을 증식시켜 장내환경을 건강하게 하고 자신의 무게보다 40배 많은 수분을 흡수해 변의 양을 늘려 변비를 개선시킨다. 뿐만 아니라 식이섬유는 암과 염증을 억제하는 효과도 있다. 국립 암 협회의 연구결과 식이섬유를 많이 섭취하는 사람은 대장 선종 발생 위험이 27% 낮았다.

2장
직장암

쑥뜸

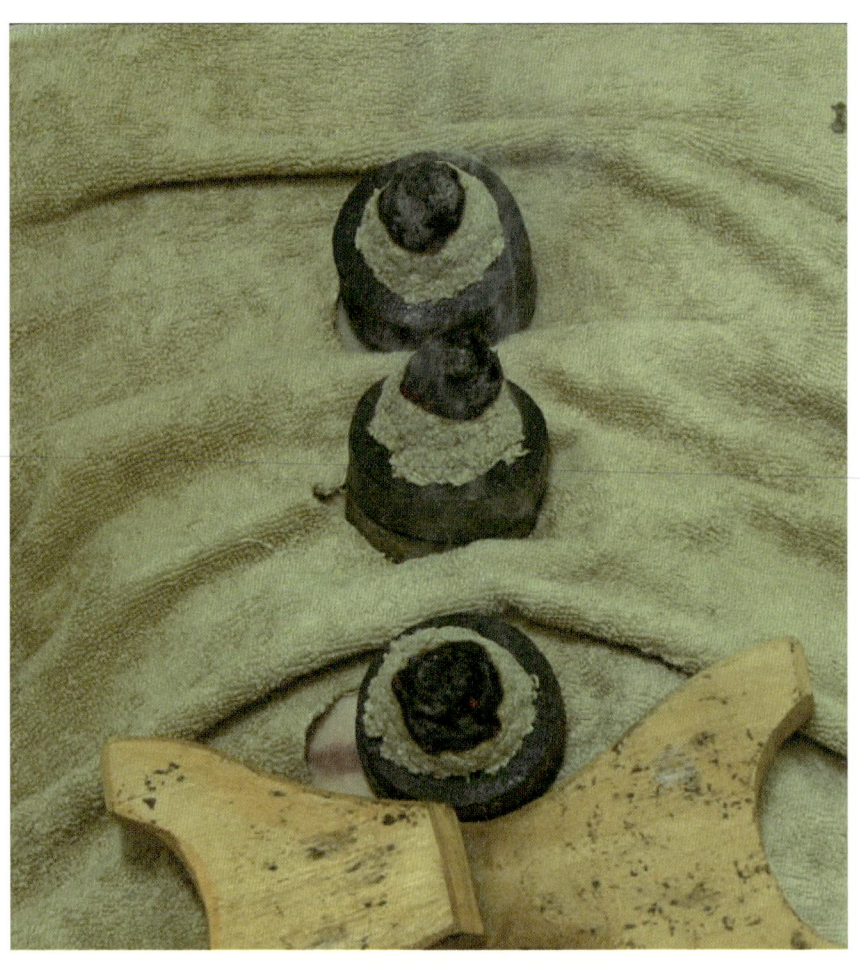

왕이 사랑한 쑥으로 직장암을 이겨내다!

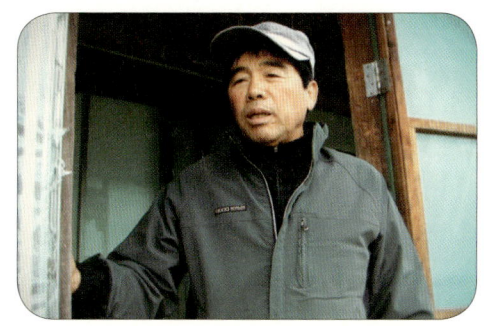

우리가 잘 알고 있는 조선의 왕. 영조는 53년이라는 긴 재위 기간 동안, 어느 왕보다 나라를 잘 이끈 왕으로 평가된다. 그러나 재위 기간 내내 형인 경종을 독살했다는 의혹에 시달려야 했으며, 아들 사도세자를 죽음에 이르게 할 만큼 당파싸움이 치열했던 시대를 살았다. 그로 인해 누구보다 극심한 스트레스에 시달렸을 영조!

그런 그를 괴롭힌 건 시대적 상황뿐만이 아니었다. 연잉군 시절부터 평생을 산증이라는 질환으로 고통을 받았다는데.

〈승정원일기〉를 살펴보면, 산증으로 복통은 물론, 하룻밤에 수차례나 소변을 보며 고통을 호소했다고 기록되어 있다. 영조를 끊임없이 괴롭힌 산증 대체 어떤 질환일까?

"보통 산증이라는 것은 보통 아랫배가 아프거나 당기거나 아니면 소변을 잘 못 보는 증상을 얘기 하

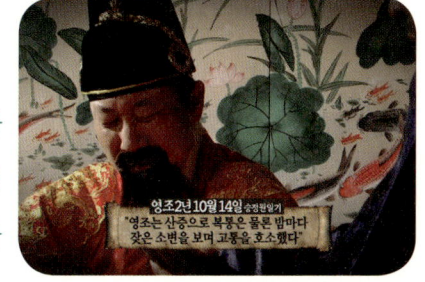

| 〈승정원일기〉 영조 2년 10월 14일

는 데 (지금으로 보면) 과민성 대장 증후군에 가까운 그런 증상에 가깝다고 봐야 하는 데 조금만 찬 곳에 가서 있으면 아랫배가 뽈록해져서 딱딱해지거나 소변을 잘 못 보거나 너무 자주 보는 그런 산증의 증상을 굉장히 많이 호소 하셨거든요."

이상곤 한의학박사

영조는 자신의 산증이 냉증에 있다고 보고 특별한 치료로 효과를 봤다는데, 그 비법을 확인하기 위해 찾아간 마을. 이 곳에 영조의 산증 치료법으로 암을 이겨내고 있다는 고성관씨가 있다.

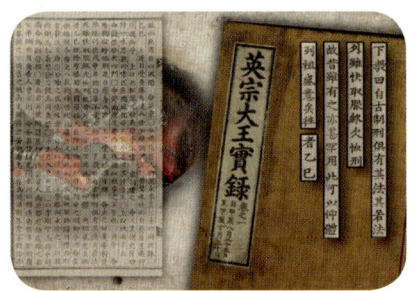
| 영조대왕실록

"내가 3년 전에 몸이 배도 부룩하고 아 밥 먹고 이렇게 하면 어째 이상하게 혈변이 나고 피도 나오고 막 이렇게 해 가지고 내가 이제 그 큰 병원에 가서 진단을 한 번 받아 봤더니 직장암이라고 진단을 받았어요."

불행 중 다행으로 초기에 발견된 직장암.

"가만히 드러누워 있으면 방광이, 방광이 항문 바로 위에서 뻐근하다고 기분이 참 진짜 기분 나쁘거든요. 뻐근했다가 괜찮아 이게 조금 만 더 늦었으면 항문을 다 도려내서 없애야 된다는 겁니다."

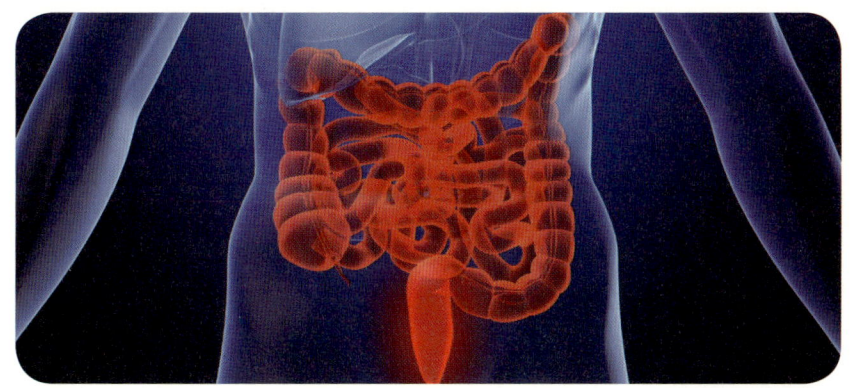

| 직장암 인체도

단순한 치질로만 생각했던 방광의 통증. 그러나 예후가 좋지 않았다. 병원 검사 결과 암세포가 손으로도 만져질 만큼 항문 가까이에 발병된 상태였다.

초기에 발견된 암이기에 비교적 간단하게 치료되리라 생각했다는 고성관씨.

"이게 뭔지 아세요? 이게 내가 그 전에 3개월 간 내가 여기다가 수술하고서는 이렇게 차고 다니던 이게 대변 주머니입니다. 대변 주머니."

배에 인공항문까지 달아야 했던 대 수술! 몸은 급격히 쇠약해졌다.

"수술 하고 퇴원하면서 아버님이 3일 만에 돌아가셨어요. 그랬는데 내

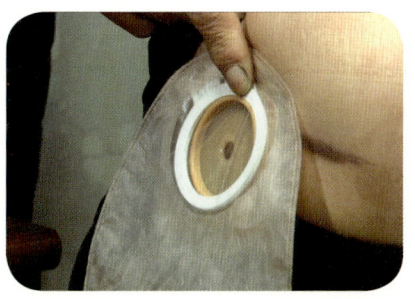

| 장루

가 상주노릇을 못 한 사람이야. 왜 몸이 그렇게 나빠 가지고 걷질 못 하니까. 내가 나가면은 아 저 친구 다 죽게 생겼네. 아버님이 돌아가셨는데, 저 친구가 먼저 죽게 생겼네. 주위 사람들이 모두 그렇게 말을 하고 있었어요. 내가 너무 미안해서 상주 노릇도 못 하고, 참 눈물도 많이 흘리고 방에 들어 누워서... 참 몸뚱이는 아프지 나갈 수는 없지. 얼마나 창피하고 얼마나 괴로웠고, 진짜 인생살이를 접어야 되겠다 이렇게 까지도 생각도 했었지요. 진짜."

그런 그의 건강에 도움이 됐다는 약초의 정체는?

"바로 약쑥이라는 거예요, 약쑥."

기온 차가 심한 날씨에도 불구하고 여적 푸른 잎을 띠우며 강한 생명력을 자랑하는 쑥이 바로 그의 건강 비결의 열쇠였다.

약쑥은 예로부터 식용은 물론 약용으로도 널리 사용됐던 대표적인 산야초다. 그런데 그는 이 쑥을 어떻게 활용했을까?

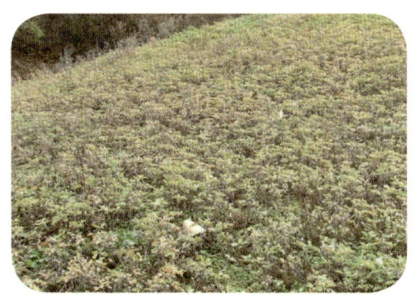
| 약쑥 밭

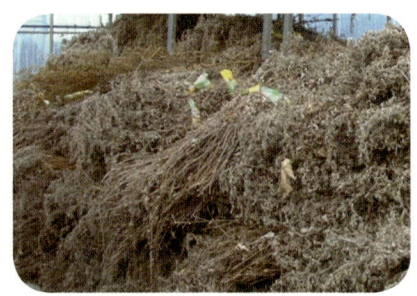
| 쑥 창고

그는 암 선고 직후 마을 이웃인 김인석씨를 통해 암을 이기는 특별한 약쑥의 활용법을 알게 됐다고 한다. 이 방법은 영조가 산증을 없애기 위해 애용했던 방법과도 같은데, 과연 영조와 고성관씨가 활용한 약쑥비법은 무엇일까? 그런데 김인석씨의 쑥 창고에는 말린 쑥이 가득하다.

"여기는 말린 쑥이 1년짜리 2년짜리 3년짜리 쭉 있는 데 첫 째 약효를 쓰려면은 말린 쑥을 써야 되요. 보니까 그냥 빠짝 말라가지고 밥도 못 먹고 잠도 못 잔다고 하고 식사도 못 하시는 데 사실 저 형님은 농사를 지으시는 분이거든요. 그런데 농사일도 절패를 하니 진짜 걱정이 되더라고요. 그래서 제가 형님한테 약쑥을 권했어요."

우리나라에는 30여종의 쑥이 자생하는데, 그 중 식용과 약용으로 모두 사용 가능한 쑥을 예로부터 잘 말려 약쑥으로 이용했다고 한다.
'7년 된 병에 3년 된 쑥이 구한다'는 말이 있을 만큼 쑥은 말려서 오래 묵혀둘수록, 약쑥으로서의 가치가 높아진다.

"약쑥은 오장 육부를 편안하게 하고, 기력을 북 돋는 작용이 있어서 실제로 쑥의 성질은 따뜻한데 볕에 말려서 오랫동안 보관하면 그의 따뜻한 성질이 오래 간다고 했습니다. 그리고 동의보감에서도 쑥을 묵혀 놓으면 더더욱 좋은 품질을 가지게 된다라고 해서 쑥을 묵혀서 활용 하실 수 있도록 기록 하고 있습니다."

한동하한의사

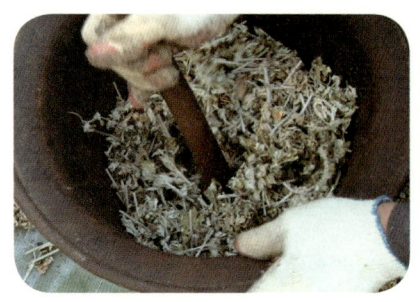
| 쑥 잘 빻는 모습

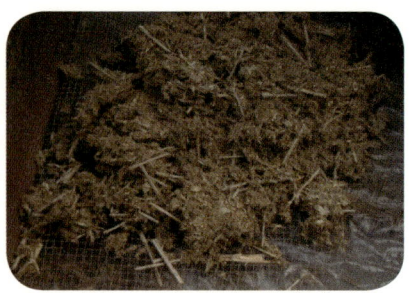
| 쑥 채에 거르는 모습

7년 된 병에 3년 된 쑥이 구한다!

약쑥은 왕이 사용할 정도의 비법이니만큼 만들어 사용하기까지 상당한 공이 필요하다. 쑥의 약 성이 가장 좋다고 알려진 음력 단오 무렵인 5월 말에서 6월 초에 채취해서 짧게는 1년 길게는 3년 이상 말린 후 약쑥으로 사용한다. 절구에 잘 빻은 약쑥을 채에 걸러 먼지를 제거하고 보슬보슬하게 쑥 뭉치를 만드는 것이 무엇보다 중요하다.

"좋은 약쑥을 잘 말려 이렇게 가루를 내어 이걸로 다가 병을 치료하는 거예요."

과연 약쑥 가루를 어떻게 이용한다는 것일까?

"좌훈이에요. 쑥 좌훈. 이걸 마른 걸 태워 밑에 엉덩이에 쐬면은 항문이나 직장암 냉소 이런 데 참 좋아요."

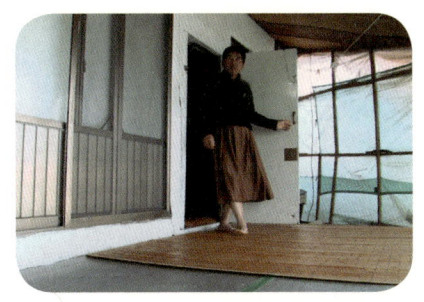 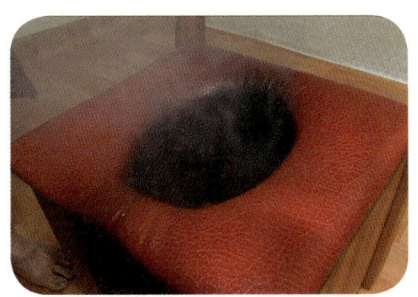

| 치마 입은 주인공　　　　　| 좌훈의자에 연기가 올라온 모습

항문 가까이에 직장암이 생겨 인공항문까지 해야 했던 고성관씨는 암 선고 직후 몸을 따뜻하게 하는 효과가 있는 약쑥을 불에 태워 항문에 뜨거운 훈기를 보내는 좌훈을 시작했다. 좌훈은 직접적으로 살균 및 소염 작용을 하는 것은 물론이고, 몸을 따뜻하게 만들어 하복부 혈액순환을 돕는다. 좌훈을 하는 동안 연기가 흩어지지 않도록 하기 위해 그는 이렇게 치마를 입고 쑥의 훈기를 쐰다.

"이걸 하면는요. 엉덩이에 열이 싹... 그 연기가 올라오면 피로가 싹 풀리고 따뜻하니 참 진짜 좋아요."

그렇다면 영조도 이렇게 치마를 입고 좌훈을 했던 것일까?

"아니, 이거 말고. 영조임금님은 이렇게 안 했죠. 임금님이 했던 건 쑥뜸입니다. 속도 안 좋고 불편하고 그래 가지고 저도 이거 많이 하고 있어요."

영조는 자신의 산증이 차가운 성질의 탕약을 먹고 하복부가 냉해진 것

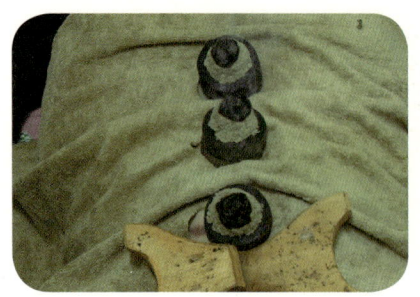
| 간접 뜸

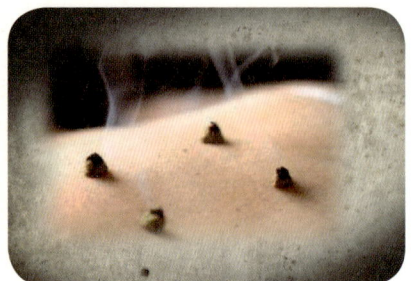
| 직접 뜸

이 원인이었다고 판단해 별도의 뜸실까지 마련해두고 쑥뜸 치료를 자주 했다.

"영조 임금 같은 경우는 배가 아프거나 설사를 잘 했기 때문에 뜸 치료를 많이 하셨는데 우리 몸의 신진대사를 활발하게 하고 온기를 끌어 올리는 그런 효과가 있기 때문에 영조 임금 같이 몸이 차고 냉하면서 복통이 잘 일어나는 사람한테는 뜸이 잘 맞았던 것이죠. 그런 뜸을 뜨고 난 뒤에 크게 좋아지셔 가지고 산증이 많이 좋아졌다 이런 기록들을 볼 수 있습니다."

이상곤 한의학 박사

쑥뜸은 도구를 이용하는 간접구와 피부에 바로 쑥뜸을 뜨는 직접구로 나뉘는데, 직접구의 경우 살갗을 태워 상처와 고통이 뒤따른다. 영조 역

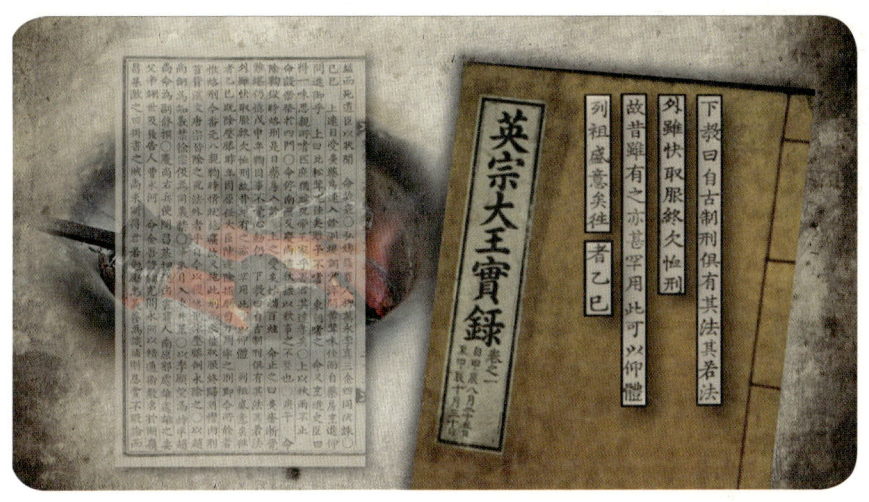

| 영조대왕실록

" 뜸뜬 조기가 점차 견디기 어려움을 깨닫고 이에 무신년 국문할 때의 죄수의 일이 생각나 나도 몰래 마음이 움직임이 일어났다. 이 뒤로는 인두로 사람을 지지는 낙형을 제거하도록 하라 "

시 직접 뜸을 뜬 후, 고름이 잡혀 고통을 호소했다고 한다.

그 고통이 얼마나 컸으면, 법을 바꿀 정도였을까? 그래서 영조는 살에 직접 뜸을 뜨는 것보다는 소금을 배꼽에 넣고 그 위에 뜸을 뜨는 것을 더욱 선호했다고 한다.

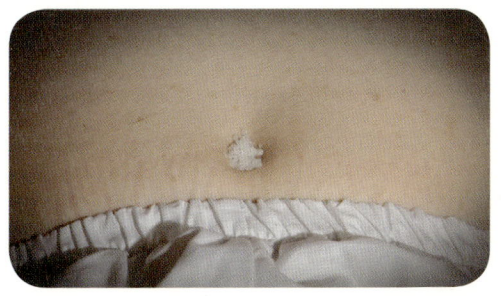

| 배에 소금

"어떤 치료를 행할 때 통증을 느끼면은 사람들이 긴장을 하면서 전체적으로 이 치료 효과가 단기간은 별 문제가 없는 데 장기적으로 했을 때는 면역기능이 좀 떨어지고 사람이 너무 예민해지면 우리 몸이 충분한 효과를 나타내지를 못 해요. 굳이 직접 구를 해서 고통스럽게 할 필요 없이 시간이 많을 경우니까 그 때 부터는 꾸준하게 오랜 시간 뜨게 되면은 간접 구도 직접 구 보다 더 효과적일 수 있기 때문에 간접 구 형태를 택했던 것이죠. 실제로 뜸을 뜨면은 몸에 온도가 상승을 하거든요. 상승 하면서 체온의 1도만 올라가도 면역기능이 약 40% 상승한다는 최근의 연구 결과 소금을 배꼽에 넣고 그 위에 뜸을 뜨는 것을 더욱 선호했다고 한다. 연구결과를 보더라도 몸의 따뜻해지면서 면역기능이 올라가긴 하는 데 너무 고통스러우면 안 되잖아요."

김달래 한의사

대장이 좋지 않아 쑥뜸을 통해 효과를 본 영조와 같이 직장암 선고를 받은 후 고성관씨도 간접 쑥뜸을 뜨기 시작했다. 몸에 중심인 배꼽을 기점으로 배에 쑥뜸을 올리고 가만히 누워 있으면 그 열기가 온 몸에 퍼져 전신이 따뜻해진다고 한다. 암환자들은 보통 일반인에 비해 체온이 1도 정도 낮다고 하는데, 그는 쑥뜸을 통해 체온을 높여 면역력을 올려주는 것이 자신이 암을 이겨내는데 도움이 되리라 믿었다. 보통 하루에 1시간 정도 쑥뜸을 뜨는데, 그는 몸 상태에 따라서 그 시간을 줄이거나 늘리고, 좌훈과 병행했다.

"수술 하고서는 매일 저녁마다 했지요. 그런데 이제 그걸 참 5~6개월

하다 보니까 열도 많이 나고, 기력도 생기고, 힘이 나고 그 때부터 밥도 잘 먹고 잘 돌아다니고 힘이 나니. 면역력 돋아주고 뭐 하는 데는 그래도 이것이 제일 좋은 것 같아요."

정말 그 덕분이었을까? 그는 아직까지 재발 소견 없이 건강한 상태였다. 그렇다면 과연 쑥뜸이 그의 직장암 치료에 도움이 되었을까?

"쑥 뜸이나 좌훈은 실제로 따뜻한 기운을 이렇게 불어 넣어 주는 치료법으로 기혈 소통을 촉진 시키고 면역력을 향상 시키는 작용이 있습니다. 그래서 직장암을 앓고 있거나 직장암을 앓은 후유증이 있는 분들이라면 쑥뜸이나 좌훈 기를 활용해서 이렇게 가정요법으로 활용하시는 것도 많은 도움이 될 것으로 생각 됩니다."

한동하 한의학 박사

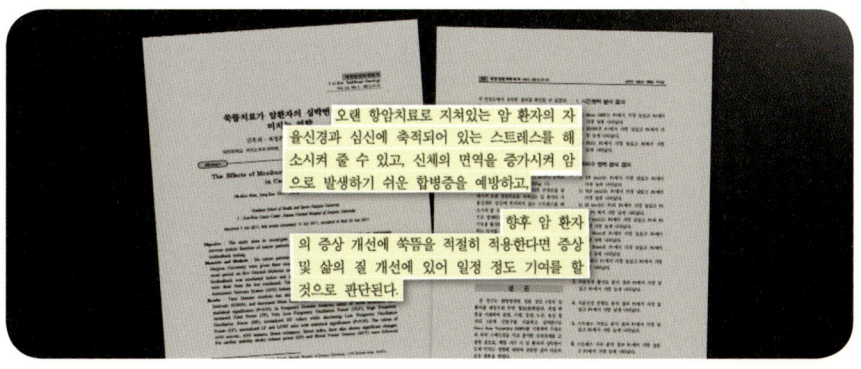

| 암 환자 증상개선에 도움이 된다는 쑥뜸 논문

한 연구 결과에 의하면 쑥뜸을 하면 심리적 안정감이 높아지는 것은 물론, 면역력이 높아지는데 일정부분 도움이 된다고 한다.

하지만 쑥뜸을 함부로 뜨면 오히려 건강을 악화 시킬 수 있어 주의가 필요하다.

"뜸을 떠 보면은 갑자기 뜸뜨고 나서 속이 울렁거리거나 식은땀이 나거나 혈압이 떨어지면서 의식을 잃는 경우도 있거든요. 특히 몸이 약한 사람들에게 뜸을 뜨는 데 몸이 극도로 약한 상태에서 뜸의 용량을 너무 많이 늘린다든지, 아니면 너무 강도를 세게 한다든지, 이렇게 하는 경우는 굉장히 위험 합니다. 특히 이제 암환자라든지 아니면 체력이 너무 약해서 냄새만 맡아도 속이 울렁거리는 사람들이 뜸을 너무 강하게, 또 한꺼번에 또 너무 많이, 또 뜨면은 어떤 구훈이 올 수 있으니까 뜸뜨기 전에는 반드시 한의사하고 상의를 해야합니다. 어느 정도의 또 얼마만큼의 어떤 강도를 가지고 해야 하는 지를 반드시 상의 하는 것이 안정상 또 효과를 높이는 면에서 반드시 필요하다고 봅니다."

김달래 한의사

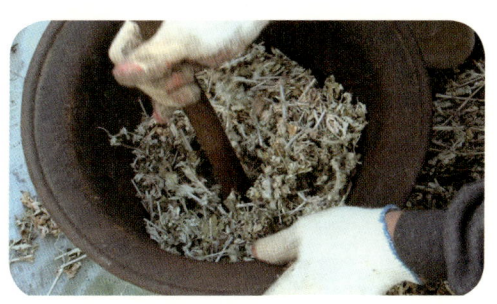

쥐눈이 콩

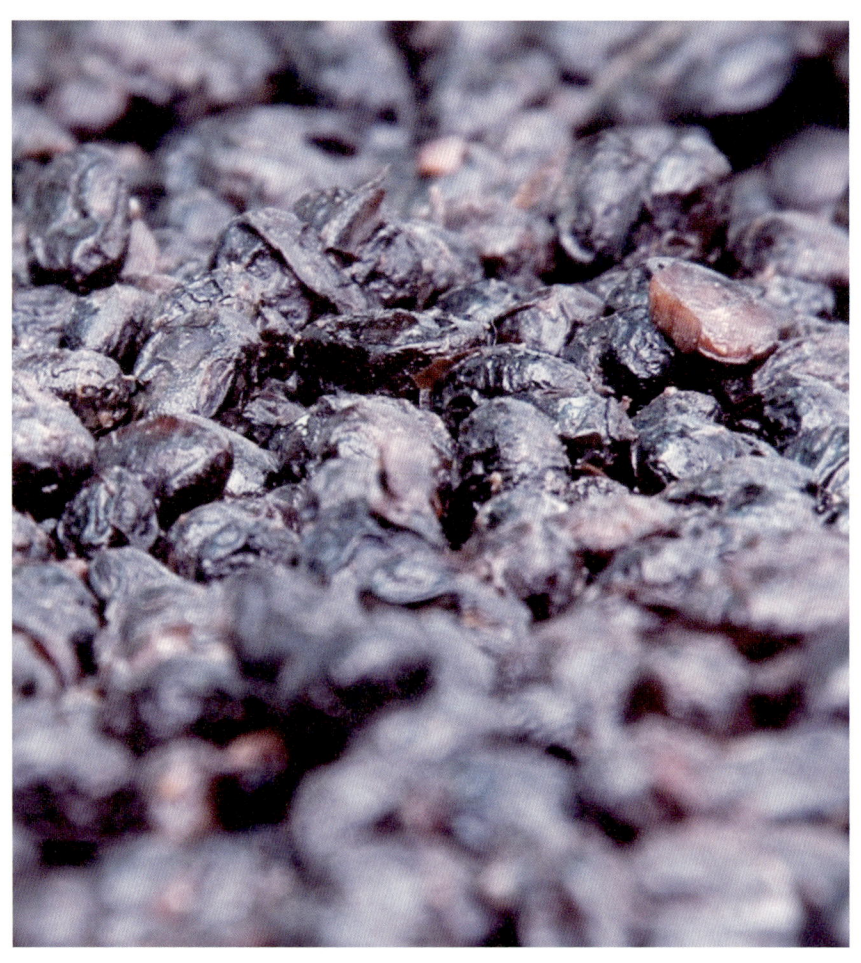

쥐눈이 콩 청국장으로 직장암을 극복하다!

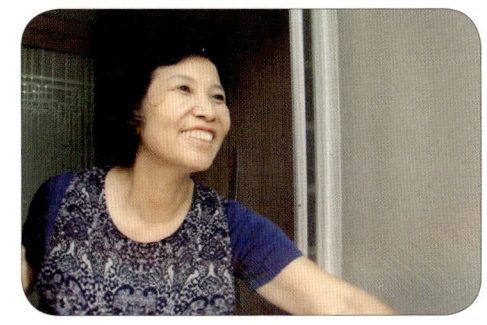

경기도 파주. 콩 덕분에 새로운 삶을 살고 있다는 주인공이 있다. 콩 전도사가 된 쉰여덟의 기순희 씨.

집안일을 하며 평범한 하루를 보내는 기순희씨. 그러나 얼마 전 까지만 해도 이런 소소한 일상은 꿈도 꾸지 못할 일이었다. 무려 6년이라는 긴 투병생활, 그 기간이 얼마나 힘들었는지, 두툼한 진료 기록서만 봐도 알 것 같다.

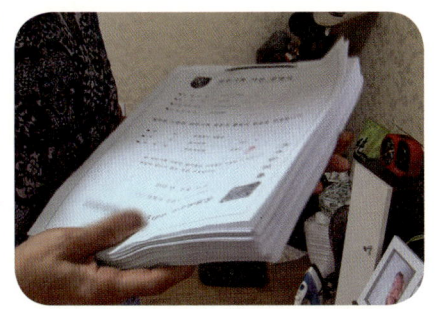

| 두툼한 진료 기록서

"이건 일부예요. 제가 6년 동안 아팠는데 이건 3년 치 기록입니다. 여기에 제 슬픔과 기쁨과 눈물이 다 담겨 있습니다."

그간의 치료과정들이 기록된 일부의 진단서만 해도 수 백 여 장에 달하는 엄청난 양. 과연 그녀에게 무슨 일이 있었던 걸까?

"맨 처음에 제가 화장실에 갔는데 항문에서 피가 나오더라고요. 대장 내시경을 했는데 치질이라고 하더라고요. 그래서 수술하는 도중에 의사가 약간의 돌연변이가 있는데 수술을 접어야겠다고 그러면서 기왕 마취시킨 김에 조직검사를 하겠다고 하더라고요. 그런데 큰 병원에 갔더니 직장암이라고 그러더라고요."

6년 전 갑작스럽게 찾아온 직장암. 수술 후 인공항문까지 선택하며 병을 치유하려 노력했지만 그것은 불행의 시작에 불과했다.

"그래서 직장암 수술을 하고 방사선 치료를 29번 했는데 림프로 전이가 됐다고 하더라고요."

직장암 수술 후, 림프로 전이된 암세포.

"그래서 또 림프 수술을 하고 또다시 방사선 30번을 하고 사이클대로 항암 치료를 하는 도중에 씨티를 찍거든요. 근데 또 난소로 전이됐다고 하더라고요."

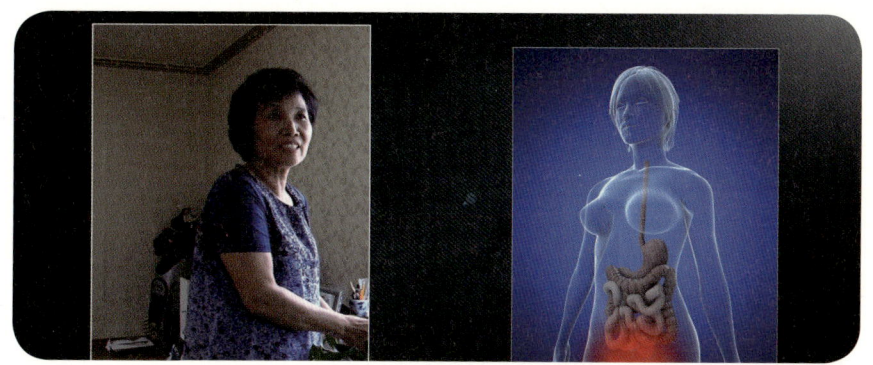
| 림프암에서 난소암과 복막암으로 전이된 인체도

림프암에 이은 두 번째 전이. 하지만 이게 끝이 아니었다.

"제가 난소암으로 항암을 하는 도중에 제가 약으로 먹었거든요. 그런데 약으로 치료가 될 수 없다고 하더라고요. 그래서 왜 그러냐고 했더니 복막에 암이 생겼다는 거예요. 그건 수술도 할 수 없대요."

세 번째로 전이된 복막암, 참으로 청천벽력과도 같은 결과였다.

직장암을 시작으로 림프와 난소, 복막까지 전이된 암. 6년 동안 수 십 번의 항암 치료와 방사선치료를 견뎌야 했던 기순희씨.

"세 번째 전이가 됐을 때에는 아, 정말 내가 살 수가 없겠구나. 생각을 하고 정말 이렇게 해서 내가 가는 거구나. 생각을 했죠. 어떻게 답이 없더라고요."

암세포 전이의 두려움 속에서 투병을 시작한 그 때, 그런데 기적 같은 일이 찾아왔다. 복막의 암세포가 전이되지 않고 진행을 멈춘 것이다.

"항암 하다 죽나 그냥 죽나 좀 쉬어 보고 싶은 거예요. 계속 3년 동안 항암 치료만 했었으니까. 항암을 끊은 지 지금 한 2년 반 됐거든요. 항암을 끊으면서 찍은 씨티하고 제일 마지막에 찍은 씨티하고 변함없이 암은 내 몸에서 그대로 있는데 저는 아무 상관없이 여러 가지 활동을 하고 있습니다."

항암치료를 중단한지 2년 반. 복막의 암세포와 공존할 수 있었던 그녀의 비밀은 무엇일까?

"아, 제가 먹는 게 있어요. 콩이라면 다 좋다고 알고 계시잖아요. 근데 저한테는 아주 특별히 제 몸에 맞는 좋은 콩을 먹고 있답니다."

| 쥐눈이 콩

그녀에게는 암을 다스린 콩이 있다?

삶을 포기한 채 절망에 빠져있던 그녀에게 새 삶을 찾아준 비결이 바로 특별한 콩이라는데. 그런데 냄새부터 겉모습까지 평범치 않아 보이는 바로 이것!

"약콩, 쥐눈이 콩으로 만든 청국장이에요. 색깔이 까맣죠?"
일반적으로 청국장에 사용되는 콩은 노란 빛깔의 대두. 하지만 그녀의 청국장은 쥐눈이 콩을 사용한다.

쥐의 눈처럼 생겼다 하여 붙여진 이름 쥐눈이 콩. 해독작용이 뛰어나 예로부터 '약콩'이라고도 불려왔는데. 검은콩 중에서 크기가 가장 작지만 단백질, 비타민 등의 영양소가 풍부해 건강을 챙기는 많은 사람들에게 각광받고 있는 콩 중에 하나다.

이름도 생소한 쥐눈이 콩 청국장. 그런데 그 인연 또한 특별했다.

"제가 아프다는 소리를 듣고 친구나 지인들이 청국장을 직접 만들어서 가지고 오더라고요. 청국장을 먹기 전에는 항암을 하면서 밥맛이 없어서 밥을 못 먹으면 지치거든요. 그래서 지쳐서 어떻게 할 수가 없었는데 이걸 먹고 나서는 포만감이 느껴지니까 배고픈 것도 모르겠더라고요. 세 끼 하나도 안 먹고 그냥 2박 3일 동안 병원에 아예 밥을 신청 안 했어요."

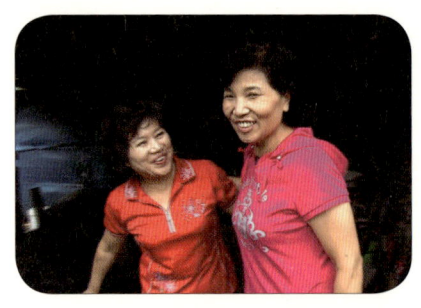
| 쥐눈이 콩 청국장을 소개해준 지인분

기순희씨에게 처음 쥐눈이 콩 청국장을 소개해주었다는 정윤자씨. 두 사람은 청국장을 통해 인연을 맺었다. 그런데 정윤자씨에게는 대두가 아닌 쥐눈이 콩을 이용해 특별한 청국장을 만들기 시작한데는 남다른 이유가 있었다.

"제가 이 청국장을 만들다 보니까요. 몸에 있는 독을 조금 빼주더라고요. 저희 아들이 23살이거든요. 근데 그 아이가 아토피가 무척 심했었어요. 근데 이걸 먹고 아토피도 좋아지고 그래서 제가 청국장 마니아가 됐어요."

수백 년 동안 우리의 식탁을 지켜온 청국장이 복막의 암세포를 더 이상 자라지 않도록 도왔다고 믿고 있는 기순희 씨.

쥐눈이 콩 청국장을 만드는 과정은 대두를 이용해 만드는 과정과 크게 다르지 않다.

청국장 속의 유익한 균을 제대로 만들기 위한 첫 번째 조건은 발효. 안방에는 두툼한 이불이 쌓여 있었다. 가마솥에 푹 삶은 쥐눈이 콩은 3일 동안 이렇게 두툼한 이불을 덮고 따뜻한 아랫목에서 발효과정을 거치게 된다. 방 안의 온도는 38도에서 40도 정도를 유지시키고 잡균이 들어가

| 쥐눈이 콩 삶는 모습

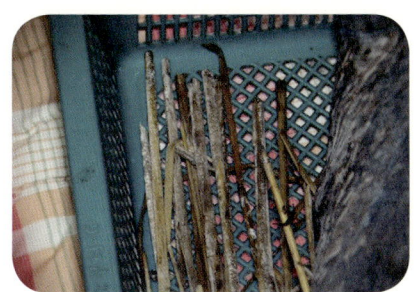
| 지푸라기를 밑에 까는 모습

지 않도록 발효가 끝날 때까지 열어보지 않는다. 그리고 발효에 도움을 주는 볏짚은 필수이다.

"지푸라기에서 발효균이 나오는 거고요. 잡냄새를 잡아주는 거라 우리나라 청국장이 그래서 몸에 좋은 거예요."

"발효 중에 생기는 것이 바로 발효균인데요. 그래서 우리가 메주를 쒀서 엮어서 건조시킬 때도 보면 볏짚으로 싸 놓는 이유가 바로 볏짚 속에 바실러스 균이 많이 있기 때문입니다."

이종임 교수 / 식품영양학과

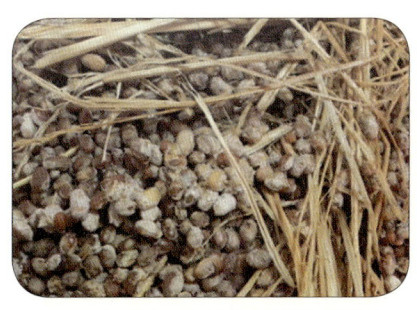
| 지푸라기에 잘 발효된 청국장

예로부터 메주를 띄울 때 마다 꼭 빠지지 않았던 볏짚. 볏짚 속의 바실러스균은 콩의 단백질을 분해해 아미노산으로 만들어 줄 뿐만 아니라 콩이 가지고 있지 않던 유익한 물질

들을 만들어 낸다. 더욱 주목할 만한 것은 청국장이 가진 뛰어난 소화흡수율이다.

"일반적으로 삶은 콩의 흡수율이 한 30%라고 하면 청국장은 90%의 소화흡수율을 가지고 있기 때문에 평소에 소화율이 좀 떨어지시는 분들은 훨씬 더 소화흡수율을 높일 수 있습니다."

이종임 교수 / 식품영양학과

다양한 쥐눈이 콩 청국장 활용법

항암치료와 방사선 치료의 부작용으로 음식을 전혀 먹을 수 없었던 기순희씨에게 쥐눈이 콩 청국장은 마지막 희망이었다.

"항암치료 할 때 이걸 그냥 콩으로 먹었거든요. 근데 너무 역겹더라고요. 그래서 제가 가루로 먹어봤어요. 그랬더니 먹기가 좋더라고요. 그 때부터 제가 이렇게 말려서 가루로 먹고 있습니다. 지금 말리는 과정이에요."

청국장 특유의 냄새를 싫어했던 그녀가 택한 극약처방은 바로 발효를 끝낸 청국장을 건조시키는 것이었다.

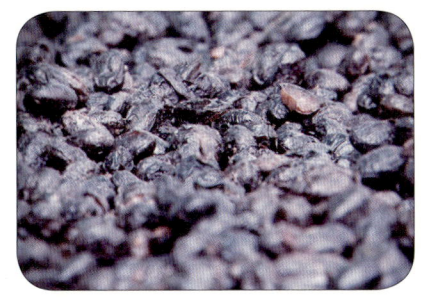 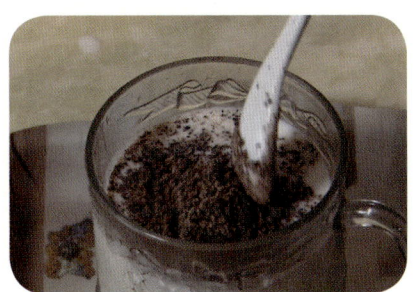

| 말린 청국장　　　　　| 우유에 넣는 청국장 가루

그리고 말린 청국장을 분쇄기에 넣은 후, 곱게 갈아서 먹는 것이다. 이렇게 하면 청국장의 유익한 균들이 파괴되지 않기 때문에 이걸 우유 등에 타 먹으면 든든한 간식으로도 손색이 없다.

아내가 새 삶을 찾은 것을 계기로 청국장 마니아가 됐다는 그녀의 남편. 그 또한 청국장의 효능을 굳게 믿고 있었다.

"원래 항암치료를 받고 나면 전혀 음식을 못 먹습니다. 그리고 혹시라도 먹게 되더라도 다 토해버리고…, 청국장을 먹기 시작하면서 조금씩 먹더라도 포만감이 온다고 하더라고요. 나날이 좋아지는 모습이 나타나니까. 오늘날 우리 집사람을 회복하게 도와준 것은 청국장 덕분이 아니었나라고 생각을 합니다."

세 번의 암 전이를 이겨내고 현재 복막암 환자라는 사실이 믿기지 않을 만큼 건강해 보이는 기순희 씨. 텃밭에서 일도 척척 잘 해낸다.

"건강을 지키는 건데 텃밭이 없으면 모르겠는데 있으니까 내가 지어 먹는 것이 좋죠. 힘들지 않고 재밌어요."

그런데 밭일을 하다 말고 뭔가를 꺼내는 그녀. 정성스럽게 챙겨 먹는 것의 정체는?

"이거요? 청국장으로 만든 환이에요."

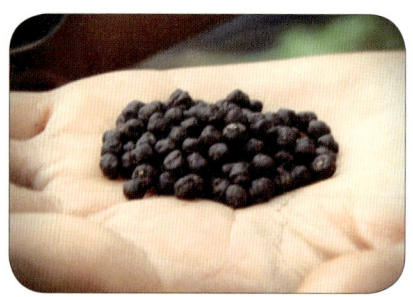
| 청국장 환

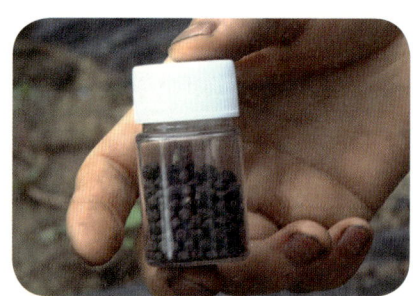
| 청국장 환이 든 통

"제가 외출을 많이 하거든요. 어디 나가면 가루를 가지고 다니기가 너무 나빠요. 수도도 있어야 하고… 근데 이건 하나씩만 먹으면 하루치가 되니까 너무 간편해서 이렇게 만들어서 가지고 다녀요."

쥐눈이 콩 청국장 환을 하루에 세 번, 약처럼 복용한다는 기순희씨.
항암치료를 중단하고도 복막암이 더 이상 악화되지 않은 것이 청국장 덕분이라고 믿고 있었기에 식단에서도 쥐눈이 콩 청국장은 빠질 수 없다.

"항암할 때 청국장을 많이 먹어야 한다고 해서 먹어보니까 굉장히 비위가 상하고 하더라고요. 그래서 안 좋은 기억이 자꾸 떠올라서 이렇게 된장 반, 청국장 발효 시킨 거랑 가루랑 1:1:1로 이렇게 끓이고 있습니다. 맛이 엄청 좋아요."

청국장 가루까지 듬뿍 넣어 끓인 쥐눈이 콩 청국장. 기순희씨는 건강을 생각하는 콩 마니아답게 쥐눈이 콩 외에도 다양한 콩들을 즐겨 먹는다.

아직도 암과 싸우며 투병생활을 하고 있지만 건강하고 밝은 일상을 보내고 있는 부부. 암세포 전이는 물론 복막암이 더 이상 진행되지 않은 것이 기적처럼 느껴진다.

"암이 내 몸 속에서 살아도 그냥 전이만 안 되고 같이 살 수만 있다면 쭉 이렇게 건강하게 사는 것도 감사하게 생각하고 있습니다."

쥐눈이 콩 청국장을 통해 암을 다스렸다고 주장하는 기순희 씨. 과연 그녀의 말은 사실일까? 청국장이 암환자에게 미치는 영향을 전문가에게 들어보았다.

"콩에 들어 있는 성분들에 의해서 항암작용, 항염증 작용, 항산화 작용을 통해서 항암 작용을 할 수 있고요. 이러한 작용들을 통해서 어떤 세포의 괴사, 암세포가 성장하는 것을 막을 수 있다라는 동물실험 결과들은 나와 있습니다."

고광필교수 / 가천의대예방의학과

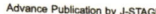

| 청국장에 관한 논문

청국장의 항암작용에 대한 연구는 이미 여러 차례 발표된 바 있다. 하지만 주의할 점도 있다.

"콩을 통한 식이요법은 주치료는 될 수가 없습니다. 치료제로서의 효과가 입증이 된 건 아니고요. 항암 효과가 어느 정도있다 라는 것만 알려져 있기 때문에 암을 치료하기 위한 주치료는 결국은 병원에서 하실 수 있는 치료가 제 1순위가 되어야 되고요. 음식요법이나 운동요법은 그러한 주치료를 보조하는 역할로서 기능을 한다고 보시면 되겠습니다."

고광필교수 / 가천의대예방의학과

'신이 내린 선물'이자, '밭에서 나는 고기' 등 수많은 수식어를 가진 콩. 그 종류만도 수 십 여종에 달한다.

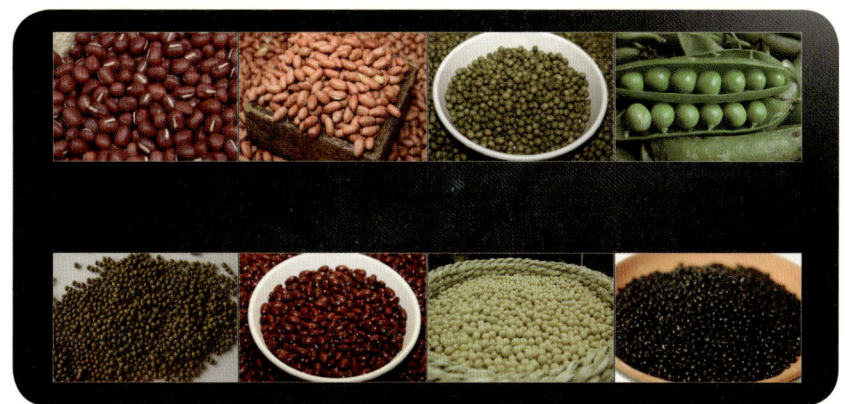

| 여러가지 콩

　콩은 떡이나 죽 외에도 다양한 요리의 식재료로 쓰이며 주식인 쌀과 더불어 수백 년 동안 우리의 식탁을 지켜 왔다.

　콩의 유익함을 알리기 위해 '삼두회'를 조직한 조선시대 실학자 성호 이익 역시 당시 보기 드물게 83세까지 장수하기도 했다.
　콩은 우리 주변에서 구하기도 쉽고, 여러 가지 방법으로 섭취하기도 쉬우면서도 우리 몸에 약처럼 작용하는 아주 놀랍고 고마운 재료라 할 수 있겠다.

당귀 잎

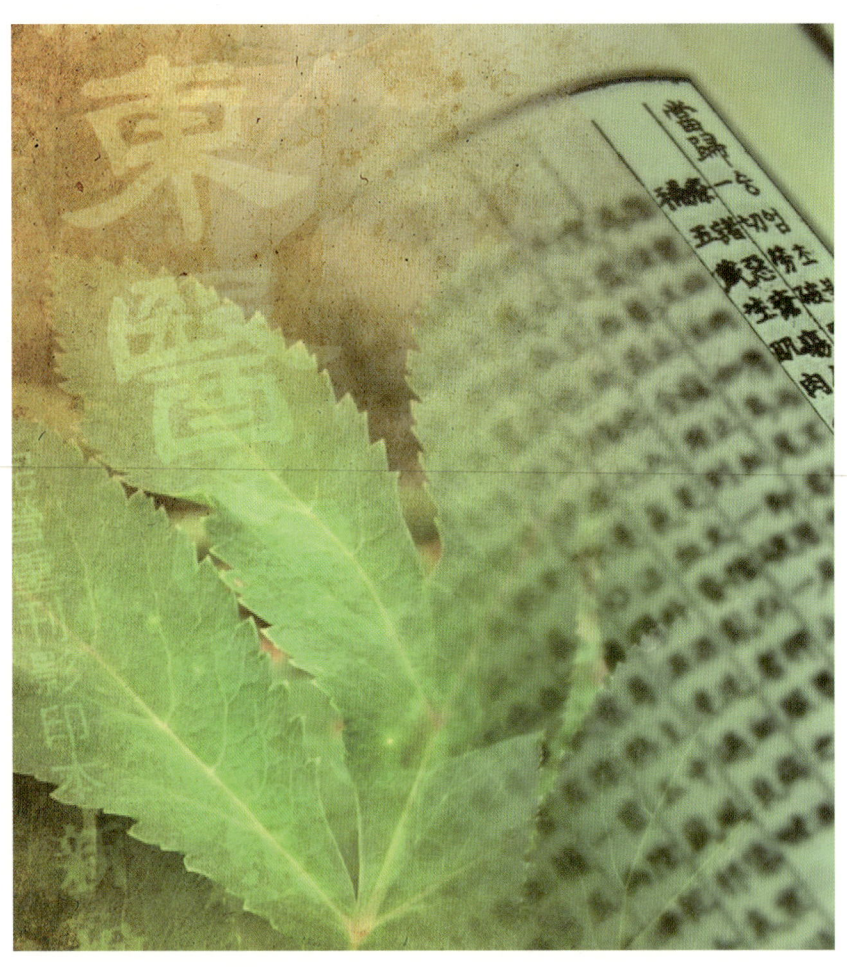

귀한 당귀 잎으로
새 삶을 찾다!

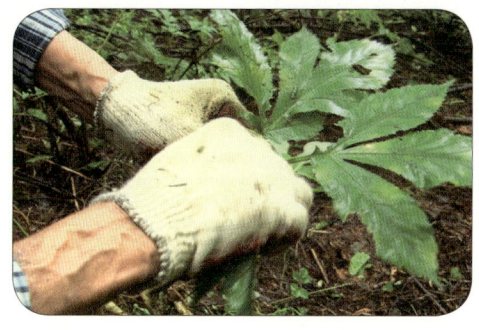

　천혜의 자연을 자랑하는 강원도 평창. 해발 700미터의 고지대에 자리해 야생 작물들이 많기로 소문난 한 마을이 있다. 이 마을에는 아주 특별한 잎이 보관되어 있는 보물창고가 있다는데.

　그 창고는 바로 거대한 암석으로 둘러싸인 동굴. 밖은 무더운 날씨였지만 깊이가 상당한 동굴 안은 7도를 유지하고 있어 서늘하다. 그렇다 보니 주민들의 여름 피서지로도 손색이 없다고 한다. 그런데 동굴 바닥에는 기차 길에서나 볼 수 있는 레일이 깔려있었다.

　"레일을 타고 들어가야 합니다 150미터 정도 들어가야 하거든요." (마

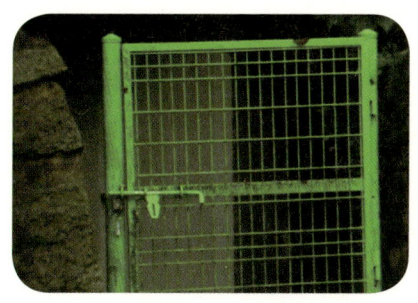

| 동굴 출입구

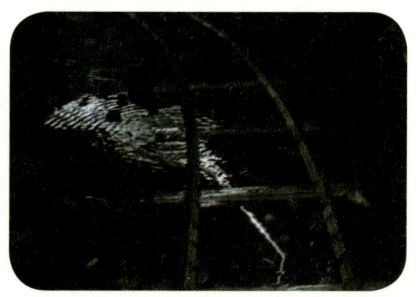

| 레일

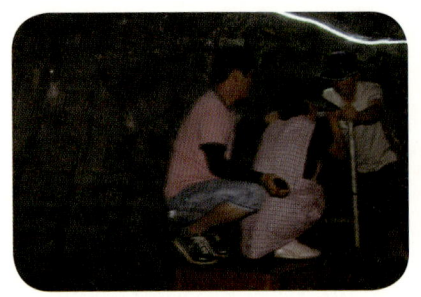
| 레일 타고 안으로 들어가는 모습

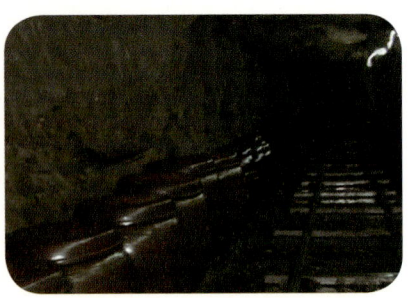
| 산나물 장아찌로 가득한 항아리들

을 주민)

150미터에 이르는 동굴 속을 둘러보기 위해서는 꼭 필요하다는 이동 수단. 레일을 이용해 안으로 들어가니 시원한 공기를 가득 머금은 동굴 안 곳곳에 항아리들이 보인다!

길게 늘어져 있는 항아리가 대략 100여 개. 대체 그 안에는 무엇이 들어있는 것일까.

"마을에서 생산되는 산나물과 산에서 채취한 산나물을 전부 장아찌로 담가서 숙성 시킵니다."(마을 주민)

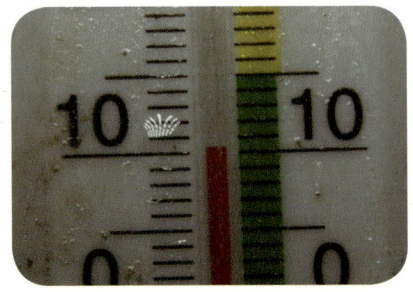
| 온도계

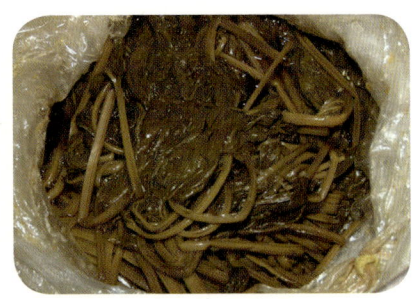
| 항아리 안 당귀 잎 장아찌

당귀 잎

1년 365일 10도 이하의 일정한 온도를 유지한다는 동굴. 이 동굴에 제철마다 채취한 나물로 장아찌를 만들어 보관해 놓고, 마을 사람들이 함께 나눠먹는다. 그렇다면 이 장아찌가 주민들이 자랑하는 특별한 건강 비법인 것일까?

"이것도 그렇지만 다른 게 또 있어요."

산나물 장아찌보다 더 귀하다는 마을 건강식품.

"이게 잎으로 담근 김치이에요. 당귀 잎 김치. 이게 우리 마을 상비약이에요."

　겉보기에는 일반 김치처럼 평범해 보이지만, 이 김치에는 특별한 비법이 숨겨져 있다. 김치 속에서 유난히 눈에 띠는 '파란 잎' 이것이 당귀 잎이다.

　한약재로 유명한 당귀. 흔히 당귀는 10월경 뿌리를 수확해 약재로 이용하는데 이 마을 주민인 이강용씨는 봄부터 여름까지 올라오는 잎사귀를 섭취하고 있었다.

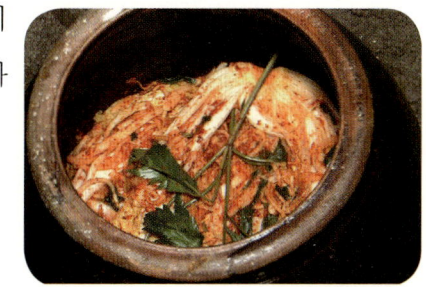

| 항아리 안 당귀 잎 김치

〈동의보감〉에서는 당귀의 성질이 따뜻하며 심장기능을 보호하고 혈액 생성을 촉진하는 것으로 기록되어 있다. 이강용씨는 밭에서 재배하는 당귀보다 산에서 자라는 당귀가 향은 물론 효능이 더 좋다고 믿고 있었다.

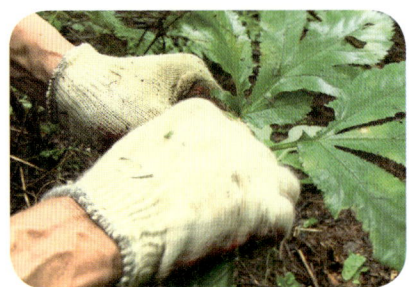

"산에서 나는 건 귀하니까 약효도 좋아요. 자연산이니 우리 마을의 특산물이에요. 해발이 여기가 8~900미터 정도 되고 청정지역에 산골이니 살아나지 야산에는 이런 게 원래 없거든요."

| 이강용씨 잎사귀따는 장면

그런데 그는 왜 뿌리가 아닌 당귀 잎을 먹게 된 것일까?

"뿌리는 가을에 한 번 밖에 채취를 못하니까 잎에도 좋은 성분이 있으니 1년 내내 먹기 위해서 잎을 먹는 거죠. 당귀 잎을 배추하고 같이 담그

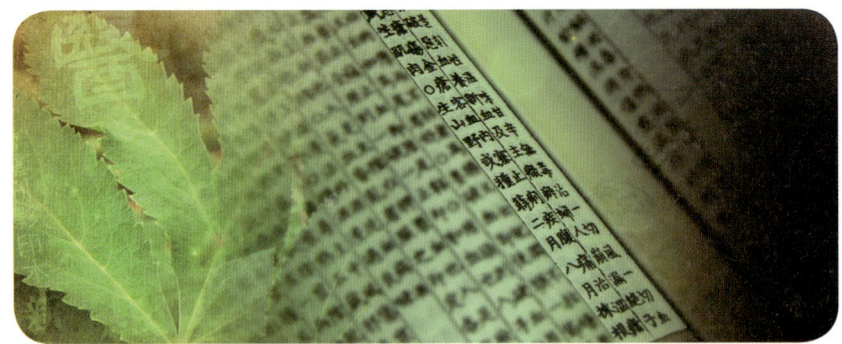

| 동의보감에서 당귀의 효능을 설명하고 있다.

당귀 잎

면 아주 향이 좋고 맛이 시원하고 좋아요. 그래서 당귀 김치도 담그고 당귀 장아찌도 담그는 거죠."

사실 이강용씨가 당귀 잎을 먹기 시작한 데에는 남다른 사연이 있다고 했다.

"제가 시한부 선고 받은 암 환자였어요. 직장암 선고 받고 수술을 해서 창자를 39cm 뜯어냈고 그 때 당시에는 얼마 못 산다고 했어요."

계속되는 복통 때문에 찾아간 병원에서 직장암 선고를 받은 이강용씨.

"항문에 종괘가 만져지고 항문 출혈 때문에 입원했는데, 검사 결과 직장암 3기였습니다. 불행하게도 항문에 가까워서 직장절개 했고 아마 조금 더 늦게 왔으면 4기 직장암으로 인해서 본격 전이를 포함해서 좀 더 고생하고 장기간 생존을 보장하지 못했을 것입니다."
김익용 외과전문의 / 'ㅇ'병원 / 이강용씨가 직장암 선고 받은 병원

그는 직장암 3기에 이르는 동안에도 아무런 증상조차 느끼지 못했다. 그래서 상태는 더 심각했다.

"정확하게 중간 지점에 우측으로다가 500원짜리 동전만한 암세포가 퍼져서 썩어 들어간대요. 옆구리에 장을 옮겨서 평생 죽을 때까지 대변을 거기로 봐야한다는 소리 들었을 때... 지금 생각해도 눈물이 팍 쏟아지죠.

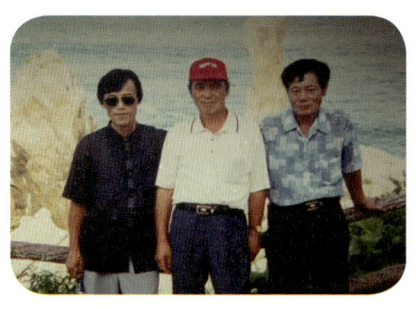
| 예전 모습

이젠 죽었구나…"

대장과 직장을 반 이상 도려내야 하는 큰 수술을 했지만, 생존율도 높지 않았고 무엇보다 암이 재발하는 게 두려웠다.

"지금도 뒤에 '암'자가 붙으면 고치기 힘든데… 26년 전에 뒤에 '암'자가 붙었으니 이제는 다 살았구나 생각했죠."

수술 후 약해진 몸을 회복하기 위해 산에서 나는 약초를 닥치는 대로 먹기 시작했다는 이강용씨. 하지만 소화가 되지 않는 게 문제였다. 몇 년 동안은 새우젓에 밥만 먹기도 했다. 그러다 우연히 당귀 잎을 먹기 시작했는데.

"산당귀라는 걸 예전에 시골 살았기 때문에 원래 알았어요. 아는 지인이 소화에 좋다고 해서 먹기 시작했는데 꾸준히 먹어보니 확실히 좋더라고요."

당귀 잎을 먹으면서부터 속이 한결 편안해 졌다는 이강용씨. 정말 당귀가 도움을 준 것일까?

"한의학에서는 당귀가 혈조변비에 쓰이는데 진액이 부족해서 대장 기능이 원활하지 못해서 변비 생기고 소화가 안 되는 경우 당귀 섭취 하면 대변이 잘 되고 소화가 잘 될 수 있습니다."

심우상 한의사 / 'ㄱ'한의원

처음 당귀 잎을 먹을 때는 소화가 잘 안 되던 때라, 당귀 잎을 그늘에 말려서 차를 만들어 마셨는데 장에 부담도 덜 가고 몸에 더 잘 흡수되는 느낌이었다고 한다.

"당귀 잎 차입니다. 봄에 싹이 올라올 때 응달에 말려서 분쇄기로 갈아서 놓으면 1년 내내 먹을 수 있어요."

당귀 잎 분말을 끓는 물에 우려 꾸준히 마시자, 몸 상태가 점점 눈에 띄게 좋아지는 걸 느꼈다.

한 대학의 논문에 따르면, 당귀 잎을 뜨거운 차로 마셨을 때 항산화 작

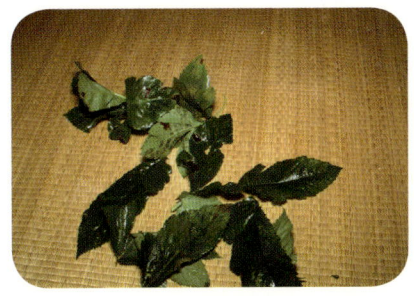
| 당귀잎 말리는 모습

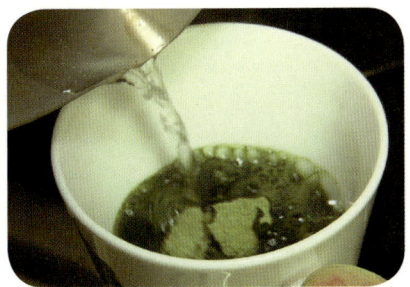
| 당귀 차 타는 모습

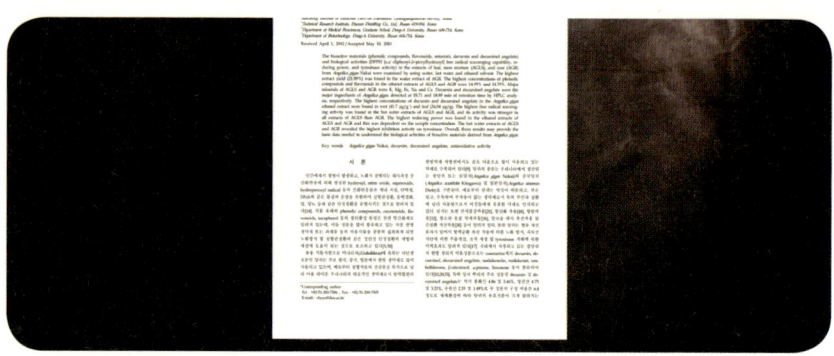
| 당귀 잎을 차로 마셨을때 황산화 작용이 더 활성화 된다는 논문

용을 하는 페놀 성분과 플라보노이드가 더 활성화 된다고 한다.

이강용씨도 당귀 잎 차를 마신 지 2년 정도 되자 식습관에 큰 변화가 있었다.

"이제 밥을 좀 느긋하게 해서 나물도 먹고 된장찌개도 먹고 두부찌개도 먹던 게 이제는 쌈도 먹고 생채도 먹고 막 먹습니다. 소화가 잘 되니까."

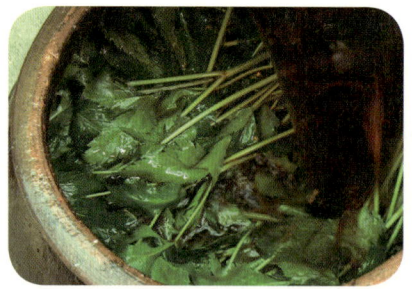
| 장아찌 담그는 모습

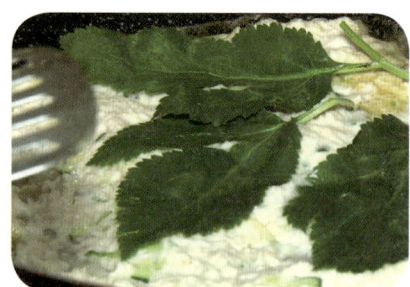
| 당귀 부침개

이제는 당귀 잎을 다양하게 활용해 먹는다는 이강용씨. 산에서 채취한 싱싱한 당귀 잎은 장아찌를 만들어, 동굴 창고에서 숙성시키면 그 맛이 일품이라고 한다. 당귀 잎은 박하와 비슷한 향이 나는데, 특히 김치를 담글 때 함께 넣어주면 김치에 시원하고 개운한 맛을 더해준다.

이강용씨처럼 당귀 밥상을 자주 먹는 이곳 주민들. 당귀 잎의 효능을 체험한 사람이 또 있다.

"저는 10년 전에 유방암 1기라는 진단 받고 왼쪽 가슴을 절제했는데 당귀를 이강용씨에게 받아서 계속 장복하고 있어요 계속 검진하고 있는데 재발 없이 건강하게 생활하고 있습니다." (마을 주민 허재하. 52세)

그들은 이 모든 게 꾸준히 먹은 당귀 잎 덕분이라 굳게 믿고 있었다.

"내가 병원에서도 5~6개월 밖에 못 산다고 했고 동네 사람들이 저 사람 나이 40도 안 돼서 죽는다고 손가락질 하고 수근 됐을 때 당귀 잎 먹고 산으로 돌아다녀서 여태까지 살아있으니 그 덕이라고 봐야죠."

암 중에서도 재발률이 높다는 직장암이었지만 기적처럼 완치 판정을 받은 이강용씨.

"저희가 완치라고 하면 5년 뒤에 재발이 없는 걸로 보는데 물론 5년 뒤에도 재발이 없는 건 아닌데, 대게 5년 뒤에는 재발이 드물기 때문

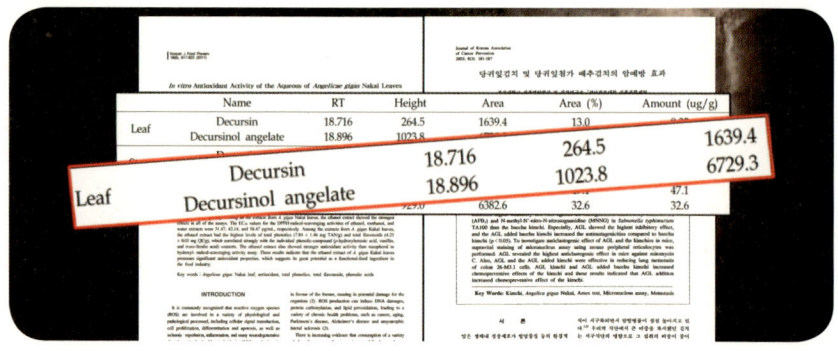

| 암 예방에 도움이 된다는 당귀관련 논문

에 환자분은 건강한 상태라 더 이상 환자가 아닙니다."

김익용 외과전문의 / 'ㅇ'병원

그렇다면 당귀 잎의 어떤 성분이 그의 건강에 도움을 준 것일까?

당귀 잎이 항산화 작용을 하고, 암 예방에 도움이 된다는 것은 여러 논문을 통해 밝혀졌다. 특히 당귀 잎에 들어있는 데커신 성분에 주목할 필요가 있다.

"데커신은 국산 당귀에 가장 많고 일본 당귀나 중국 당귀는 거의 없거나 미미한 수준이다. 세계 연구자료에 따를 것 같으면 특히 데커신은 여러 가지 항암 작용이 있고 치매 및 당뇨병 망막병 예방 및 치료에 도움이 되는 것으로 알려져 있다."

김성훈 한의학 박사 / 경희대학교

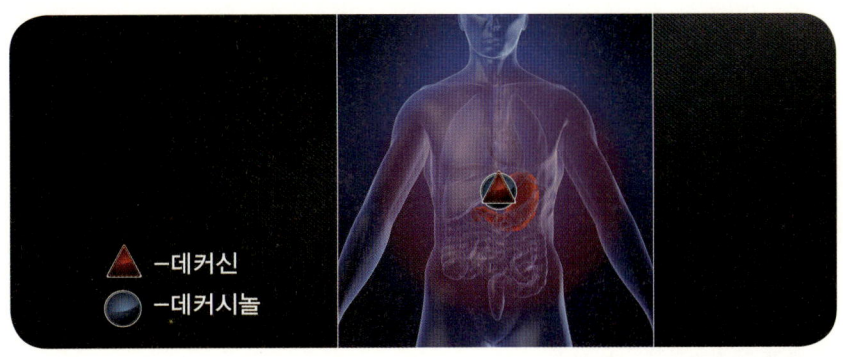

| 데커신과 데커시놀의 인체도

　데커신은 항암 작용을 하는 성분으로, 당귀 뿌리보다 잎에 많이 들어 있는 데커시놀이란 성분이 있어야 활발해 진다. 그렇다면 이런 당귀 잎의 효능이 직장암에 도움이 된 것일까.

　"당귀 잎이 가진 한의학적 효능이나 데커신 성분에 알려진 기능이 환자분에게 많은 도움을 준 것으로 보입니다. 또한 이분이 채식 위주의 건강한 식사를 하셨고, 운동을 통해 바른 생활을 했기 때문에 여러 가지 원인으로 직장암이 좋아진 것으로 보입니다."

심우상한의사 / 'ㄱ'한의원

당귀에 대하여

숙지황, 작약처럼 뛰어난 보혈작용으로 유명한 당귀. 당귀는 어지럼증, 불면증, 이명현상, 창백한 얼굴, 월경장애 등에 특효가 있다고 알려져 있다.

당귀의 대표적인 효능은 혈액순환을 돕는 것이고 또한 장의 운동도 원활하게 해 준다고 한다.

당귀는 특히 여성들을 위한 한약재라고 할 수 있다. 향이 따뜻하고 맛은 달콤하여 봄철에 나는 당귀 순은 나물로 해서 먹으면 좋고, 당귀 뿌리는 씻어 말려서 구수한 차로 내어 먹으면 좋다.

* 당귀차 만드는 방법〉

　당귀차를 만들 때는 뿌리채 당귀를 뽑아 잘 씻고 말려서 당귀 잎까지 함께 가루로 내어 사용한다. 거름망이 있는 주전자에 뜨거운 물을 넣고 3~5분 정도 우려낸 다음 수시로 마시면 좋다.

아마씨앗

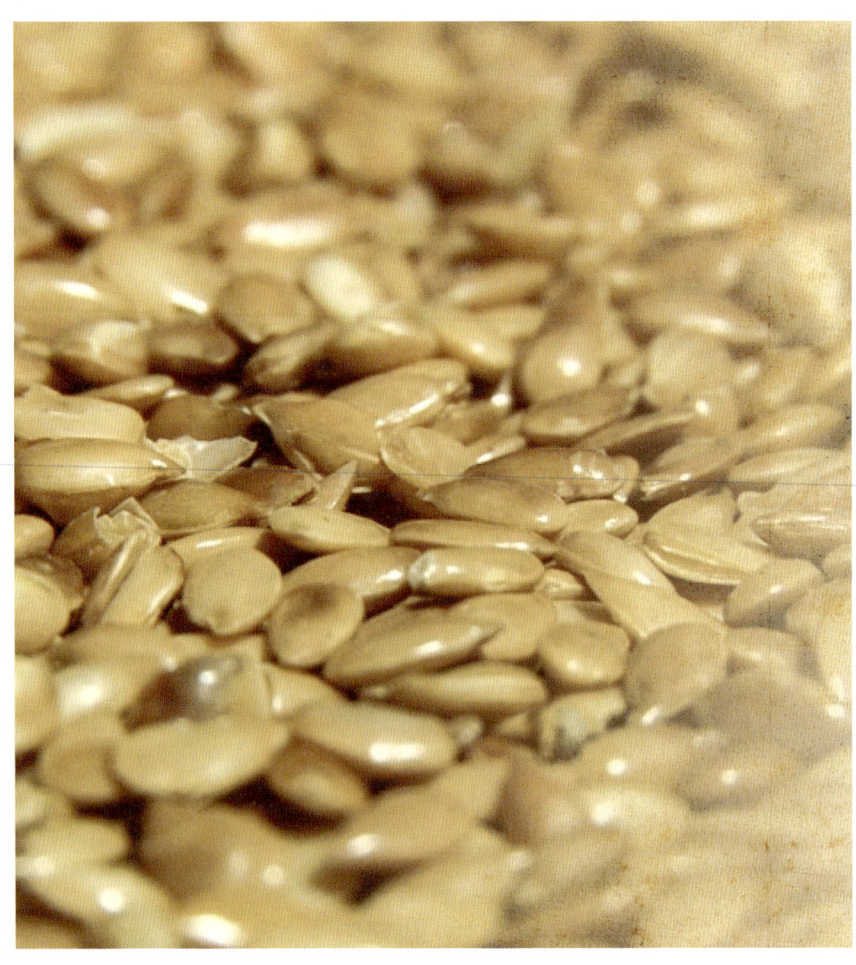

생명의 씨앗,
아마씨로
새 삶을 찾다

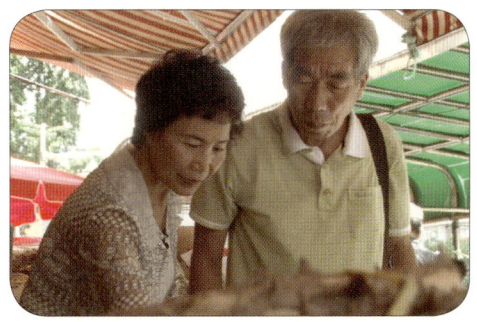

서울의 한 약재시장. 각종 한약재를 구하기 위해 하루에 수 백 명의 사람들이 찾는 곳이다.

그런데 건강을 되찾기 위해 이 곳을 매일 드나드는 부부가 있다. 정회숙 씨 부부. 꼼꼼히 약재를 살피는 눈빛이 남달라 보인다.

"제 건강을 되찾아 준 아마씨앗을 찾고 있습니다."

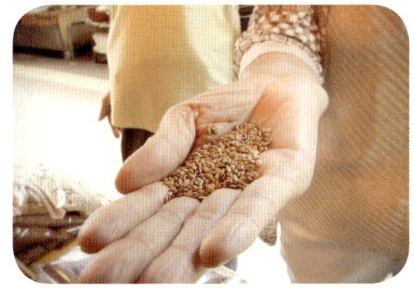
| 아마씨앗

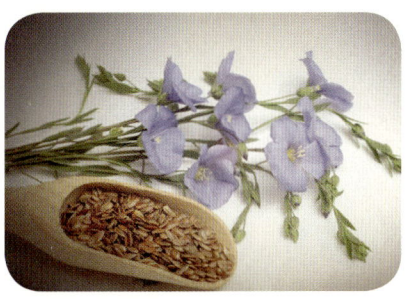
| 아마꽃 자료 사진

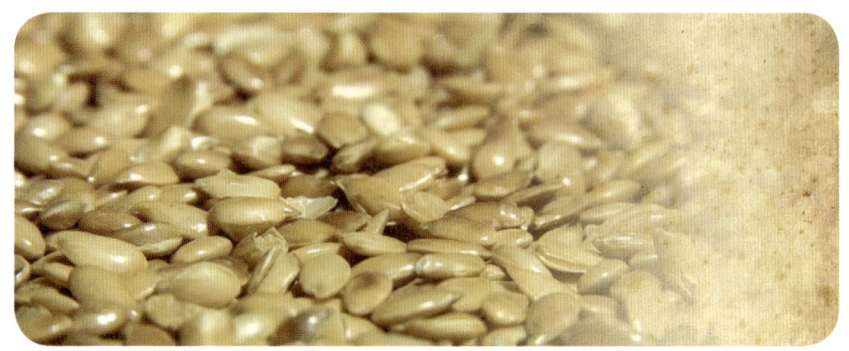
| 〈본초도경〉에서 아마씨앗의 효능에 대해 기록되어 있다.

다소 생소한 이름의 아마씨앗. 모양과 빛깔은 들깨와 비슷해 보인다.
사실 아마 식물은 우리가 자주 사용하는 의복용 섬유인 리넨의 원료가 되는 것으로 캐나다 러시아등 한랭한 지역에서 많이 재배되고 있다.

하지만, 씨앗은 국내에서도 오래 전부터 한약재로 사용되어 왔다..

"아마씨앗은 한의학 문헌에 아마인 아마자, 호마자라는 이름으로 기록 되어 있는데요. 풍사를 제거해서 살충 해독작용을 하고 장을 윤택하게 한다. 그래서 피부가려움증이나 염증성 피부질환, 변비를 치료하는 효과가 기록되어 있습니다."

한동하 한의사

아마 씨앗의 효능을 이미 알려져 있지만 국내에서는 재배되지 않고 있다.
현재 우리나라에서 팔리고 있는 아마씨앗의 대부분은 캐나다에서 수입

한 것이라고 한다.

올해로 7년 째 아마씨앗으로 자신의 건강을 지키고 있다는 정회숙 씨. 그녀가 아마씨앗을 먹게 된 데는 남다른 사연이 있다.

"특별하게 안 좋은 곳은 없었는데, 가끔 배가 아기 낳을 때 아프듯이 아프더라고요. 그러려니 생활하고 있었는데 화장실을 가니 빨갛게 피가 나왔어요. 그래서 겁이 나서 큰 병원 가서 검진 한 결과 암이라고 진단이 나왔어요. 직장암이요."

청천벽력 같았던 직장암 3기 선고. 그녀는 직장을 21cm나 잘라내는 대수술을 받아야 했다. 하지만 수술 후 후유증은 그녀를 더 힘들게 했다.

"유방암 환자나 위암 환자는 수술 한 지 얼마 안되면 퇴원했어요. 그런데 나는 한 달 동안 있었어요. 대소변이 그냥 나오니까 항문이 자동으로 닫혀야 하잖아요. 그런데 줄줄 설사를 하는 거예요. 오줌이랑 같이 자동장치가 고장 난 것 같아요. 항암을 하니까 더 죽을 것 같은 것 있죠? 그래서 이렇게 살다가는 금방이라도 죽을 것 같은 마음이 들었어요."

수술 후 항암치료가 더욱 힘겨웠다는 그녀, 지켜보는 가족들도 힘들긴 마찬가지였다.

"하늘이 무너지는 것 같았죠. 수술 받고 나서 의사선생님이 이만한 직장을 끊어 와서 내보일 적에는..." (남편)

하지만 건강을 되찾은 지금 그녀는 현재의 행복이 아마씨앗 때문이라 믿고 있다.

"요양차 들어 간 곳에 어떤 지인 한 분이 아마씨앗을 권했어요. 항암효과도 있다고 이야기 하길래 그때부터 먹기 시작했어요."

항암효과가 있다는 아마씨앗, 어떤 성분이 항암에 도움 되는 것일까?

"아마씨앗에는 리그난이란 성분과 알파리놀렌산이라는 성분이 들어 있습니다. 리그난은 아마씨앗의 껍질에 들어 있는 식물성 식이섬유소가 되겠고요. 알파리놀렌산은 아마씨앗 기름에 들어있는 필수지방산인데 여러 가지 성인병이나 각종 암을 예방하는 연구가 많이 진행되어 있습니다."

김영성 교수 / 신흥대학교 식품영양학과

| 아마씨앗 논문

실제 국내의 한 대학교 연구에서 아마씨앗 추출물이 암세포 증식을 최대 79%까지 억제하는 것을 밝혀냈다.

지인에게 소개받은 후 아마씨앗을 꾸준히 먹어 왔다는 정회숙 씨. 그런데, 그녀가 먹는 것은 아마씨앗 가루였다.

씨앗을 갈아서 우유와 섞은 후, 밥 먹기 전 한잔씩 마셨다. 이렇게 아마씨앗을 가루로 먹는 데는 특별한 이유가 있다.

"아마씨앗은 꼭꼭 씹지 않으면 그냥 변으로 나와버려요. 그래서 분말로 먹어야 온 몸에 영양을 섭취하는데 도움이 돼요."

유독 크기가 작은 아마씨앗은 그냥 먹을 경우 소화되지 않고 그대로 변으로 배출될 수 있기 때문에 가루로 먹는 것이 더욱 효과적이다. 또한 씨앗은 기름으로 짜서 먹는 경우가 많은데 아마씨앗의 경우, 항암 효과를 높이기 위해서는 가루로 먹는 게 더 좋다.

하루 3잔 씩 꾸준히 아마씨앗을 먹어온 그녀. 그 효과는 놀라웠다.

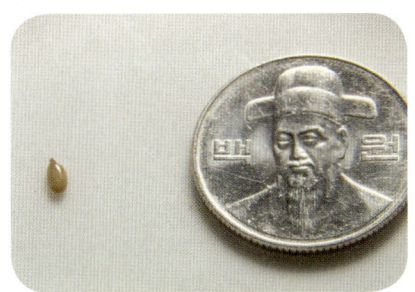
| 아마씨앗 동전 크기 비교

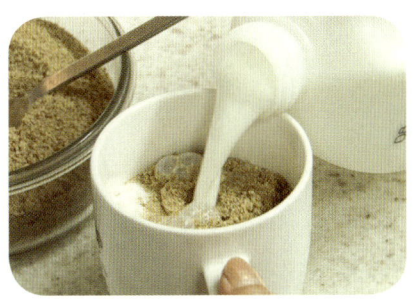
| 아마씨앗 분말 우유에 타는 모습

"아마씨앗을 먹은 후부터는 아침에 일어날 때 거뜬히 일어날 수 있고 피곤이 없고, 어느 순간 화장실을 가니까 설사가 아니라 굵은 변이 나오더라고요.

그때서야 나도 이렇게 된 변을 볼 수 있구나 하는 마음에 기뻤어요."

직장암 수술 후유증을 아마씨앗으로 극복했다는 정회숙 씨.

현재 그녀는 항암치료를 받지 않고도 암 재발 없이 건강한 상태다.
아마씨앗이 항암 효과와 함께 그녀의 직장암에 어떤 도움을 줬을까?

"아마씨앗에는 마그네슘이나 섬유질과 같은 물질이 풍부하기 때문에 직장암 수술 후 배변장애가 있거나 장이 좋지 않은 분들에게 있어 장을 튼튼하게 하고 배변을 용이하게 하는 좋은 작용이 있을 수 있습니다."

이상훈 가정의학과 전문의

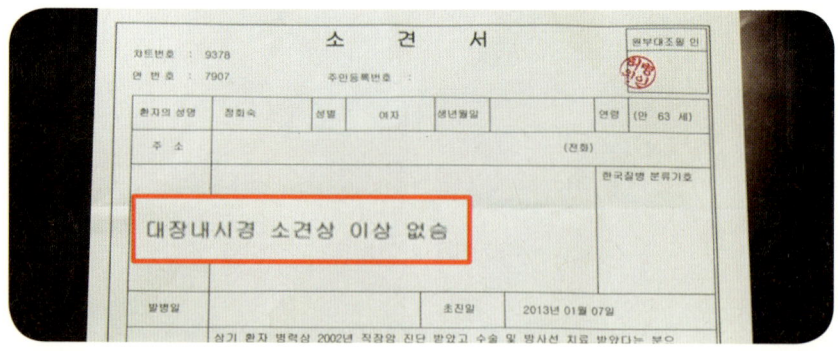

| 완치 소견 건강진단서

하지만 아마씨앗을 먹을 때 꼭 주의해야 할 점이 있다.

"하지만 아마씨앗의 시안배당체에는 독성물질이 포함 되어 있기 때문에 반드시 이것을 제거 한 아마씨앗을 복용하셔야 하고요. 치료 목적으로 복용하시는 것 보다는 전문의와 상의 후 의학적 치료 후에 병행하셔서 복용 하는 것이 좋습니다."

이상훈 가정의학과 전문의

온 가족이 함께 하는 아마씨앗

정회숙씨 가족은 아마씨앗이 그녀의 암을 극복하는데 큰 도움이 되었다는 믿음을 가지고 있다. 그래서 지금은 온 가족이 아마씨앗을 함께 먹고 있다.

그런데 정회숙씨는 아마씨앗을 또 다른 방법으로도 활용하고 있었다.

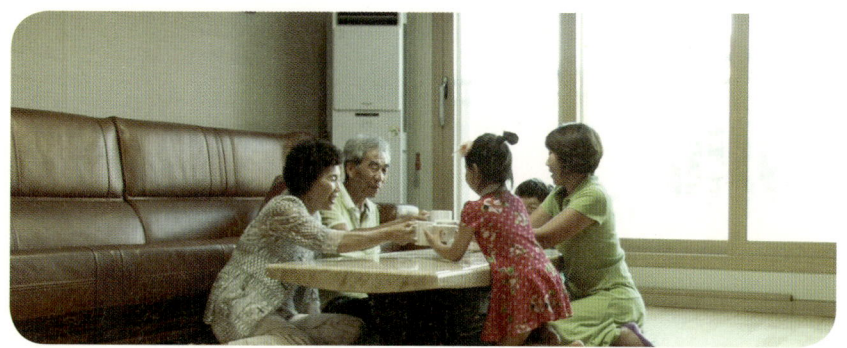

| 주스 건배하고 마시는 가족

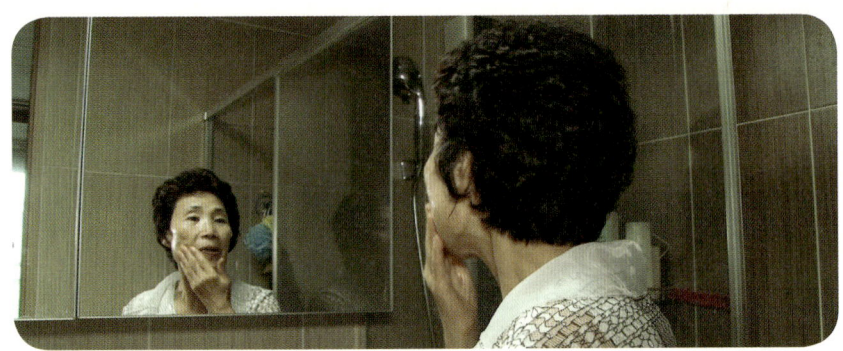

| 얼굴에 뭔가 바르는 모습

"아마씨앗을 먹기도 하지만 바르면 피부에 탄력도 있고 미용효과가 아주 좋습니다."

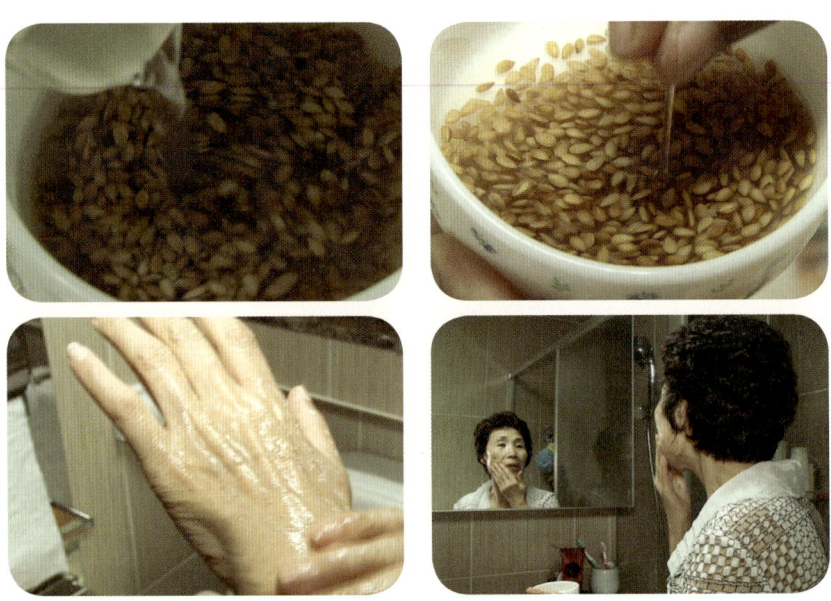

| 아마씨앗으로 피부미용하는 모습

아마씨앗

아마씨앗으로 피부미용까지 함께 해결한다는 그녀. 아마씨앗에 물을 부어 10분 정도 두면, 아마씨앗의 수용성 섬유질이 물에 녹아 나온다. 이렇게 점성이 생긴 물을 피부에 바르면 천연 아마씨앗 팩으로 효과를 볼 수 있다.

정회숙씨에게 새로운 삶을 주었을 뿐 아니라 아름다움까지 준다는 아마씨앗. 그녀에게는 참으로 소중한 씨앗이 아닐 수 없다.

아마씨앗에 대해

"아마씨앗을 애용하는 곳에 반드시 좋은 건강이 있다."(마하트마 간디)

예로부터 전 세계적으로 놀라운 식품으로 인정받아 온 아마씨앗. 약 50년 동안 무려 2000건 이상의 연구논문 결과를 통해 건강에 도움이 되는 것이 입증 된 최고의 천연 건강 식품이다.

아마씨앗은 식물성이면서 고등어보다 44배나 더 많은 오메가-3 지방산을 함유하고 있다. 뿐만 아니라 그 작은 씨앗 안에 식물성호르몬 리그난, 식이섬유, 단백질, 비타민, 미네랄 등을 담뿍 함유하고 있다.

하지만 높고 한랭한 지역에만 재배되는 까다로운 특성으로 많은 양이 생산되지 않는 귀한 씨앗이다.

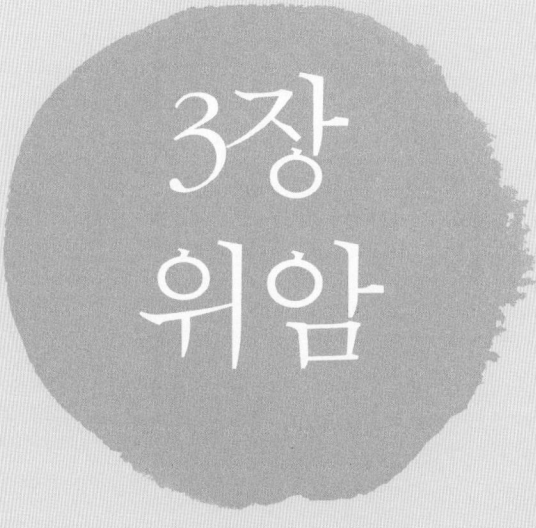

미더덕

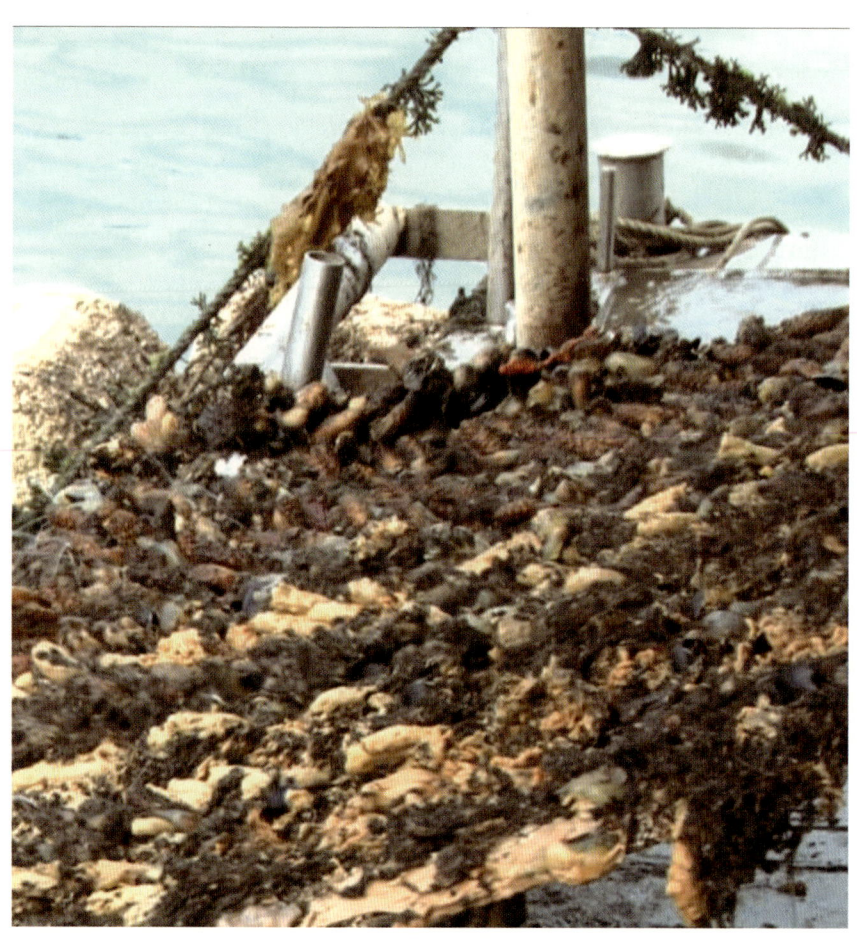

미더덕으로 위암을 극복하다!

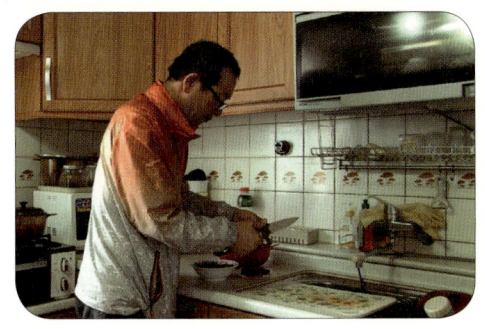

경남 창원의 한 어촌 마을. 여기, 바다에서 새 생명을 얻었다는 주인공이 살고 있다. 올 해 쉰 여섯 살의 김동철씨.

한 때는 스쿠버다이빙을 즐길 정도로 건강엔 자신이 있었다. 그런데!

"어느 날 갑자기 위암이 와가지고 그것도 4기라는 판정을 받았어요. 생존율이 10%밖에 안 된다고 그럽디다."

5년 전 병원에서 받은 진단은 수술을 해도 완치가 쉽지 않다는 위암 4기.

"그 당시 심정으로는 정말 죽고 싶은 심정이었죠. 정말 눈앞이 캄캄하고 청천벽력 같은 상황이었죠. 힘이 없으니까 생활하기 불편하고 식생활문제도 있고, 일을 못하니까 생활고도 시달리고 여러 가지로 고충이 많이 따랐습니다."

위 70%를 잘라내는 대수술로 지금도 그의 배엔 수술 자국이 선명하다. 하지만 생존율은 극히 낮았다.

"그런데 지금 이렇게 살았습니다! 놀랍죠? 그 비결은 바다에서 나는 조그만 한 게 있어요. 그걸 먹으니까 힘도 나고 좋습디다."

그의 병을 낫게 해줬다는 비결은 바다 위 작업장에 있었다.

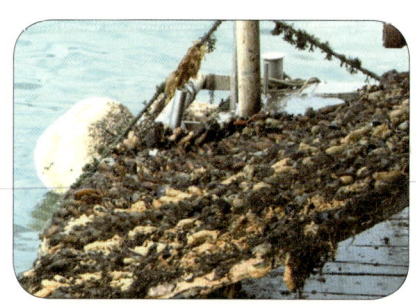

작업장 한 켠에 마련된 기계는 바다 속에 담긴 무언가를 건져 올리고 있었는데 그것은 바로 미더덕이었다.

| 작업장에서 올라오는 미더덕

"이게 바다의 더덕, 미더덕입니다."
깊은 바다 속에서 살다가 다양한 해산물 속에 섞여 모습을 드러낸 미더덕. 그는 정말 이 미더덕으로 병을 치유했을까?

"이게 한 70% 정도는 암을 나은 것 같습니다. 이 미더덕을 먹고."

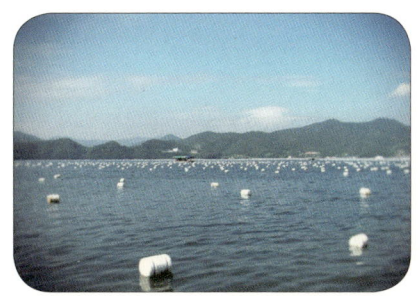
| 바다 양식장

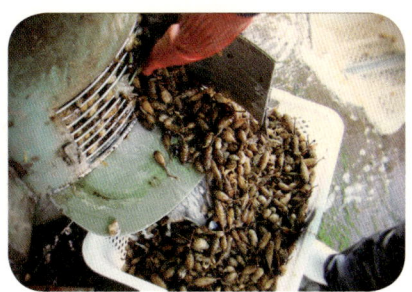
| 씻겨져 나오는 미더덕

사실 김동철씨가 살고 있는 고현 마을은 '미더덕 마을'로 더 잘 알려져 있는데 전국 미더덕 생산량의 80%가 이 마을에서 수확되고 있다.

생긴 모양이 더덕과 닮았다고하여 바다의 더덕이라 이름 붙여진 '미더덕'.

흔히 우리가 미더덕으로 오해하고 있는 '오만둥이'와는 크기와 꼬리에서 확연한 차이가 있다.

그런데 김동철씨는 이 미더덕을 어떻게 먹고 위암을 회복했을까?

"저는 생 것으로 이렇게 바다에서 올라온 직접 딴걸 그대로 생 것으로

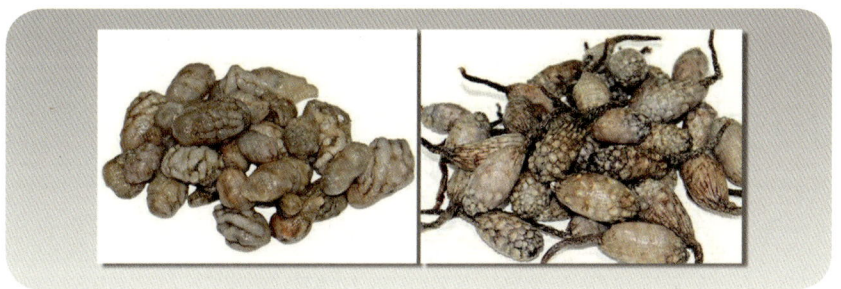
| 미더덕과 오만둥이 비교

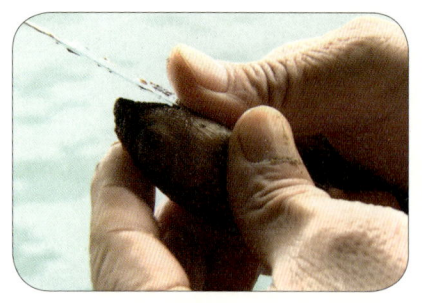
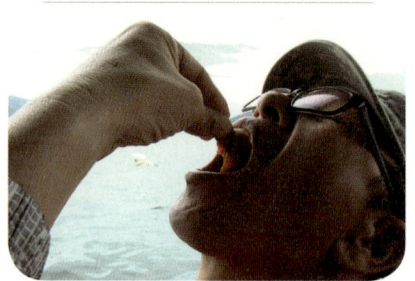

| 미더덕 까는 모습 　　　　　　　 | 미더덕을 먹는 김동철씨

먹습니다. 정말 향기로고 맛있습니다."

　칼로 미더덕의 껍질만 벗겨낸 후, 생으로 먹는다는 김동철씨.
　그가 위암으로 힘든 투병생활을 하던 중 미더덕을 먹게 된 데는 남다른 사연도 있다고 한다.

　"전에 아프기 전에는 가끔 술안주로 먹을 정도였지만 별로 먹질 않았는데 아프고 나서 우리 선배 한 분이 미더덕에도 항암효과가 있다 권장하길래 먹기 시작했는데, 생각보다 부담도 없고 맛도 괜찮고 힘도 나더라고요. 그래서 그때부터 주식이 되어 버렸어요."

　그렇다면 미더덕엔 어떤 특별한 비밀이 존재하는 것일까.

　"미더덕에는 오메가-3계의 불포화 지방산과 필수 아미노산, 그리고 카르트노이드계의 기능을 함유하고 있어서 항산화, 항암, 간기능 개선 효능이 있다고 알려져 있습니다."

　　　　　　　　　　　　　　　　　김보근 한의사 / 'ㅎ'한의원

미더덕 채취 작업이 끝난 후, 김동철씨는 또 다른 미더덕 요리를 선보였다.

"미더덕 라면! 여기다 라면 끓여먹으면 죽이네."

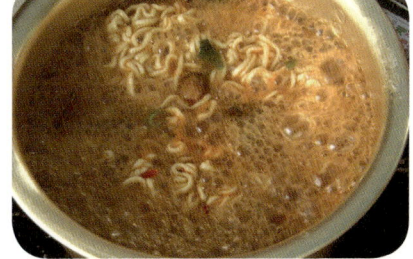
| 미더덕 라면

가끔씩 그가 즐겨먹는다는 미더덕 라면. 싱싱한 미더덕을 활용해 만든 이 라면은 이곳에서만 맛볼 수 있는 별미라고 한다.

한때 위암 말기였던 그가 좋아하던 라면을 먹을 수 있게 된 데는 미더덕이 큰 몫을 했다.

"전에 아플 적에는 라면 안 먹었는데 지금은 미더덕 때문에 그런지 몰라도 지금은 몸이 좋아져가지고 지금은 가끔씩 먹고 있어요."

미더덕을 늘 즐겨 먹다 보니 미더덕 손질도 수준급이다.

"미더덕은 껍질이 질겨서 못 먹어요. 속만 먹는 겁니다. 이물질이 들어 있어요. 바닷물이. 바닷물을 빼내고 이렇게 해서 시식하면 되는 겁니다."

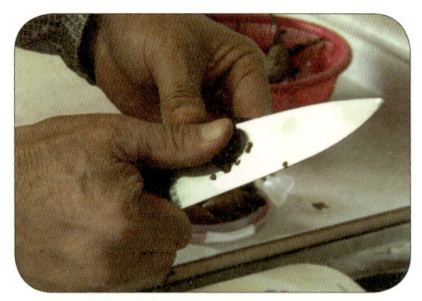
| 미더덕 손질하는 모습

그는 이렇게 손질한 미더덕을 모든 음식에 넣어 활용하고 있다. 그 중에서도 그가 가장 즐겨먹는 건, 싱싱한 미더덕과 고소한 참기름 넣어서 비벼낸 미더덕 비빔밥이다.

"내가 워낙 미더덕을 좋아하다 보니까 미더덕 비빔밥도 자주 먹습니다. 몸에 좋고, 맛도 좋고요."

위암 수술 직후 아무것도 먹을 수 없었던 그에게 미더덕은 더할 나위

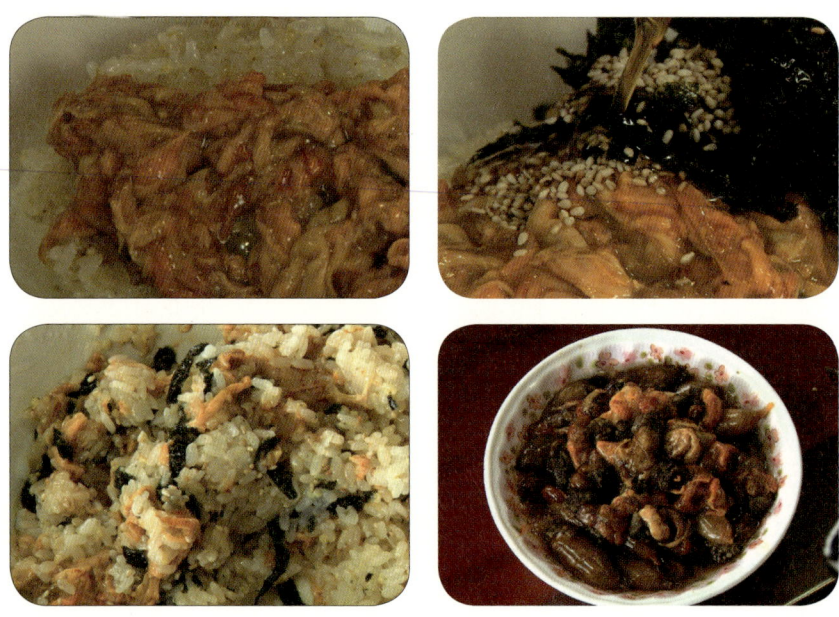
| 미더덕 밥상

132   미더덕

없이 고마운 밥상이 되어 준다. 그런데 그렇게 한 그릇을 뚝딱 비운 후 또다시 미더덕을 먹는다는 김동철씨.

"진짜배기가 남았죠. 이제 미더덕 먹어야지. 생 미더덕."

미더덕 비빔밥을 깨끗이 비운 그가 상 앞으로 가져오는 건 미더덕 회. 그는 매 식사 때마다 미더덕 회를 빼놓지 않고 즐긴다. 그의 먹는 양은 위를 80%나 잘라낸 위암 환자였다는 게 믿기지 않을 정도다. 그렇게 먹고 나면 속이 부담스럽지는 않을까?

"희한하게도 이 미더덕은 그렇게 많이 들어갑니다. 부담이 적어요. 배탈 한번 난 적 없습니다. 미더덕 먹고 3년 동안 탈 한 번 난 적 없습니다."

그렇다면 그가 하루 동안 먹는 미더덕의 양은 얼마나 될까.

"이게 하루에 먹는 양입니다."

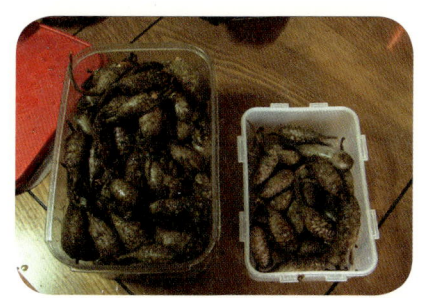

| 하루 미더덕 섭취량

하루에 먹는 미더덕 양이 무려 2킬로 정도. 오히려 미더덕이 그의 주식인 셈이다.

"대부분 보면 암을 당한 분들이 제일 무서워하는 게 재발 때문에 무서워하는데 나는 미더덕을 많이 먹어서 그랬는지 아직까지 재발 위험도 없었고 완치 판결도 받았고 지금은 아주 건강상태가 좋습니다."

위암진단 후 5년, 생존율 10%로 였던 그가 얼마 전 병원에서 완치 판정을 받았다.

그렇다면 정말 미더덕이 그의 위암 치료에 결정적인 도움을 준 것일까?

실제로 한 대학에선 미더덕의 항암연구가 진행되고 있으며, 그 효과는 여러 논문을 통해 입증되고 있다.

"실제로 쥐를 대상으로 한 실험에서 미더덕 추출물을 섭취시킨 결과, 대장암을 유발시킨 쥐에서 대장암을 현저하게 억제시키는 것을 확인할 수 있었습니다."

이승철 교수 / 경남대학교 식품생명학과

쥐에게 미더덕의 성분을 지속적으로 투여한 결과, 미더덕이 암세포의 성장을 저해하는 것으로 나타났다.

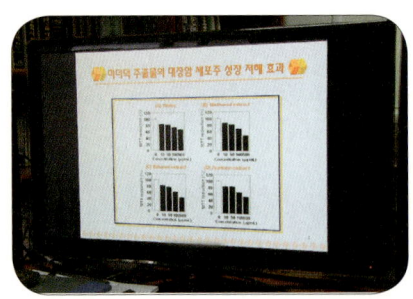
| 미더덕이 암세포를 저해하는 그래프

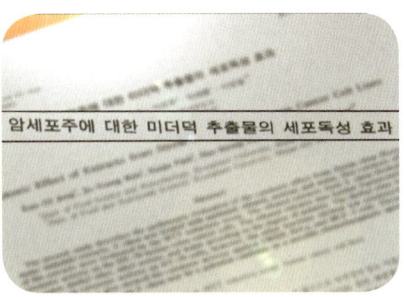
| 미더덕에 관한 논문

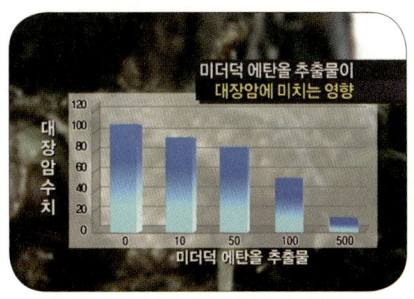 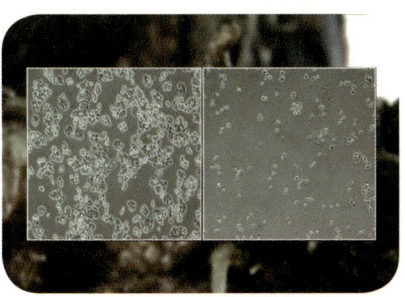

| 미더덕이 대장암에 미치는 그래프 　　　| 면역활성이 증가한분석표

"고도불포화지방산, 특히 DHA, EPA와 같은 고도불포화 지방산이 항암효과가 잘 알려져 있는데 그런 불포화지방산을 비롯해서 타우린이나 불포화지방산등이 면역활성을 증가시켜서 항암 효과를 나타내는 것으로 생각할 수 있습니다."

이승철교수 / 경남대학교 식품생명학과

청각

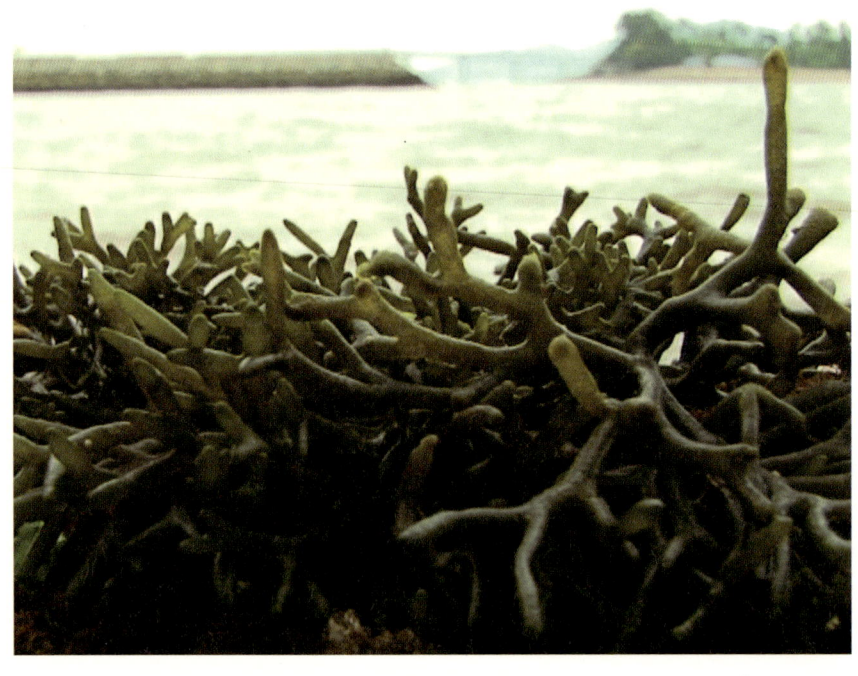

사천 비토섬, 청각효소로 암을 극복하다

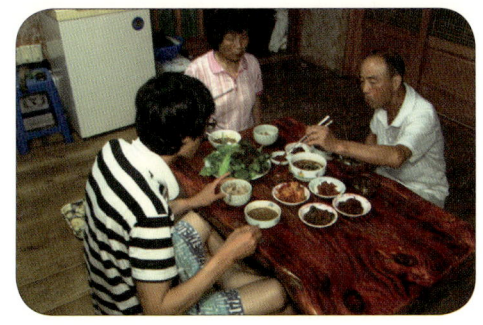

경남 사천에 위치한 작은 섬, 비토섬. 이곳은 용왕의 건강을 위해 토끼 간을 구하러 온 자라의 이야기, 〈별주부전〉의 배경지다. 지금은 섬을 잇는 다리가 놓였지만 10년 전 만해도 바닷물이 빠져야만 갈 수 있는 오지 섬이었다. 그만큼 외지인의 발길이 닿기 어려웠던 비토섬.

이곳에서 자신만의 비법으로 건강을 지키고 있는 비토섬 토박이 김승기씨.

"들깨, 삼채, 수박, 동과, 품종마다 종류마다 영양성분이 다르기 때문

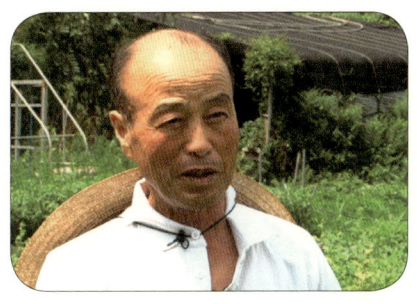

| 들깨 베는 김승기씨

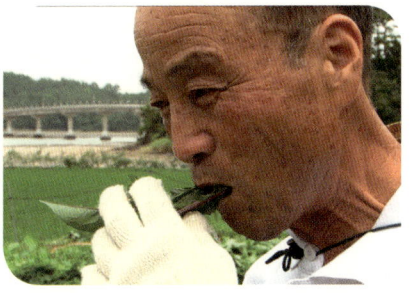

| 꽃 먹는 김승기 씨

137

에 여러 가지 영양 성분을 충분하게 섭취하려고 해요."

비토섬 전체가 자신의 텃밭이라는 김승기씨. 그런데 갑자기 풀을 뜯어먹기 시작하는데. 그는 비토섬의 온갖 풀들을 먹으면서 살아가고 있다고 한다.

여기엔 남다른 이유가 있었다.

"위암말기 판정을 받았어요. 그래 수술도 안 된다고 그러는걸. 그리고 억지로 수술했는데 수술하고 난 뒤에도 3개월을 넘길 수 없다고 병원에서 그랬어요."

발견 당시 위임말기 상태로 위의 3분의 2를 절제하는 대수술을 해야만 했다.

"그때 나이 쉰 네 살이었으니까 예순까지만이라도 살아봤으면 좋겠다. 그런 생각이 들었고. 살려고 굉장히 노력을 많이 했어요."

그는 수술 후 살아야겠다는 의지 하나로 건강회복을 위해 안 해본 것이 없었다. 그 이유는 혼자 남게 될 아내 때문이었다.

"시집을 와가지고 어른들도 암이고 신랑까지 이러니까 기가 차더라고요. 그래서 무조건 배를 열자고 했다고요. 그래서 수술 해야 되는데 마취과에서 마취를 안 놔 줄려고 그러는 거예요. 마취를 하면 도저히 깨어날 수가 없다 이래가지고. 우리가 사정사정을 했지요. 수술하고 사나, 안하고 사나, 차라리 하고 사는 게 낫겠다 싶어서 했는데, 그래 20일 지나갔는데도 신랑이 멀쩡하더라고요. 아, 희망이 있구나."

3개월 시한부 인생에서 남다른 노력으로 건강을 되찾을 수 있었다는 김승기씨.
그에게는 특별한 건강 비법이 있었다.

"발효액 담는 중이에요. 발효액."

비토섬에서 얻은 다양한 재료들로 만들었다는 발효액들. 이것이 그의 건강 비법일까?

"지금 이 계절에 나는 약초 중에 중요한 게 빠졌어요. 그건 바다에 가서 직접 구할 겁니다."

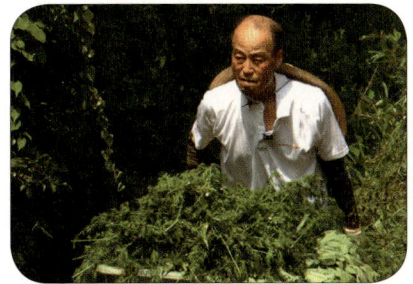 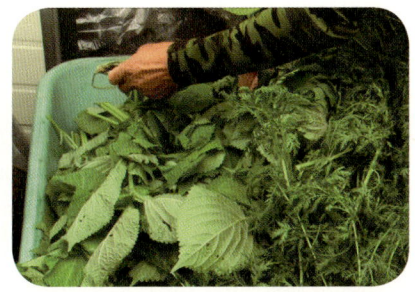

| 비토섬에서 얻은 발효액 원료들

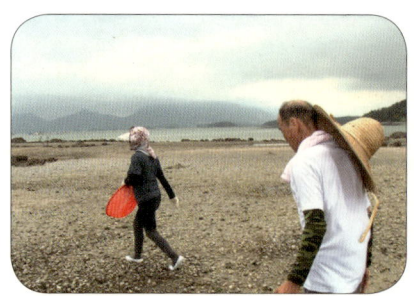
| 바다에 나온 부부

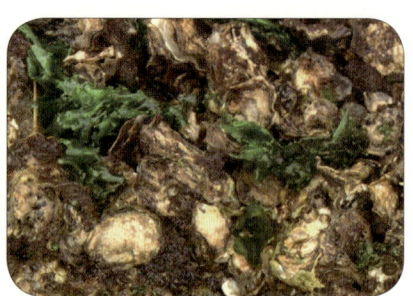
| 자연산 굴

바위 갯벌로 이루어진 비토섬 앞바다. 바닷물이 밀려난 갯벌엔 자연산 굴이 가득했다. 하지만 김승기씨는 굴은 손에도 대지 않았다. 도대체 '바다의 꿀'이라 불리는 굴보다 더 귀한 재료는 무엇일까?

"여기 있다! 청각! 하하하!"

주로 파도의 영향을 덜 받는 얕은 바다 속 돌이나 바위에 붙어사는 청각. 녹색의 사슴뿔 모양이라 하여 청각채라고도 하는 청각은, 〈본초강목〉에서는 성질은 차며 몸 안에 물이 고여서 온몸이 붓는 수종을 치료하는데

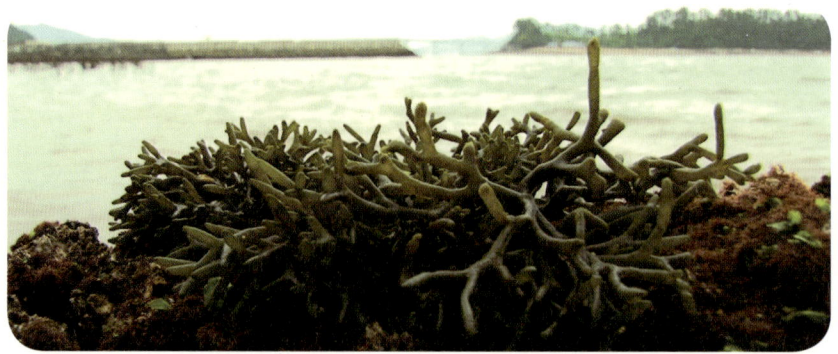
| 청각

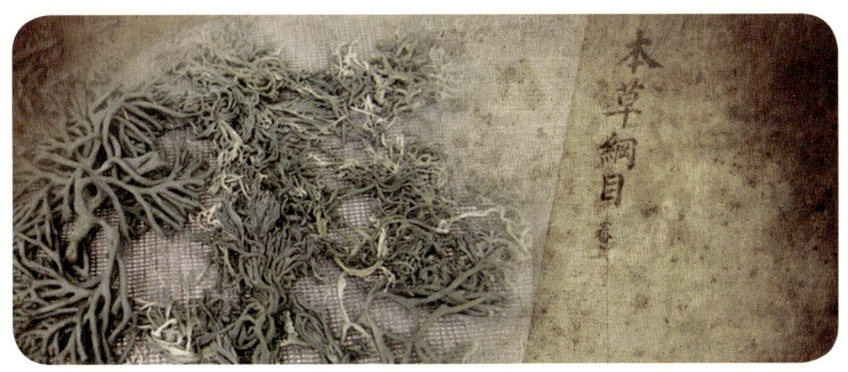

| 〈본초강목〉에 청각 내용

효과적이라 기록돼있다.

"오래 전부터 구충제로 쓰여 왔고 비타민 C와 칼슘, 인, 이런 것들이 풍부하기 때문에 어린 아이들의 성장 발육에도 좋은 효과를 나타내고 또 이제 철분이 많기 때문에 여성들의 빈혈 예방에도 도움이 됩니다. 섬유질이 많아서 변비에도 도움이 되고 최근에는 청각에서 추출한 당단백의 항암효과가 연구되고 있을 정도입니다"

이광연 한의사

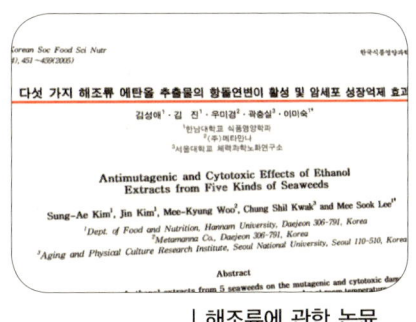

| 해조류에 관한 논문

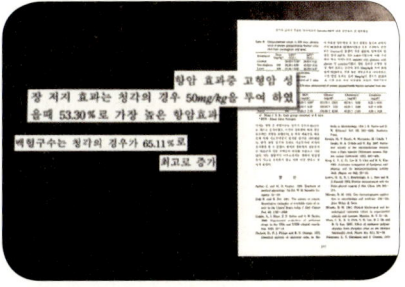

| 청각연구논문

현재 다양한 곳에서 연구가 진행 중인 해조류. 청각 역시, 성분에서 추출해 낸 당 단백질에 대한 항암효과가 여러 논문들을 통해 입증되고 있다

김승기씨의 위 건강에 약이 되는 '청각'

수술 후 아무것도 먹지 못했던 김승기씨. 청각은 그가 먹을 수 있는 유일한 음식이었다.

"옛날에 투병 생활할 때 입맛이 없고 할 때 이걸 뜯어다가 데쳐서 나물을 해먹으면 그렇게 잘 먹을 수 있고 맛이 좋았어요."

수확한 청각은 물에 깨끗이 씻어 갯벌 흙과 염분을 제거한 후 섭취한다.

"이걸 데쳐가지고 초고추장에 무쳐먹는다든지 냉국, 오이 냉국 타듯이 냉국도 해먹고 발효액에는 필히 들어가야 되니까."

김승기씨는 섬 안의 모든 재료를 활용해 자신만의 특별한 발효액을 담근다. 발효액을 담글 때 특별한 노하우가 있었는데 그것은 바로 모든 재료를 잘게 잘라 담그는 것이다. 청각 같은 해조류는 식물보다 발효시간이 길기 때문에 잘게 썰어야 성분이 잘 우러나기 때문이다. 끝으로 발효를 위해 황설탕을 1대 1 비율로 섞어주면 그만의 해조류 발효액이 완성

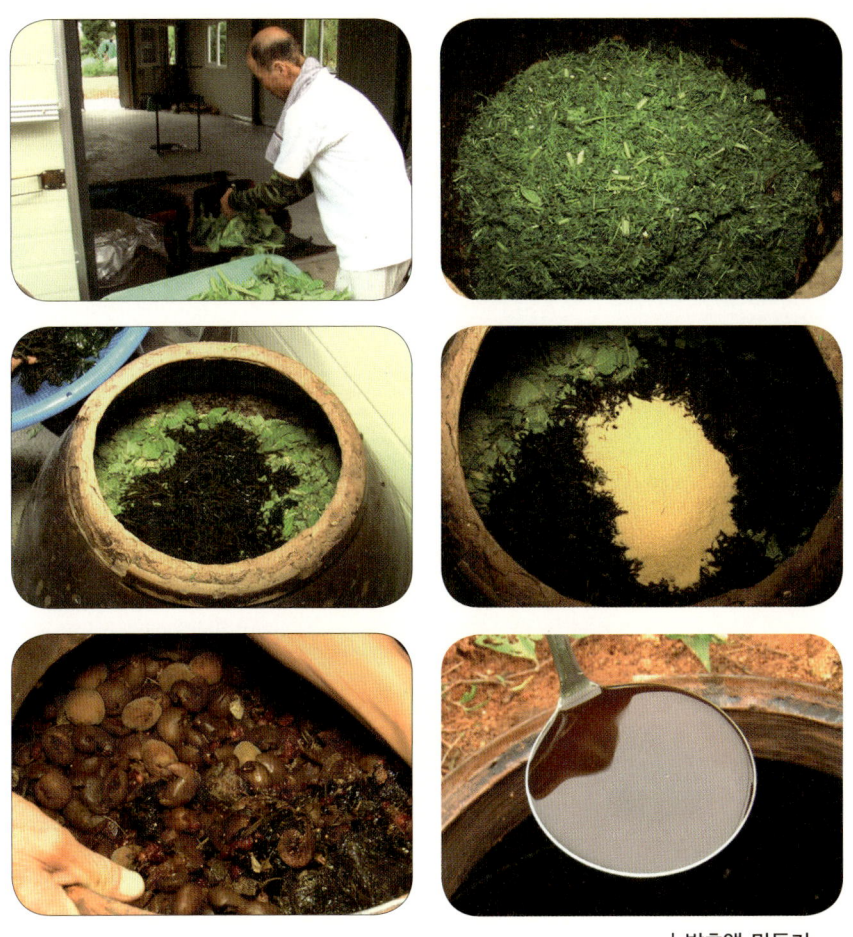

| 발효액 만들기

된다. 이렇게 제철에 나는 산야초와 해조류를 섞어서 만든 발효액은 일반 발효액과 달리 감칠맛 같은 특별한 맛을 낸다.

 이렇게 만들어진 발효액은 무성한 풀숲 사이에 묻어 둔 항아리에 옮겨 담는다.

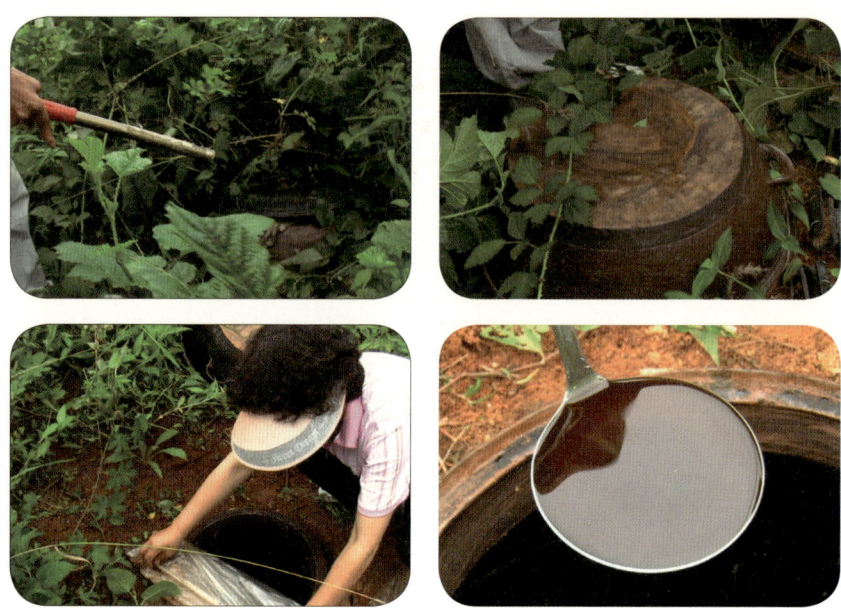

| 풀 숲 사이로 묻어 둔 발효 항아리

"이런 풀이 햇빛이 가려져가지고 발효하는 적당한 온도를 만들어 줍니다."

발효의 최적 상태를 만들어주기 위해 그늘진 곳에 묻어둔 항아리. 부부가 담은 것 중 무려 10년이 넘었다는 해조류 발효액. 이것은 그야말로 귀한 약이 된다고 한다.

"이게 한 10년 묵혀놓으면 설탕 맛은 없고 약 효능만 여기 남아가지고 향이 너무 좋아요."

김승기씨는 해조류 발효액의 약효를 경험한 후부터 그늘지고 시원한

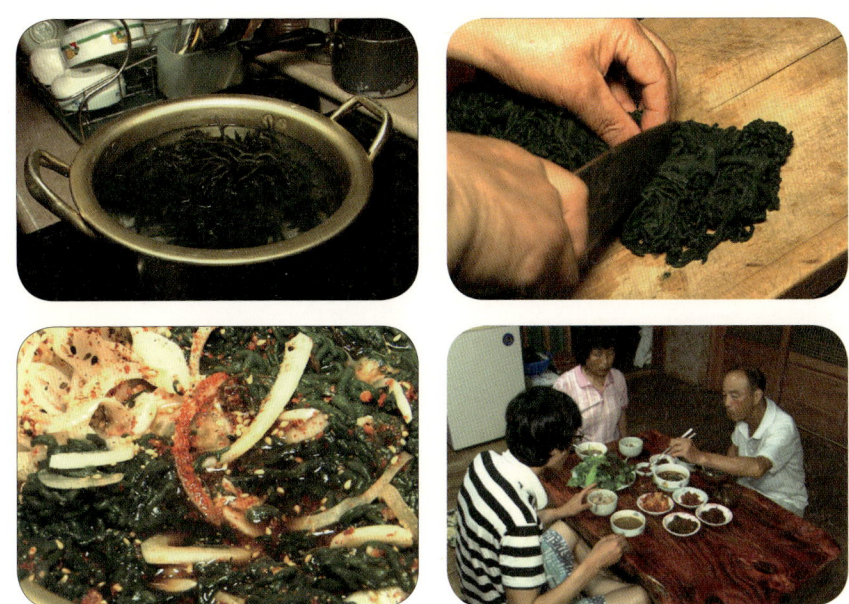
| 청각을 이용한 음식들

곳에는 전부 발효액 항아리를 묻어 두었다. 그렇게 하나 둘 만들기 시작한 발효액 항아리는 현재 120여 개가 넘는다.

그가 위암 수술 후 가장 큰 변화는 식단에 있었다.
위 절재 수술로 인해 소화가 쉽지 않자 채식을 시작했는데 식사 때마다 청각은 빠질 수 없는 식재료다. 그리고 산야초와 청각을 넣어 만든 효소는 천연조미료 역할을 대신한다.

"이게 우리가 담은 발효액인데요, 우리는 모든 음식에 미원을 안 쓰고 손수 담은발효액을 넣어요. 끓이는 거 말고는 발효액이 다 들어가요."

해조류 발효액은 채식 식단의 단점이 되는 밋밋한 맛을 살리는 감초 역할을 한다.

철저히 섬에서 나는 자연식으로만 건강을 지켜온 지 18여 년. 건강을 회복한 지는 오래됐지만 여전히 김승기씨는 해조류를 곁들인 자연식을 고집하고 있다.

"식사 방법을 배우는데 익히는데 시간을 많이 소비했어요. 굉장히 속도 편하고 기운도 생기고 아주 좋아요."

비토섬이 내어 준 자연덕분에 자신의 병이 호전됐다고 믿고 있는 김승기씨.

"오히려 아프고 난 뒤가 옛날보다 더 건강한 거 같아요. 산에 가시는 거 보면 우리는 따라갈 수가 없으니까. 도저히 따라갈 수가 없어요. 젊은 사람 못지 않게 일하는 거고 뭐이고 다 좋아요."

그는 18년 전 위암 수술 후 단 한번도 병원에 가본 적이 없다는데.
과연 그의 위 건강에는 어떤 도움을 준 것일까?

"보통의 암은 암 발병 이후 5년까지 재발하지 않으면 완치가 되었다고 판단을 합니다. 그렇기 때문에 이 환자의 경우 15년 이상 검사에서도 암의 흔적이 발견되지 않았다면 암이 완치되었다고 판단하는 것이 맞을 것 같습니다."

이치훈 가정의학과 전문의

소화 작용을 도와 위암 환자들에게 도움이 될 수 있다는 청각, 하지만 모든 이들에게 약이 되는 건 아니라고 한다.

"사람마다 몸 상태가 다르고 소화 흡수율이 다른데 특별히 암 환자들은 소화기능이 저하된 상태이기 때문에 전문가의 도움을 받아서 치료와 병행하는 것이 좋겠습니다."

꽃 차

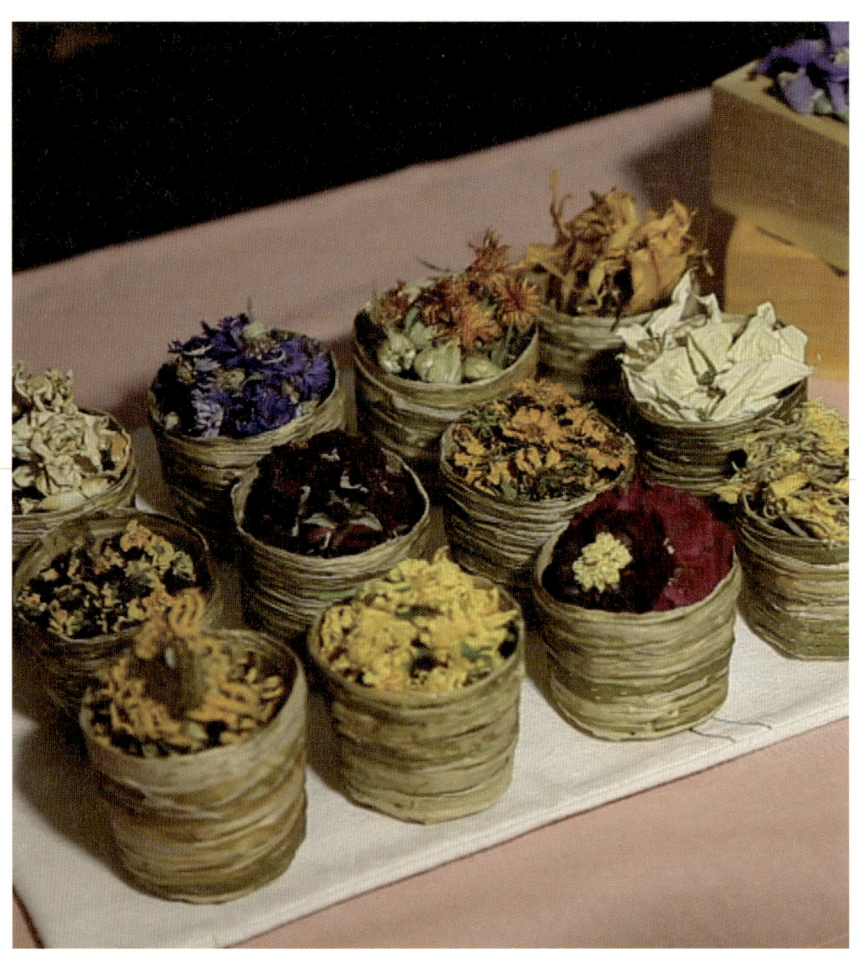

향기로운
꽃차로 위암을
극복하다!

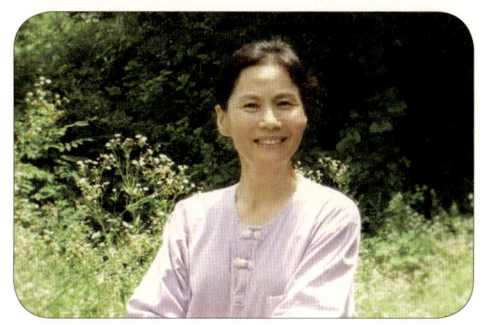

산과 들에 피고 지는 수많은 꽃! 하지만 꽃은 보는 이를 즐겁게 해 줄 뿐만 아니라 예로부터 쓰이는 방법도 다양했다.

고구려 벽화 속에서 찾을 수 있는 발그레한 여인의 입술과 볼! 당시 여

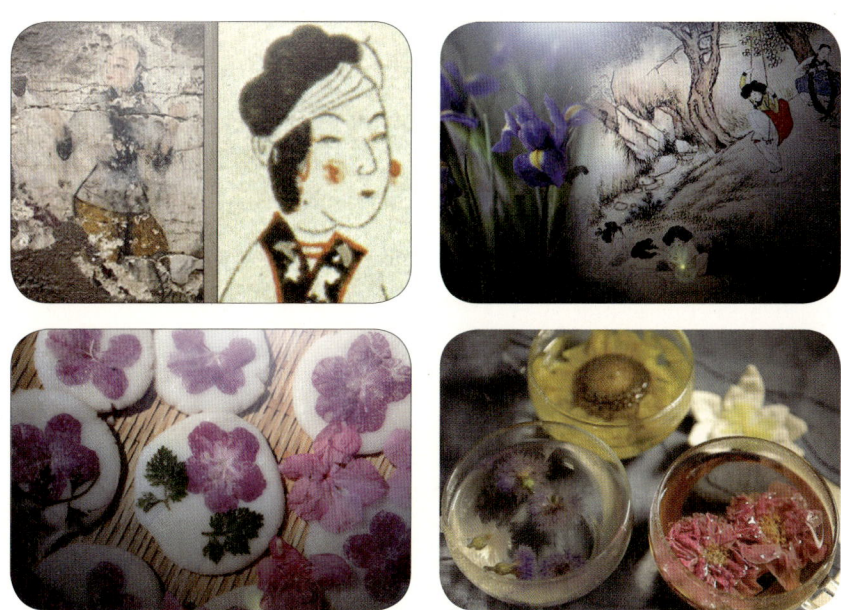

| 꽃과 고구려 벽화 속의 여인들

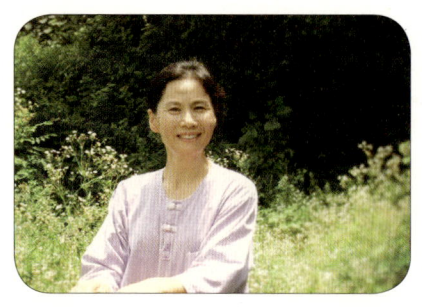

| 꽃 채취 중인 주인공

인들은 홍화 꽃잎을 빻고 말려 연지로 사용했다. 또한 조선시대 단오에는 창포 삶은 물로 머리를 감고, 창포 꽃을 따서 창포 요를 만들어 사용했다. 그리고 제철 꽃잎을 장식해 지져 먹었던, 모양은 물론 색까지 고운 화전까지 예로부터 다양한 방법으로 활용되어 온 꽃!

그런데 전라남도 담양군에도 특별한 방법으로 꽃을 활용해 건강을 되찾았다는 주인공이 있다.

꽃으로 새로운 삶을 찾았다는 송희자씨! 특별한 일이 없으면 빠지지 않고 찾는다는 집 근처 뒷산. 능숙한 손놀림으로 꽃 채취가 한창이었다. 이 꽃으로 뭘 하려는 걸까?

"이거 꽃차 만들려고 꽃 따요. 산이나 들이나 자연이 주는 모든 꽃에서 차의 소재를 찾아요. 꽃이 있는 곳에선 꽃이 노래를 해요. 그래서 찾아 다녀요."

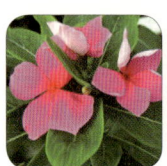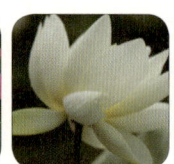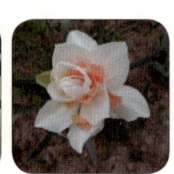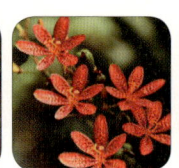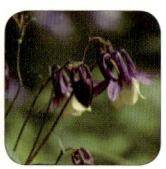

| 꽃차에 사용한 여러가지 꽃들

지천으로 피어나는 수없이 많은 이름 모를 꽃! 송희자씨는 계절마다 다르게 피어나는 꽃을 만나는 일이 하루의 중요한 일과다. 체온 때문에 꽃이 상하는 일이 없도록 장갑까지 끼고 채취를 한다.

9월, 열매가 열리기 전에 먼저 꽃을 피우는 산초 꽃. 산초 꽃처럼 여름에 피는 꽃들은 대부분 따뜻한 성질을 갖고 있어, 찬 음식을 많이 먹는 여름에 속을 따뜻하게 해주는 차로 만들어 마시면 좋다고 한다.

꽃을 만지며 꽃차를 만드는 일이 살아가는 기쁨이라 말하는 송희자 씨. 그녀에겐 어떤 사연이 있는 것일까?

"2007년도 가슴 아픈 일, 내 인생을 바꿔놓은 일이 있었어요. 사람들이 제일 싫어하는 위암이라고 그래요."

6년 전 찾아온 위암 선고 송희자씨는 위의 3분의 1이상을 절제하는 큰 수술을 받았다. 그러나 수술 후, 그녀의 심신은 나날이 약해져만 갔다.

"한 1년쯤 됐을 때 심한 우울증 왔어요. 아침에 일어나면 햇빛이 따사로운 거를 느끼는 게 아니라, 모든 게 우는 것처럼 느껴졌어요."

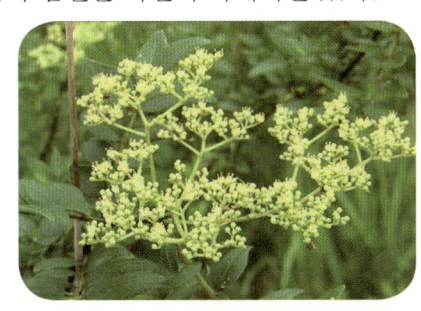

| 산초 꽃

수술 후, 심각한 우울증을 앓고 있던 송희자씨. 그때 꽃을 보고 만지며 차를 만드는 즐거움이 그녀에게 큰 의미로 다가왔다.

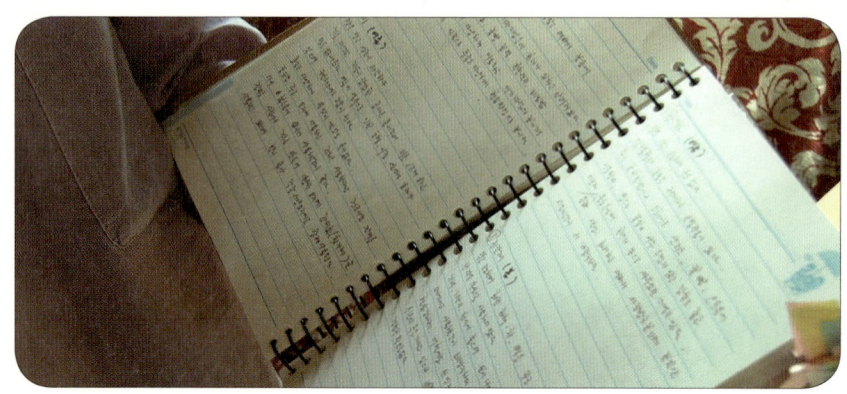
| 꽃에 대한 연구가 기록된 책

"꽃차는 내 삶이죠, 눈을 뜨나 감으나 행복을 가져다 주는 선물이죠. 그래서 늘 감사하죠."

위암 수술 후 2년 동안 외부와의 접촉을 끊고, 자신의 건강을 돌보며 꽃차 연구에 더욱 빠지게 됐다는 송희자씨.

하나부터 열까지 손이 많이 가는 꽃차 작업. 채취한 꽃을 수증기를 이

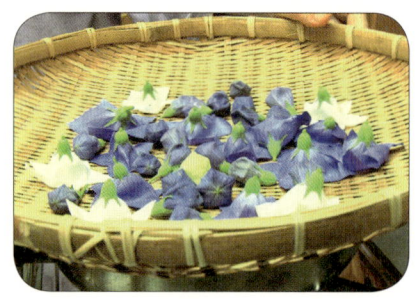
| 수증기 쐬는 작업

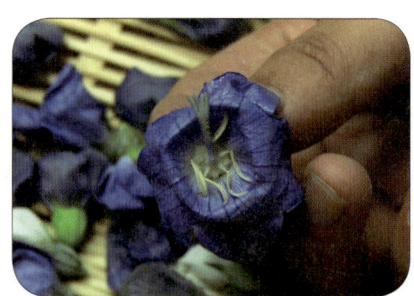
| 수증기에 찐 꽃

용해 찌는데, 이렇게 하면 살균이 된
다고 한다.

"수증기에 찌지 않으면 여름에는
꽃이 금방 썩어버려요. 이게 썩지 않

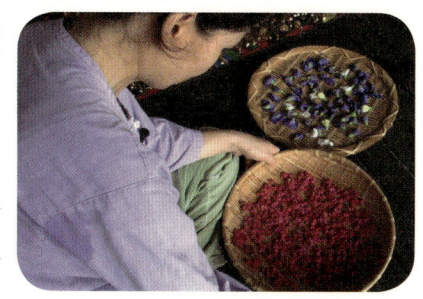
| 말리는 작업

고 빨리 말리는 방법이거든요."

꽃의 종류에 따라 찌는 시간도, 방법도 다르다고 하는데. 가을철엔 아홉 번씩 덖어서 차를 만드는 꽃도 있다고 한다.

시간과 정성을 들여 찐 꽃은 잘 말려주면 되는데, 본연의 색을 유지하기 위해 바람이 잘 드는 그늘에 말려야 한다. 어느 것 하나 손이 가지 않는 게 없는 작업이다.

"제 손에서 1년에 만들 수 있는 꽃차가 160가지가 넘어요."

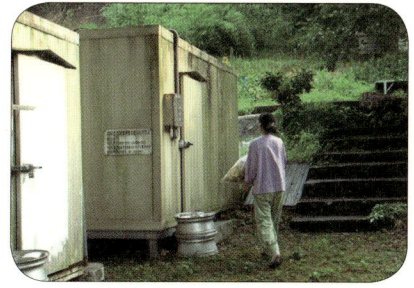
| 꽃창고

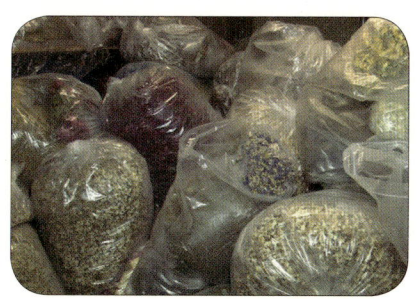
| 숙성중인 꽃들

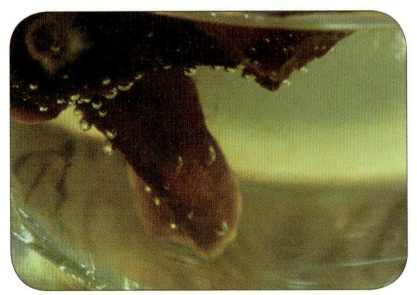
| 13년 된 목련꽃차

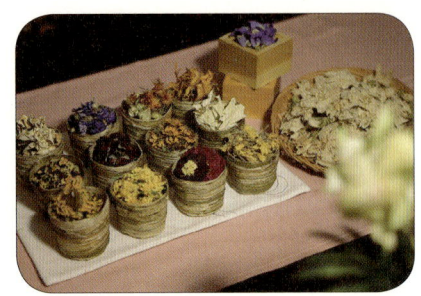
| 다양한 꽃들

20여 년 전, 시어머니의 간병을 위해 이곳 담양으로 내려왔다는 송희자씨. 이곳에 그녀가 보물창고 같이 아끼는 공간이 있다.

"꽃 창고예요. 여기서 숙성도 되고 보관도 되고 그래요."

이곳에서 짧게는 보름 길게는 2년 이상 숙성을 시킨다고 하는데, 이렇게 해야 깊은 맛의 꽃차를 완성할 수 있다고 한다. 그 중에서도 송희자씨가 가장 아끼는 차는 목련차다.

"이거 목련꽃이 한 13년 된 건데요. 돈을 줘도 안 팔아요. 돈으로 살 수 없는 게 시간이잖아요. 이거를 팔면 2003년도로 돌아갈 수 없잖아요. 그

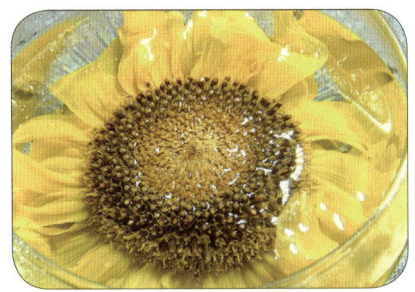
| 해바라기 꽃차

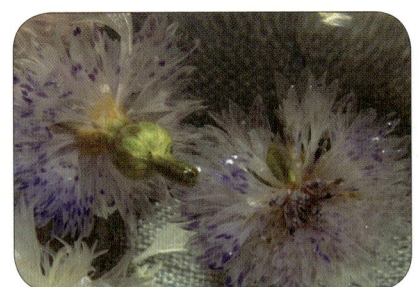
| 수레국화차

154 꽃 차

래서 100만원 줘도 안 팔아요. 그냥 제가 마셔요."

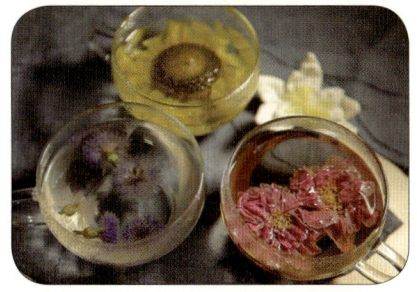
| 그 외 꽃차들

귀한 꽃차는 그저 세월에 맡겨 놓고 묵힌다고 되는 것이 아니라고 한다. 일 년에 한 번씩 바람을 쏘여 주며 13년간 자연 발효시켜 만들었다는 목련꽃차.

위암 수술 후 한 때는 힘든 시간을 보냈지만, 철저한 자연 식단과 더불어 꽃차를 통해 마음의 위안을 받으며 마침내 작년에 완치판정을 받았다는 송희자씨. 그녀가 꽃을 사랑할 수밖에 없는 이유다.

그렇다면 그녀가 평소에 즐겨 마시는 꽃차는 어떤 것이 있을까?

뜨거운 물을 붓자 샛노랗게 피어나기 시작하는 꽃, 해바라기!

"해바라기는 늘 해를 바라보는 꽃이라 생각하잖아요. 날 바라보는 꽃으로 여름철 감기에 해열 작용을 해요. 이 차로 감기로부터 해방이죠. 보랏빛 수레국화는 두통과 이명, 이뇨 작용하는 효능 효과가 있어요."

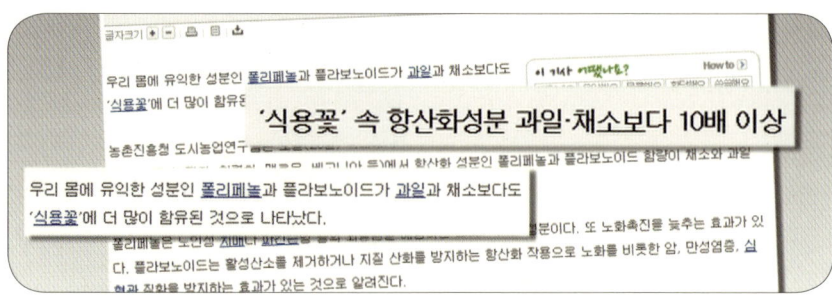

| 꽃차의 항산화성분 기사

눈으로 먼저 마시고, 향기로 즐기는 꽃차! 저마다 맛과 향이 다른 것이 묘미라는데, 그렇다면 꽃에는 어떤 효능이 들어있는 걸까.

식용 꽃의 경우, 항산화 성분인 폴리페놀과 플라보노이드 함량이 채소나 과일 못지않은 것으로 밝혀졌다.

"요즘 요리에도 꽃을 응용을 많이 하고요, 예전부터 약재로도 많이 사용했어요. 꽃들도 성질이 다 다르기 때문에 무분별하게 드시는 것보다, 자신의 체질에 맞게 적당한 양을 복용하는 것이 건강을 지키는 방법이 될 것 같습니다."

김문호 한의사

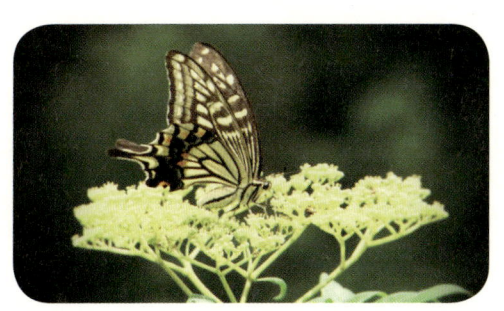

토종 갓 물 김치

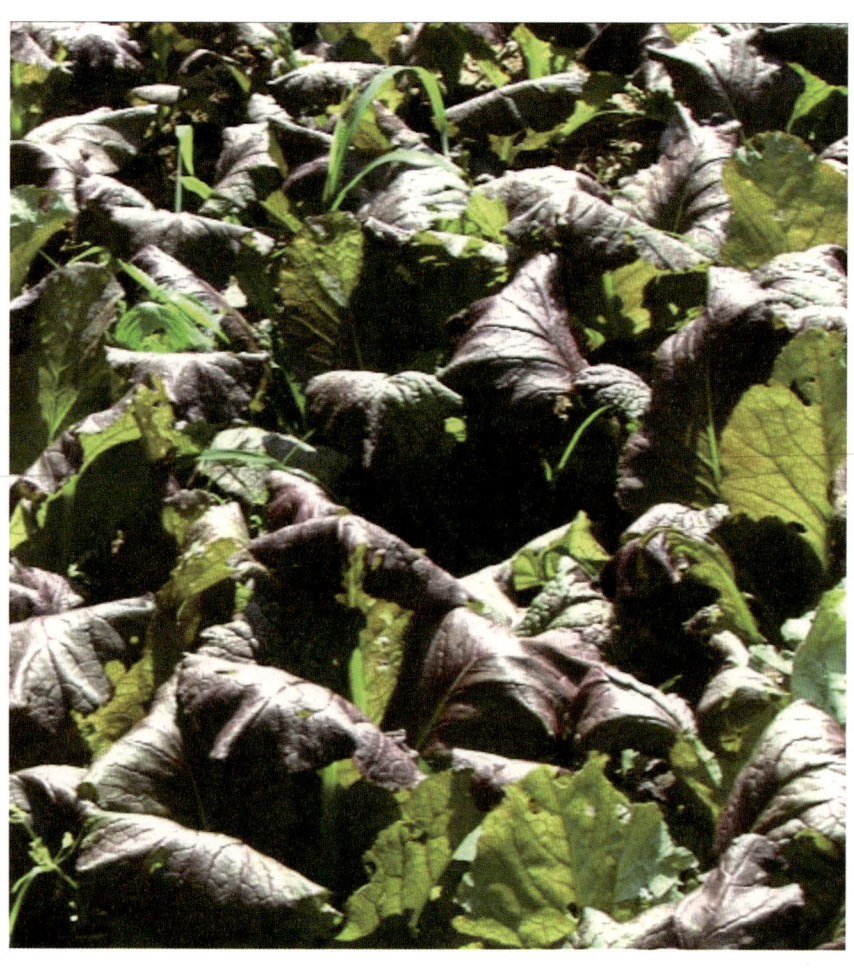

평범하지 않은
김치로 위암을 잡다!

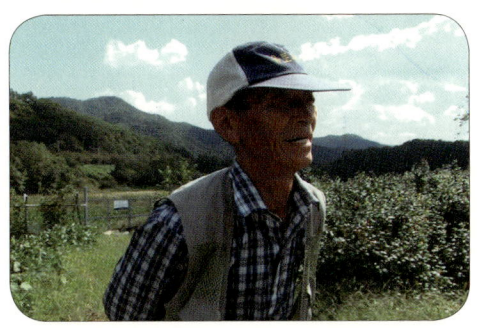

대한민국 밥상에 빠지지 않는 발효 과학의 결정체 김치. 그런데 김치를 꾸준히 먹고 놀라운 효험을 체험한 주인공이 있다. 전라남도 순천시, 선암사 자락의 청정자연 속에서 농사를 짓고 있는 천경남 어르신.

여든 한 살의 나이가 믿기지 않을 만큼 무척이나 건강해 보인다. 그러나 어르신에게는 힘겨운 투병 생활이 있었다.

"내가 위암이었어요."
9년 전, 위암 선고를 받았다는 어르신. 지금의 모습으로는 상상도 할 수 없을 만큼 힘든 시간을 보냈다.

"처음에는 밥을 잘 먹다가 밥이 안 넘어갔어요. 큰사위가 와서 진찰을 한번 해보자고 해서 굶고 오라고 하더라고요. 그런데 위암이라고 해서 큰 병원에 가보라고 해서 가봤어요."

그리고 결국 어르신은 수술대에 올라야 했다. 다행히 수술은 성공적이었지만, 항암 치료를 시작하면서 더 큰 고통이 찾아왔다.

"항암치료 두 번 받으니까 머리가 하나도 없어요. 베개에 머리카락이 수북하게 빠져 있어요. 머리카락이 다 빠지고 없어요. 입맛이 없어서 병원에 있을 때 환자 밥이 오면 냄새도 맡기 싫었어요."

할머니는 그 때 남편이 이대로 죽는 줄만 알았다고 한다.

"한번 마르기 시작하니까 바짝 마르기 시작했어요. 몰라보겠더라고요. 집에 와서도 어찌나 계속 말라 가는지, 나는 못 살 줄 알았어요."

항암치료는 암세포를 제거하고 암세포의 전이와 재발을 막기 위해 받게 되는데 간혹 항암치료의 부작용으로 식욕부진이나 급격한 체중감소가 올 수 있다. 실제, 미국 뉴욕대학교 연구팀의 연구결과에 따르면 암 환자의 63%가 영양실조를 겪는데, 심지어 열 명 중 두 명은 영양실조로 사망

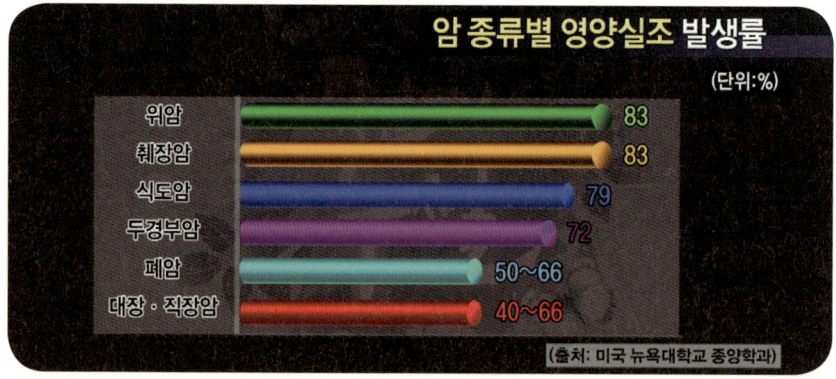

| 암 종류별 영양실조 발생률

한다고 한다.

"대부분 암환자의 경우 섭취한 영양분 열량을 종양의 성장에 많이 빼앗기 때문에 암세포가 커질수록 우리 몸은 약해지고 또 영양분을 빼앗기게 됩니다. 위암의 경우 대부분 영양분이 위를 통과하고 특히 비타민 B12 같이 빈혈을 없애주는 그런 영양 성분이 부족하게 되면서 악성 빈혈이라든지 굉장히 심한 영양실조 상태가 될 수 있습니다."

심경원 가정의학과 전문의

그렇게 고통스러운 항암치료. 그런데, 천경남 어르신은 무려 여섯 번의 항암치료를 잘 이겨냈다고 한다. 아무것도 먹지 못했다는 어르신이 도대체 어떻게 그 힘겨운 항암 치료를 견뎌 낼 수 있었던 걸까? 그것은 바로 어르신이 유일하게 먹을 수 있었던 특별한 김치 덕분이었다.

"갓김치예요. 토종 갓 김치를 먹고 내가 살았어요."

보라색 빛깔의 물김치. 그런데 일반적으로 맵고 짠 김치는 위암에 좋지 않다고 하는데, 어르신은 왜 김치로 위 건강을 돌보게 되었을까?

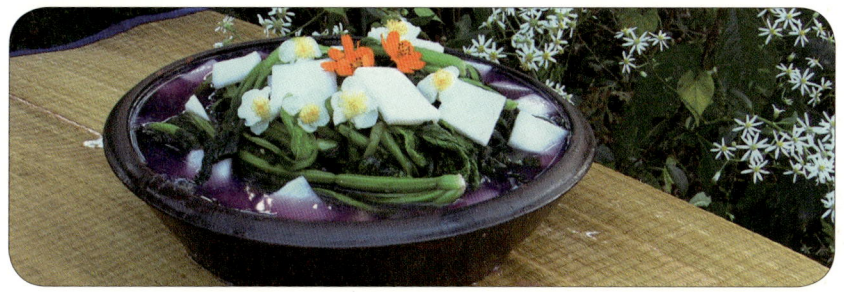

| 토종 갓 물 김치

161

"밥을 먹기 시작할 때 갓김치가 입에 맞고 그래서 계속 먹었어요."

어르신이 유일하게 먹을 수 있었던 갓김치. 그런데 색깔이 이상하다.

"우리 아저씨가 이걸 잡수시고 좋다고 해서 이걸로 물김치를 담가서 드리고 짠지도 담가 드려서 나았어요. 이게 검은 갓김치라서 색이 우러나 와서 그래요."

할머니가 말하는 검은 갓은 토종 갓을 말한다. 물김치로 담그면 보라색이 우러나온다.

주로 가을과 봄에 수확을 시작하는데 보랏빛의 잎이 유독 눈에 띤다. 천경남 어르신은 이 잎사귀의 빛깔 때문에 보라색 토종 갓 물 김치가 만들어진다고 했다.

"일반 갓하고 달라요. 토종 갓 하고 일본에서 들어온 갓이 또 있어요. 이건 토종 갓이예요."

흔히 우리가 알고 있는 돌산 갓과 잎사귀의 색깔에서 큰 차이를 보이는

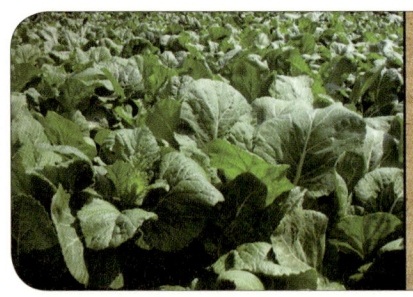
| 돌산 갓

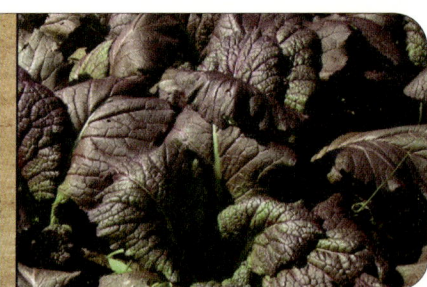
| 토종 갓

토종 갓 물 김치

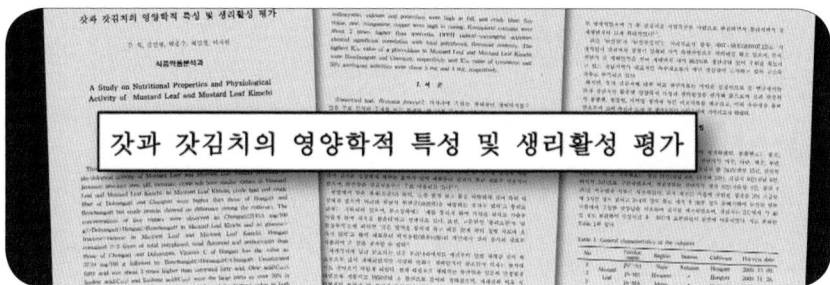

| 토종 갓에 관한 논문

토종 갓.

 토종 갓은 삼국시대부터 김치로 담가먹었다. 반면 돌산 갓은 해방 후 50년대 초, 일본을 왕래하는 여수지역 무역상들이 무 잎 형태의 씨앗을 들여와 처음 재배한 것이 그 시초라고 한다.

 전라남도 보건환경연구원의 연구결과에 따르면, 토종 갓과 돌산 갓은 형태와 근원뿐 아니라 성분 역시 차이가 있었다. 토종 갓에는 노화를 방지하는 폴리페놀 함량이 돌산 갓 보다 약 두 배 정도 많은 것으로 나타났고 토종 갓의 붉은 빛깔에 포함된 안토시아닌 성분도 돌산 갓에 비해 약 두 배 이상 많았다.

 남다른 효능은 물론 맛까지 두루 갖춘 토종 갓을 매일 꾸준히 먹어 온 덕분에 항암치료를 끝까지 받을 수 있게 됐다고 믿고 있는 어르신. 그렇다면 그의 위 건강을 회복할 수 있게 도와준 토종 갓 물김치는 어떻게 담그는 걸까?

 항암치료로 아무것도 먹지 못하던 천경남 어르신에게 이웃주민인 김인

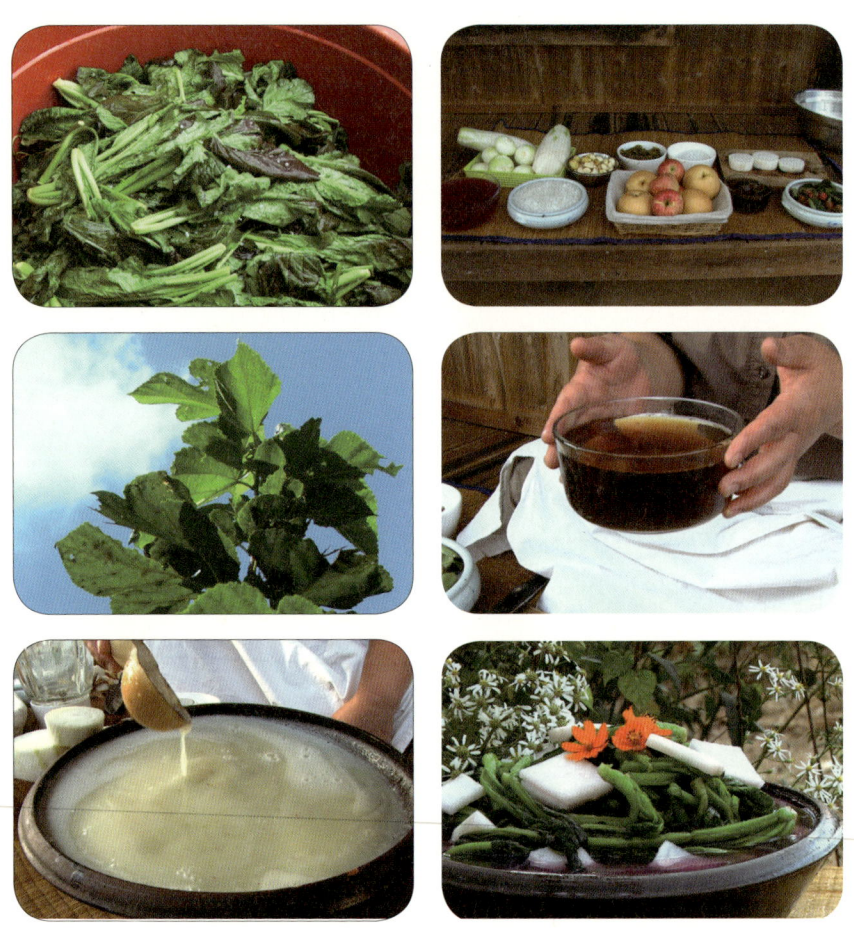

| 토종 갓 물 김치 담그기

숙씨가 토종 갓 물김치를 추천했다고 하는데, 김인숙씨에게 토종 갓 물김치 담그는 법을 배워보았다.

토종 갓 물 김치 담그기

갓은 줄기가 억세고 잎은 연하기 때문에 골고루 절이기 위해서 소금물에 4시간 정도 담가둔다. 그리고 물김치의 맛을 내는 특별한 국물! 여기에는 무려 열 가지가 넘는 재료가 들어간다.

"갓 물김치에 들어가는 재료는 중요한 게 갓이고요, 이건 배, 사과, 무, 양파, 매실 또 제일 중요한 게 또 한 가지 남아 있습니다."

절대 빼놓을 수 없다는 갈색빛깔 물의 정체는?

"갓 물김치 담그는데 제일 중요한 게 뽕잎이에요."

야생 뽕잎은 주로 봄과 가을에 두 번 채취를 해서 생잎으로 물을 우려내지 않고, 가마솥에 일곱 번 덖어서 말린다. 이걸로 뽕잎 차를 끓여, 김치를 담글 때 마다 사용한다. 정성을 쏟아 만든 뽕잎 차, 과연 김치로 만들었을 때 어떤 도움이 되는 것일까?

"뽕잎에는 루틴, 가바, 폴리페놀, 식이섬유소들이 굉장히 많이 함유되어있습니다.
　루틴과 가바는 모세혈관을 확장시켜서 고혈압이라든지 심장질환에 도움이 됩니다."

박형래 서울과학기술대학교 식품공학과 교수

여기에 찹쌀 풀에 과일과 각종 야채를 갈아서 김치 양념을 만드는데, 무엇보다 중요한 것은 토종 갓의 맛을 살리는데 있다고 한다.

"겨자 맛이 날 정도로 톡 쏘는 게 바로 우리의 붉은 토종 갓이에요. 토종 갓은 코를 톡 쏘아요."

갓의 톡 쏘는 맛은 시니그린이라는 성분 때문인데, 바로 이런 갓의 씨앗이 우리가 알고 있는 겨자다.

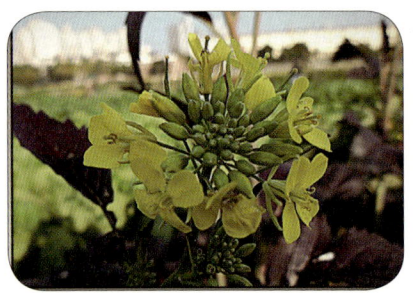
| 토종 갓 씨앗

뽕잎을 다려 만든 물은 토종 갓 특유의 톡 쏘는 맛을 부드럽게 만드는 데 도움이 된다. 이렇게 담가진 보랏빛 물김치. 3일 정도 숙성하면 좀 더 고운 색과 깊은 맛이 우러나온다.

예로부터 전라도 지역은 갓으로 김치를 자주 담가 먹었다. 특히 입 맛 없는 여름철 별미로 갓 물김치에 국수를 말아 먹는 남다른 식문화가 있다.

매운 고춧가루가 들어가지 않아도 칼칼하고 톡 쏘는 맛이 있어, 항암치료 중에도 입맛을 잃지 않고 먹을 수 있었다는 토종 갓 물 김치. 어르신의 밥상에서 빠지지 않는 주 메뉴인데, 과연 토종 갓에는 어떤 성분들이 있을까?

2010년 농촌진흥청의 연구결과에 따르면, 240여종의 갓을 재배해 성분을 분석했더니 붉은 토종 갓에서 놀라운 결과가 나왔다고 한다.

"저희들이 담양지역에서 200여 자원 수집 분석결과 양배추, 무, 배추 등 다른 배추과 작물에 비해서 시니그린, 글루코나스투틴 함량이 굉장히 높았습니다. 발암 효과 세포 쥐에다 토종 갓의 시료를 떠서 넣었을 때 그것들을 항암 효과를 내는 세포쥐를 죽이는 효과가 있었습니다."

고호철 농촌진흥청 연구관

기존에 항암 효과가 있다고 알려진 작물들보다도 '붉은 토종 갓'에 항암 물질인 시니그린이 훨씬 풍부 한 것으로 나타났다는 것이다. 특히 양배추보다는 무려 스무 배가 더 많았다. 실제로 〈동의보감〉에 의하면 갓은 신장의 나쁜 독을 없애주고 눈과 귀를 밝게 해주는 약재로 쓰였다고 한다. 그렇다면 정말 갓 물김치가 암을 이기는데 도움이 되는 걸까?

"토종 갓의 붉은색인 안토시아닌은 항산화제로 면역력 증진에 도움이 될 수 있습니다. 특히 토종 갓에 들어가 있는 항암물질인 시니그린과 글루코나스투틴은 일부 실험에서 암을 억제하는 효과를 보이기도 해서 암환자가 먹게 되면 면역력 증진에 도움이 될 수 있을 거라고 봅니다."

심경원 가정의학과 전문의

생사의 갈림길에서 살아남아 9년째 암 재발 없이 건강하게 생활하고 있는 천경남어르신. 어르신에게 토종 갓 물김치는 약이나 다름없었다.

세모가사리

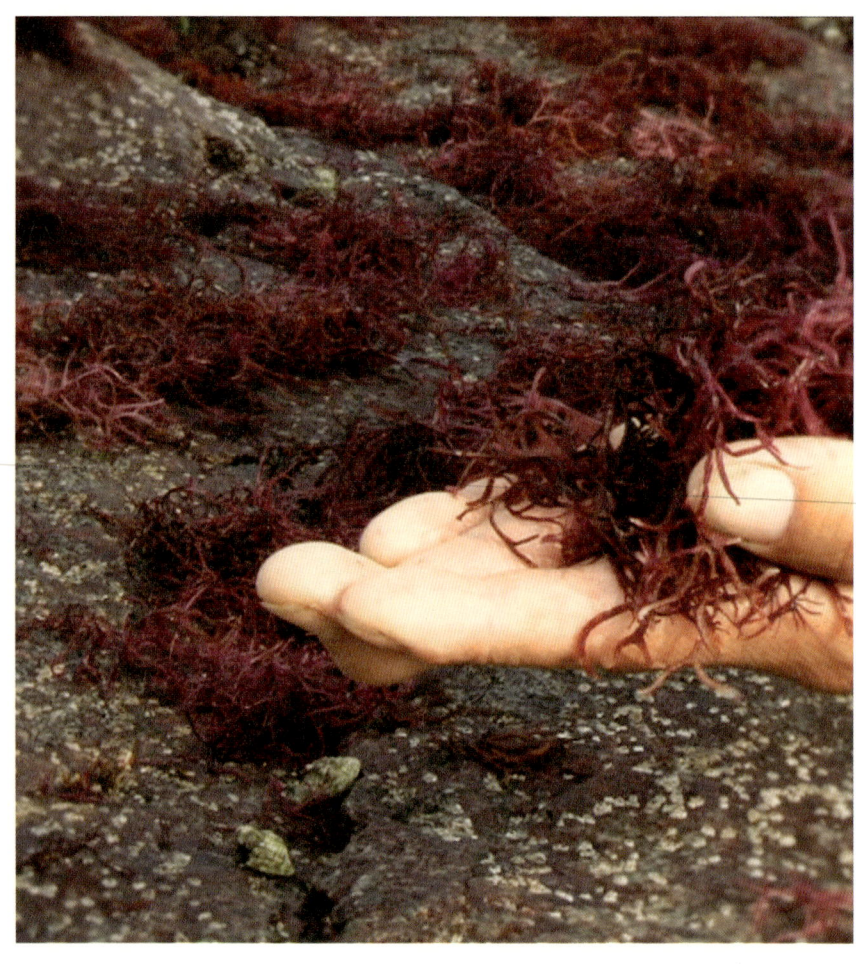

완도 세모가사리로
위암을 이기다!

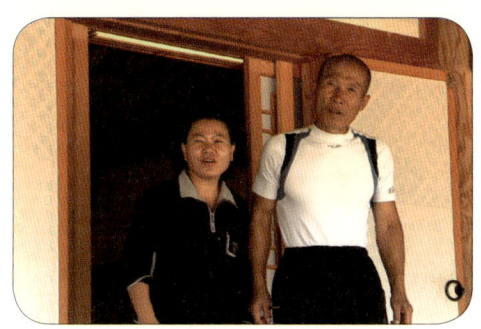

서울에서 다섯 시간이 걸리는 전라남도 완도군. 탁 트인 하늘과 푸른 바다, 그림 같은 남해의 풍경이 펼쳐진 이곳에 이 지역의 특별한 음식으로 위암을 이겨냈다는 주인공이 살고 있다.

다부진 팔 근육이 눈에 띄는 이 남자 김철식씨. 겉으로 봐선 몸이 아팠던 기색이라곤 전혀 찾아볼 수 없지만 사실 그는 3년 전에 위암판정을 받았다.

"3년 전에 입술도 갈라지고, 속도 아프고 해서 병원에 가니까 위암이라고 판정 받았어요. IMF 때 사업에 실패했는데, 그 때 잠을 이룰 수 없으니까 못 먹는 술을 많이 먹었죠. 그러다 보니까 위염이 많이 생겼고, 그게 다시 위궤양으로 가더라고요."

사업실패로 인한 스트레스와 잦은 음주가 결국 그의 몸에 암 덩어리를 자라게 한 것이다.

"교수님이 보시더니 고집스런 암이라고 하더라고요. 임파선을 점검해 본 결과 벌써 임파선까지 전이된 상태여서 위장을 70~80% 잘라냈죠."

그는 당시 암이 임파선까지 전이될 정도로 심각한 상태였다. 결국 위의 75%를 절제하는 대수술을 받았다.

우리 몸에서 소화기능을 담당하고 있는 장기 위. 이를 절제하거나 이상 증상이 발생할 경우 심각한 소화 장애를 일으킬 수 있다.

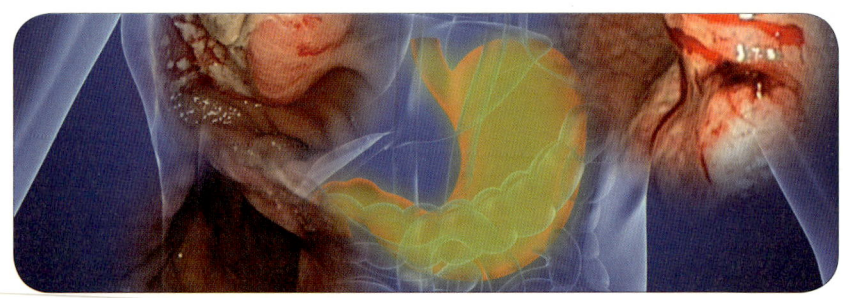

| 위암을 나타내는 인체 사진

"위를 절개했기 때문에 위가 없는 상태에서 음식을 먹으면 흡수를 못해서 후유증이 뒤따랐고 1년 넘게 고생 했어요."

수술 이후 쉽게 사라지지 않았다는 위 통증. 혹시나 암이 재발되지는 않았을까 걱정이 컸다.

"모든 암이 마찬가지지만 위암의 경우도 재발했을 때 치료효과가 실망적인 경우가 많습니다. 위를 부분 절개 했는데, 암이 재발했다 하면 다발성이기 때문에 수술이 불가능하고 항암치료를 해도 결과가 실망적인 경우가 많습니다."

이영석 외과전문의

한 때는 음식물 섭취가 어려울 정도로 고통을 호소했던 김철식씨. 그랬던 그가 어떤 비법을 찾았기에 건강한 몸을 갖게 된 것일까?

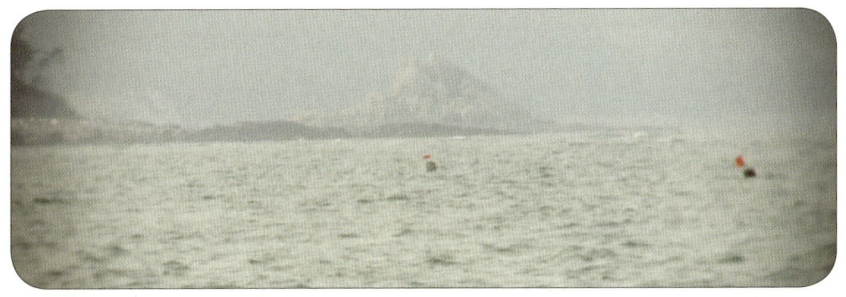

| 완도의 약초섬

"병은 한 가지인데 약은 수 백 가지더라고요. 좋다는 거는 다 먹었어요. 그런데 먹고 나면 토해버리고 몸에서 안 받아주고 그랬는데, 집사람이 몸에 좋다고 가져와서 국을 끓여줬는데, 그게 속이 편안한 거예요."

그는 아내가 끓여준 국을 먹으면서부터 지금의 건강을 되찾았다고 한다. 무엇으로 끓인 국일까?

"일반인들은 잘 모르고 섬에서 사는 사람들은 알고 있을 거예요. 바다에서 나는 약초인데, 그게 나를 살려준 약초죠. 바다에 나가서 한 시간 정도 가면 약초섬이 나와요. 거기 가면 약초가 섬에 다 있어요."

멀리서는 그저 척박해 보이는 바위섬이지만, 구석구석 살펴보면 다양한 바다 생물들이 자연 그대로의 모습을 간직하며 살아가고 있는 돌섬. 하지만 흙이라고는 찾아보기 힘든 바위 밖에 없는 이곳에 과연 약초가 자라고 있는 것일까? 그런데 김철식씨는 걷기도 힘든 이곳을 성큼성큼 날듯이 뛰어다닌다. 그는 자신의 건강을 위해 매일 이곳을 찾아 귀한 약초들을 채취해 간다고 했다.

"저기 있어요! 이것이 내 몸 지켜준 약초 세모가사리에요."

갯바위에 붙어있는 붉은 빛깔의 세모가사리. 우뭇가사리는 들어봤지만 세모가사리는 이름조차 낯설다. 가느다란 털 같다고 해서 '세모'가사리로 불리는 이것은 서해나 남해와 같은 청정해역의 갯바위에서 자라는데, 참풀가사리라는 학명을 갖고 있다. 색이 진할수록 단단한 것이 그 특징으로 파도에 의해 옮겨진 포자가 바위에 붙어서 자란다고 한다.

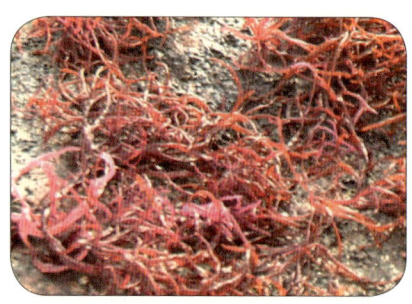

| 바위에 붙은 세모가사리

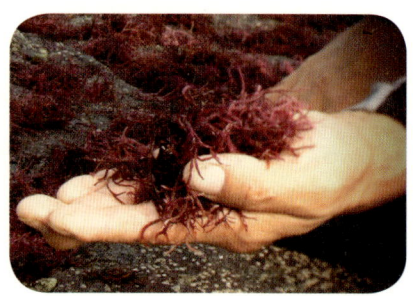

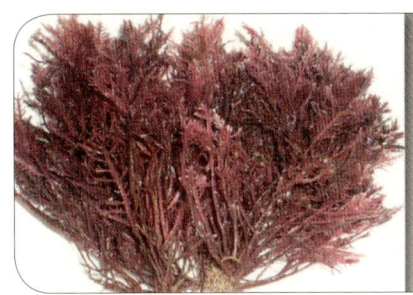 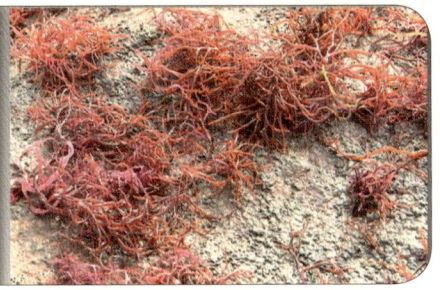

| 우뭇가사리와 비교

우리가 잘 알고 있는 우뭇가사리와는 같은 홍조류지만, 줄기와 잎 모양에서 미세한 차이를 보인다.

갯바위에서 뜯은 세모가사리를 아무 거리낌 없이 입으로 가져가는 김철식씨. 이걸 그냥 먹어도 괜찮은 것일까?

"짭짤하니 맛있어요. 약초니까 먹어도 상관없죠. 이것을 조리해서 먹으려면, 환자들은 국을 끓여 먹으면 좋아요."

김철식씨와 세모가사리의 인연은 오래됐다.

"어렸을 때는 이것이 지금의 몇 십 배는 더 많았죠. 어렸을 때는 일본 수출이어서 먹지 않았기 때문에 좋은 줄 몰랐죠. 지금 저는 좋은 약초라 생각하고 매일 먹고 있어요."

어린 시절부터 보고 자란 덕에 그에겐 익숙한 해조, 세모가사리! 갯바위를 붉게 물들인 세모가사리의 채취도 지금 이맘때까지만 가능하다고 한다.

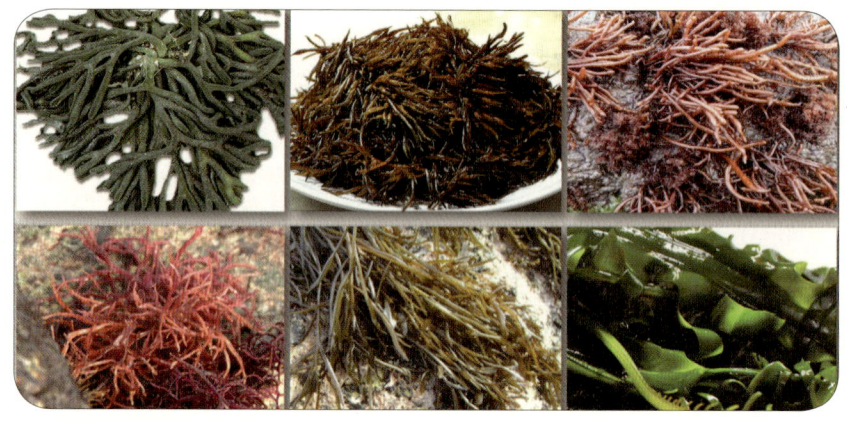

| 다양한 해초들

우리는 삼면이 바다로 둘러싸여 있어 예로부터 다양한 해조류를 영양식품으로 섭취해 왔는데, 이들은 비슷한 약성을 갖고 있다고 한다.

"해조류는 한의학에서 곤포라고 해서 약재로 많이 사용됐습니다. 성분은 찬 성분으로 짠맛을 포함하면서 소화기관인 위와 장을 이롭게 하고, 붓기를 빼는데 도움이 됩니다."

김래영 한의사

그렇다면 김철식씨 부부는 세모가사리를 어떻게 활용하고 있을까? 갓 채취해온 세모가사리는 먼저 물에 씻어주는데, 물에 몇 번 헹궈주면 어느 정도의 염분이 제거되기 때문에 남편의 위 건강에도 문제가 없다고 한다.

"이거 너무 많이 씻으면 안돼요. 끈적끈적한 진이 빠지거든. 두세 번만 씻어줘야 영양분이 살아있어요."

된장국을 끓일 때 마지막에 넣어 살짝 익힌다는 세모가사리. 세모가사리를 넣은 된장국은 남편을 위해 가장 많이 만들어 준 음식 중 하나다.

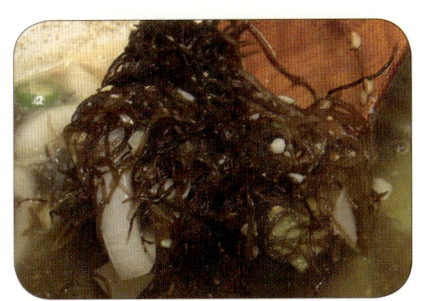
| 세모가사리로 끓인 된장국

다시마나 톳처럼 보통 말려서 오래 두고 먹는다는 세모가사리! 말리면 염분 기가 올라와서 하얀 빛이 난다. 약간의 물을 부으면 마치 미역처럼 말린 세모가사리가 순식간에 원래 형태로 부푸는 것을 볼 수 있는데, 물에 불리는 과정에서 해조류 특유의 미끈한 촉감과 본연의 자홍 빛깔이 되살아나게 되는 것이다.

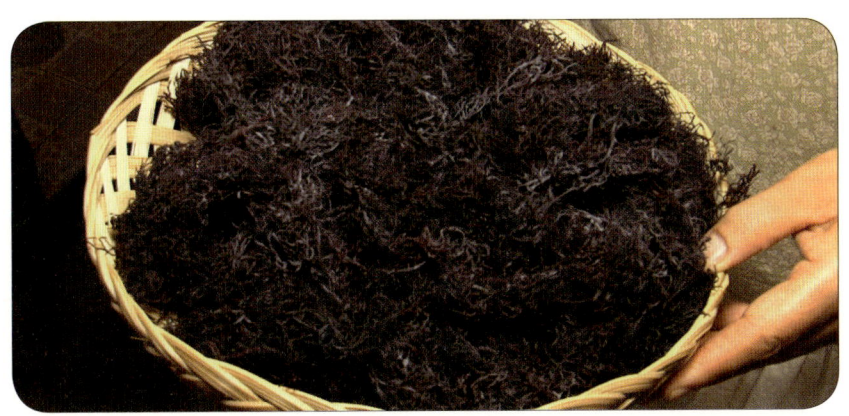
| 말린 세모가사리

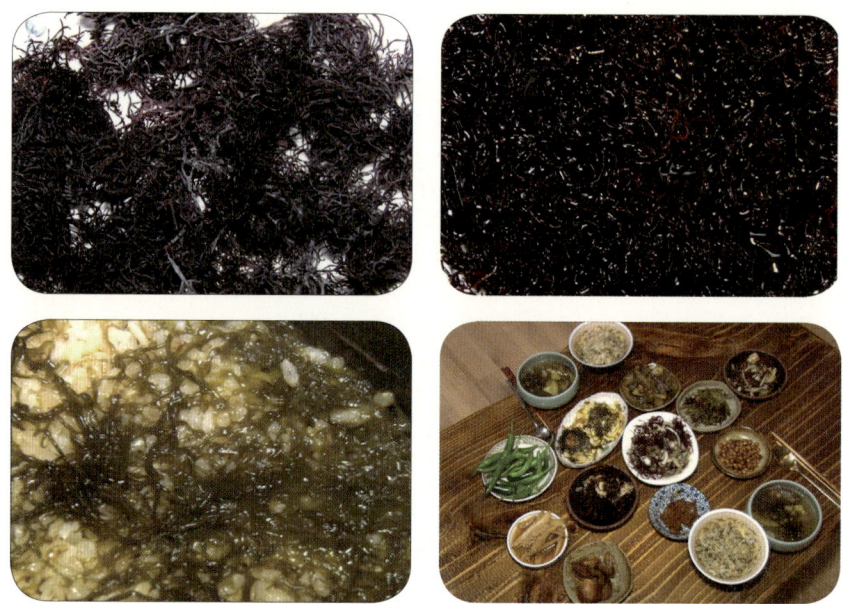

| 세모가사리 밥상

세모가사리를 양껏 넣어 지은 밥. 이렇듯 김철식씨의 밥상엔 세모가사리가 빠지는 법이 없다. 위암 수술 후 밥상이 달라진 것이다. 맛이 좋을 뿐 아니라, 건강까지 챙길 수 있어 일거양득 밥상이 아닐 수 없다. 그는 세모가사리를 꾸준히 먹으면서 어떤 변화를 느낀 것일까?

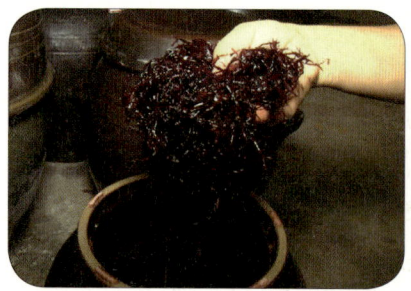

| 발효 건더기

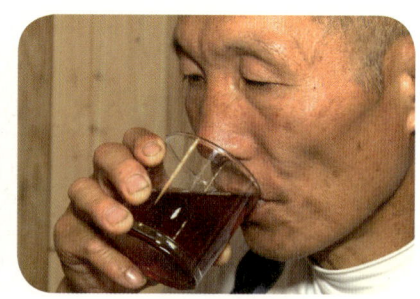

| 발효액 마시는 주인공

"식감 자체도 좋아요. 먹고 나면 속에 부담 없고 대변도 좋게 나와요. 장을 많이 좋게 해주는 역할을 하나 봐요. 좋으니까 꾸준하게 먹고 있어요."

남편의 건강을 지켜준 세모가사리! 그 활용법은 밥상에서 끝나지 않는다. 세모가사리를 발효시킨 것, 이것이 또 하나의 건강비법이다.

"세모가사리 먹으면 속도 편안해하고, 계속적으로 먹게 할 방법 생각하다가 이것도 발효 시켜볼까 생각해서 해봤어요."

물처럼 수시로 마시기 위해 만들었다는 세모가사리 발효액. 해조류로 담근 발효액은 다소 생소하게 느껴진다. 하지만 아내 안영미씨는 지난 3년 간 남편의 몸에 잘 맞는 세모가사리를 어떻게 활용할지 고심하던 끝에, 발효액까지 담그게 된 것이다. 그렇게 꾸준히 세모가사리를 활용한 다양한 음식들을 먹기 시작하면서 남편의 건강은 나날이 회복되기 시작했다.

그렇다면 김철식 씨의 위 건강은 현재 어떤 상태일까? 위내시경과 위 CT촬영을 통해 확인해 보았는데 그 결과가 놀라웠다.

"김철식씨는 3년 전에 위암수술 받았거든요. 위의 70%를 절제한 상태지만 건강관리를 잘 하셔서 그런지, 암 재발이나 전이된 소견은 보

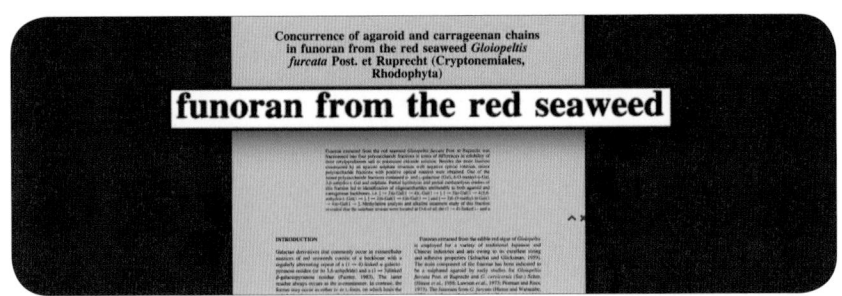

| 붉은 해초에서 후노란관련 논문

이는 거 없고 깨끗한 상태입니다."

한병호 내과전문의

그렇다면 가을 바다의 약초, 세모가사리가 그의 건강에 도움을 준 것일까?

"세모가사리에 끈적한 점액질이 발생하는데, 이것이 후노란 입니다. 이 성분으로 쥐를 이용한 실험결과 항암효과가 있는 것으로 여러 논문을 통해 밝혀지고 있습니다."

왕세호 전라남도 해양수산과학원 박사

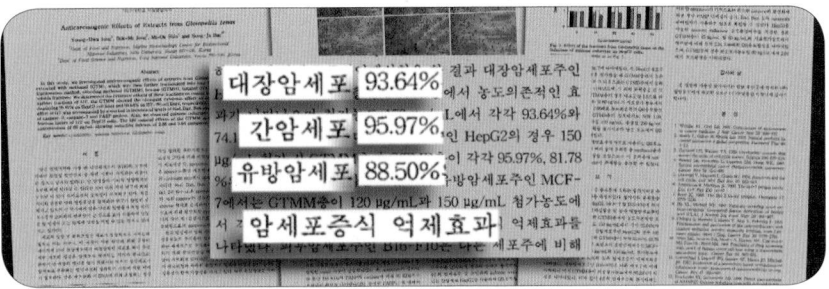

| 세모가사리가 암세포 증식 억제 효과가 있다는 논문

세모가사리의 다양한 영양성분 중 주목할 만한 것은 바로 이 후노란이라는 성분인데, 세모가사리의 유효한 성분이 암세포 증식 억제에 도움을 준다는 연구결과가 실험을 통해 입증된 바 있다.

"참풀가사리 성분 중 유산다당인 후노란 성분은 강력한 암치료제로 알려져 있습니다. 우리 몸 속 암을 괴사하는 활성화 성분이 있어 암 증식을 막아주고 면역력이 저하된 암환자들의 면역을 증강시키는 효과를 기대할 수 있기 때문에 지속적으로 복용하면 암 치료에 어느 정도 효과를 기대할 수 있습니다."

조애경 가정의학과 전문의

마

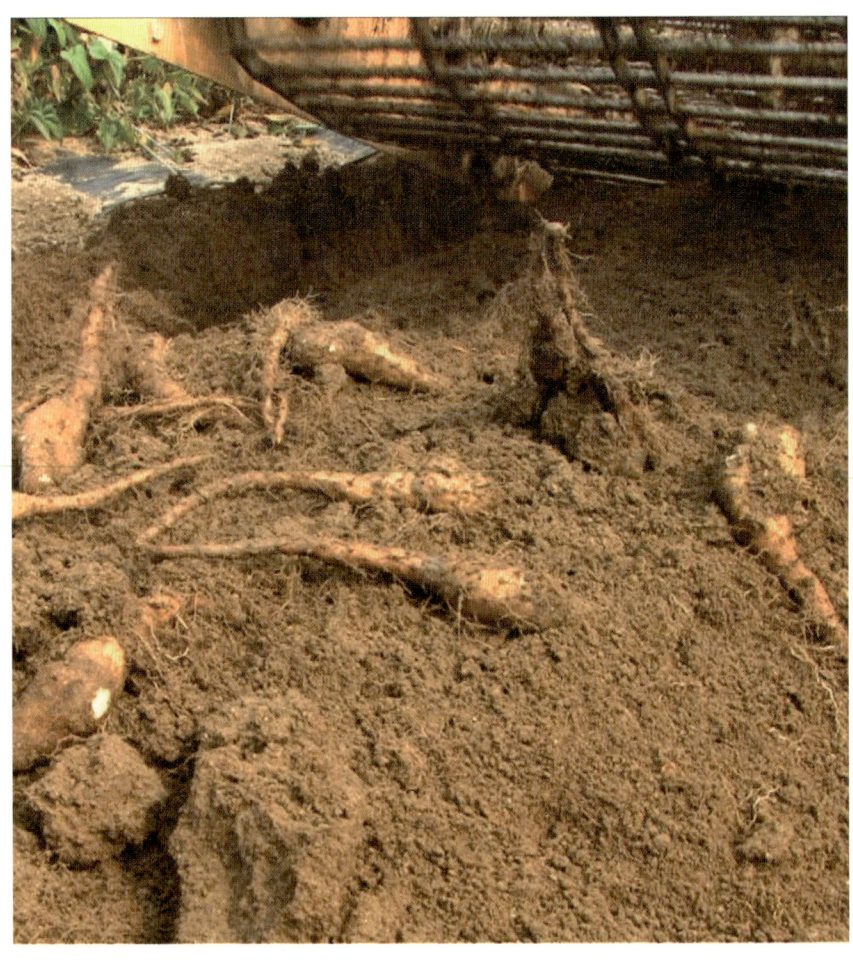

중국 군사의 힘, 산속의 장어 '마'로 건강을 되찾다

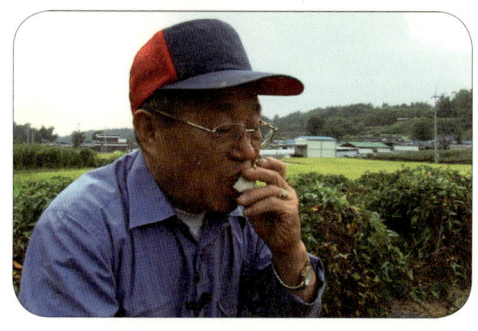

한창 가을 수확 철을 맞아 분주해 보이는 한 농가. 이들은 산속의 장어라 불리는 마를 한창 수확 중이다.

마가 얼마나 힘이 센지 사람의 힘으로는 부족해 농기계까지 등장한다. 그리고 기계가 지나간 자리마다 툭툭, 떨어지는 마. 얼핏 보기엔 고구마 같기도 하고 감자 같기도 한데, 이것이 바로 슈퍼 푸드인 '마'다.

넝쿨식물의 뿌리인 마는 중국 하남성이 원산지로 알려져 있는데 중국 최초의 약물학 서적인 〈신농본초경〉에도 병을 치료하고 장수에 도움이 되는 약재로 기록돼 있다. 뿐만 아니라 춘추전국시대, 월나라 군사들

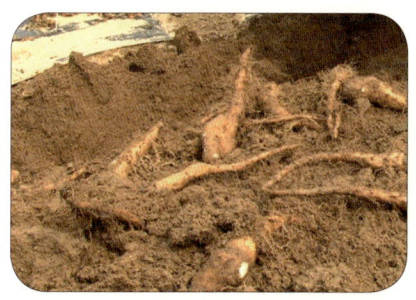

| 마 수확한 모습

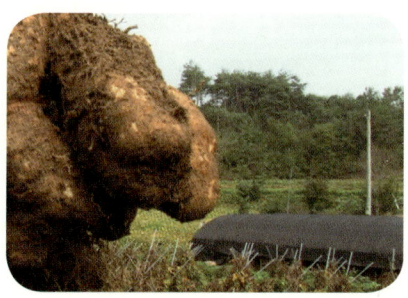

| 마

181

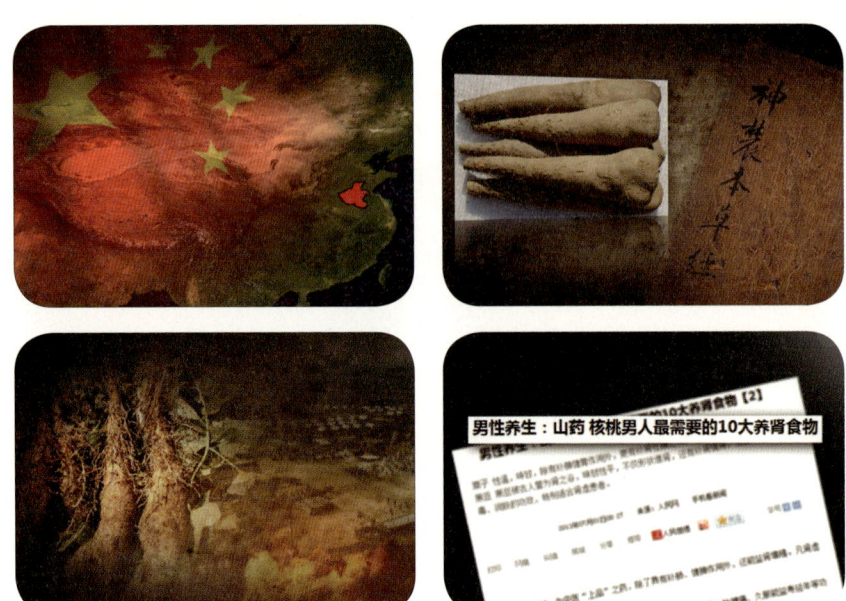

| 〈신농경초본〉에서의 마의 효능과 중국 남성들의 건강식품인 마

이 오나라에 쫓겨 산에 포위 됐을 때 마를 캐먹고 1년을 버틴 후 전쟁에서 승리했다고 한다. 현재까지도 중국 남성들의 건강을 지키는 10대 음식 중 하나로 손꼽힐 만큼 남다른 사랑을 받고 있는 마.

마는 한국인에게도 친숙한 식품인데 '산약'이라고도 불리며 삼국시대부터 그 효능에 관한 기록들이 전해지고 있다.

"우리나라에서 가장 오래된 저서인 향약구급방에서는 마에 대해서 구황식물과 한약재로 설명하고 있습니다. 일반 민중에게 널리 사용되어 왔던 좋은 식품이자 한약재라고 할 수 있는데요. 〈동의보감〉에서는 마에 대해서 성질이 따뜻하고 맛은 달며 오장육부, 즉 내장기관을 튼튼하게 하는 작물로 소개하고 있습니다."

박치영 한의사

마의 효능을 일찍이 알아본 곳, 현재 국내 마 생산량의 70%를 차지하고 있는 주 생산지, 경북 안동. 15년 째, 이곳에서 마 농사를 짓고 있는 권상호씨, 그는 바쁜 농사일을 거뜬히 이겨낼 수 있는 힘의 원천이 바로 마 때문이라고 한다.

아삭한 맛은 물론 마의 남다른 효능을 체험한 후부터 마 애호가가 됐다.

"4년 전에 위 암 수술을 받고, 그 때부터 먹었죠. 쓰리다고 할까요. 긁어내는 것 같이, 배 안 쪽이 기분 나쁘게 좋지 않더라고요."

어느 날 부터 시작된 속쓰림 증상. 가벼운 소화불량으로 생각하고 버텼지만, 급기야 똑바로 누워서는 잠을 잘 수 없을 정도로 증상은 점점 심각해 졌다.

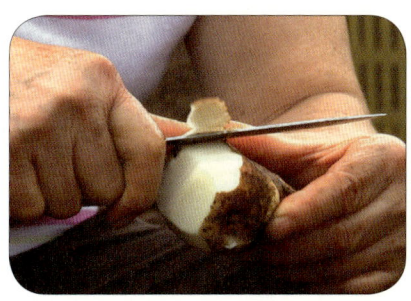
| 마 깎아주는 아내

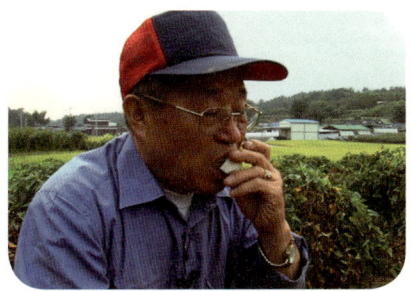
| 마 씹는 권상호씨

"조금 좋지 않아서 검진 좀 받고 오겠다 하고, 갔다 와도 저한테는 얘기 안했죠. 간호사가 전화가 왔어요. 조직검사를 했는데 아버님이 암이라고 나왔습니다."

아내에게도 숨기고 싶었다는 그의 진단결과는 위암이었다. 아내에게 오랫동안 행복한 삶을 약속했지만 예기치 못한 상황이 닥쳤고, 이에 미안한 마음이 더 컸다는 권상호씨.

"좋은 것은 둘이 좋으면 더 좋아지지만, 나쁜 것은 둘이 하면 더 나빠지잖아요. 그러니까 혼자 가서 진료 받고 혼자 한 거죠."

결혼 후 40여 년간 소박하게 마 농사를 짓고 살아온 부부. 수술 후 통증을 이겨내기 위해 부부가 찾은 것은 다름 아닌 마였다. 사실 손수 마 농사를 지으면서도 평소에는 아까워서 먹지 못했었다.

"농사를 지어도 돈 벌려고 하나 깎아먹지 않았어요. 위암 수술하고 그 뒤부터 마를 먹은 거죠."

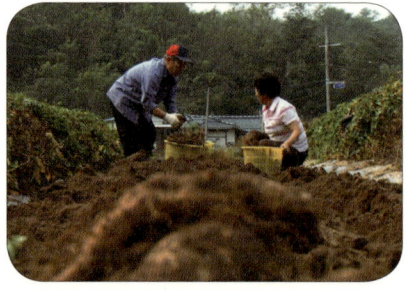
| 마 농사짓는 부부

권상호씨는 껍질을 벗긴 생마를 요구르트와 함께 갈아서 꾸준히 섭취했다.

"끈적거리는 것이 많이 나오면 입 안에 코가 돌아다니는 것 같은 느낌을 받아요. 그래서 먹기가 거북스럽고. 갈아서 같이 먹으면 삼키기가 쉬워요. 재발 될까 봐 500cc씩 하루 두 번 먹었죠."

정성껏 키운 마로 건강을 되찾기 위해 하루도 빠짐없이 챙겼다는 생마 주스. 사실 권상호씨가 수술 후 통증을 이겨내기 위해 마를 선택하게 된 데는 남다른 계기가 있었다.

"병원 약 먹으면 며칠 동안 먹어도 먹으나 안 먹으나 차이를 못 느끼는데, 마는 먹는 즉시 속이 다르거든요. 쓰리다든가 불룩하다든가 이런 증상이 있을 때 먹으면 편안해 지더라고요."

단기간에 위 통증을 해소시켰다는 마!

바로 마의 이 끈끈한 점액질이 위 통증을 해소시킨 비밀이다!

"마에서 사람들이 많이 인정하는 기능들은 뮤신에 의해 나타나는 기능들이 있습니다. 뮤신은 여러 가지 위벽을 보호해 준다든가 위

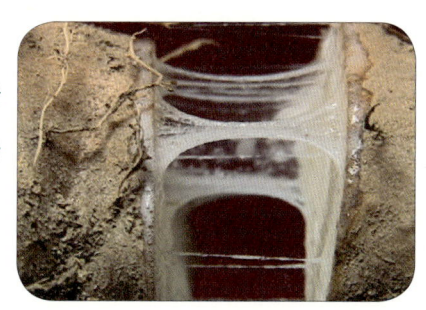

| 마의 끈끈한 점액질

장 점막을 코팅해 주는 효과 때문에 전체적으로 소화기관을 보호해주는 역할. 예를 들어 역류성 위염이라든가, 위산 과다에 의한 속 더부룩함을 효율적으로 예방해 줄 수 있는 역할을 합니다."

손호용 안동대학교 식품영양학과 교수

마의 점액질 성분에 포함된 뮤신이 위 건강을 지키는데 도움이 된다는 것이다.

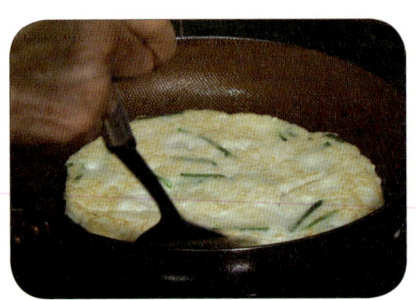 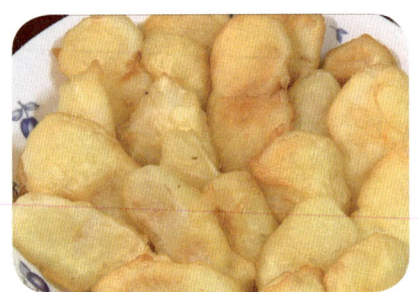

| 마 부침개 | 마 튀김

권상호씨는 위에 좋은 마를 좀 더 많이 먹기 위해서 부침개나 튀김으로 만들어 요리로도 즐긴다. 그런데 익혀먹어도 그 효능엔 문제가 없는 것일까?

"소화기능이 약하신 분들이 마를 섭취함으로써 효과를 볼 때는 가급적 생으로, 또는 살짝 익혀서 드시는 정도가 좋고요. 알란토인, 베타시테스테롤 같은 유용성분은 열에 강합니다. 그래서 조리를 하거나 가열을 한다고 해서 파괴되지 않기 때문에 복합적으로 볼 때는 익혀 드시는 것도 문제는 없습니다."

손호용 안동대학교 식품영양학과 교수

마로 위 건강을 지키고 있다는 권상호 씨 부부의 식탁에 빠지지 않는 것이 또 하나 있는데 알 감자를 닮은 이 것! 바로 마의 씨다.

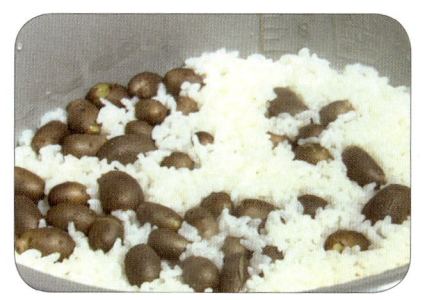
| 마 씨 밥

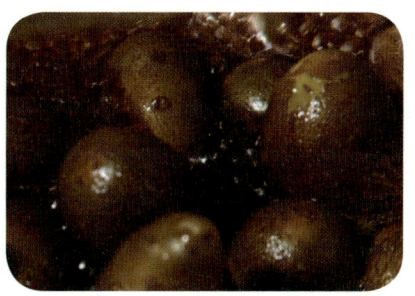
| 마 조림

"마 씨도 먹을 수 있어요. 최근 들어서 먹는데, 이것을 먹으면 담백하고 소화도 잘 되고 맛있어요."

다소 생소한 마 씨. 구수한 향을 품고 있는 마 씨는 밥을 지을 때 껍질을 벗기지 않고 통째로 넣어 먹는다. 감자와 비슷한 맛을 지닌 마 씨는 밥

뿐 아니라 조림으로도 즐길 수 있다. 특히 껍질을 전혀 먹지 않는 마와 달리, 마 씨는 껍질 째 먹기 때문에 껍질에 있는 좋은 성분들을 더 많이 섭취할 수 있다.

종자부터 뿌리까지 버릴 것 하나 없는 슈퍼 푸드 마! 건강과 함께 입맛까지 지키며 매끼니 챙겨 먹는 마는 부부에겐 최고의 건강 식단이 아닐 수 없다.

"밀가루 음식을 먹으면 속이 좀 불편할 때가 있어요. 그러나 마는 안 그래요. 마는 먹으면 속이 편하고 좋아요."

위암 수술을 받은 지 올해로 4년째, 그는 이제 환자라고는 믿기지 않을 만큼 건강한 모습이다. 그렇다면 마기 권상호 씨의 위 긴깅에 어떤 영향을 미친 것일까?

최근 국내 한 연구결과에 따르면 마에는 위 보호 효과를 가진 뮤신 뿐만 아니라, 암세포의 성장을 억제하는 다양한 항암물질이 있음이 밝혀졌다. 뿐만 아니라 권상호 씨 부부가 즐겨 먹었던 마 씨 역시 껍질에서 마에

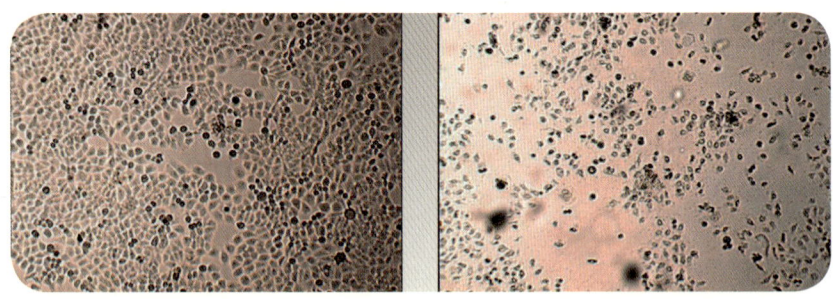

| 마 섭취 전의 암세포　　　　　| 암세포가 현격히 줄어든 모습

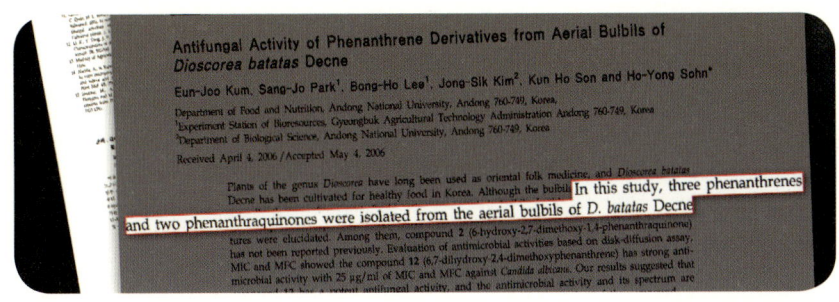

| 마 종자 관련 논문

들어있는 것과 같은 항암물질들이 발견 되었다.

"현재까지 알려진 마의 유용성분들 예를 들어 위 벽을 보호해 주는 뮤신성분, 암세포 생육억제 활성을 나타내는 여러 가지 파이토케미컬들인 디오스게닌, 페난트론 유도체들이 암세포 생육을 억제 시킬 수 있겠죠."

손호용 안동대학교 식품영양학과 교수

해삼

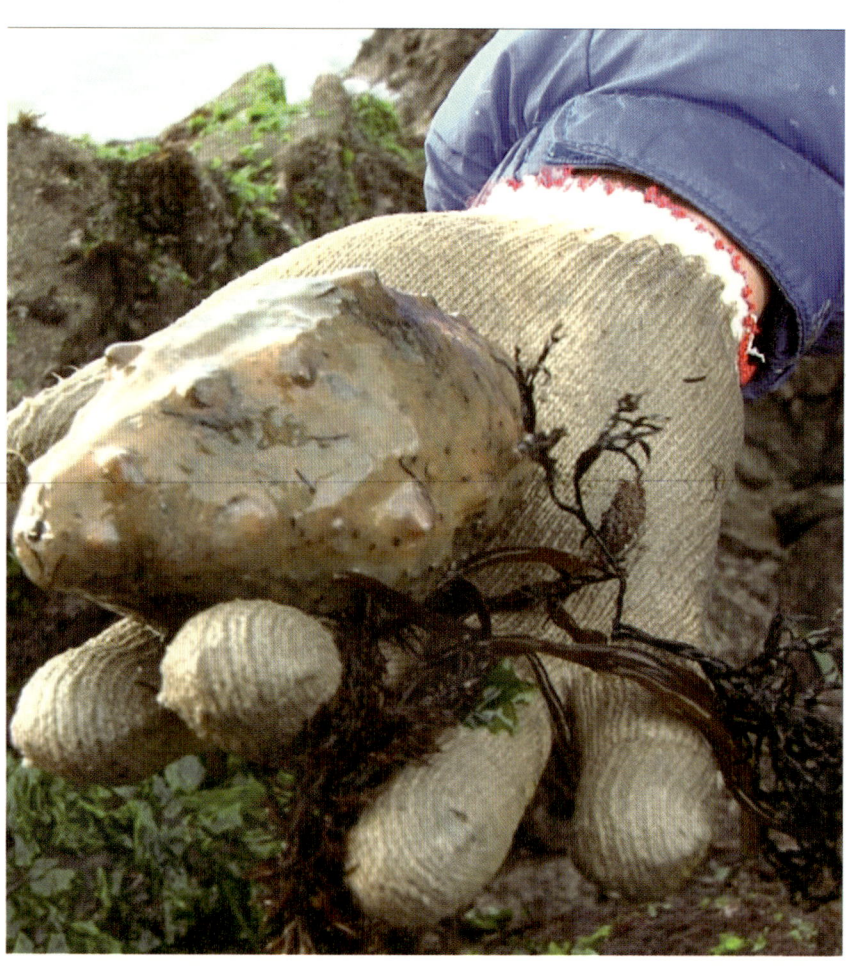

바다의 삼으로
건강을 되찾다

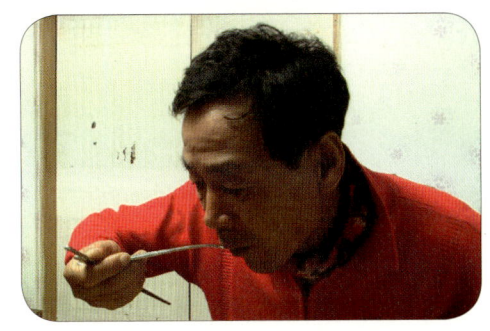

　청정해역이 선물한 풍부한 해양 자원을 품고 있는 곳, 건강의 섬 완도. 이곳에 기적의 새 삶을 살고 있다는 박성모씨가 있다.

　"얼마 전까지만 해도 방에 누워서 거동이 불편했는데 지금은 이렇게 몸이 건강해져서 활발하게 이렇게 일도 하면서 즐겁게 살고 있어요."

　14년 전 위암 3기 환자였다는 박성모씨. 위궤양인줄 알고 병원을 찾았다가 받은 충격적 진단이었다. 아내와 한창 커 가는 두 아들을 뒤로하고 수술대에 오를 때 마음은 이루 말로 표현 할 수 없었다고 한다. 하지만 그는 자신이 얼마나 심각한 상태인지 알지 못했다.

　"위를 30%를 잘랐는데 콩알만 하게 있어가지고 싹 드러냈다고 하더라고요. 위를 다 절재 했다 하면 남편이 충격 받을까 싶어 우리가 숨겼어요. 큰아들 결혼식 할 때 까지만 살라고 했어요. 얼마나 살지를 모르잖아요. 암이라는 건 무서운 병이잖아요. 한마디로 불치병인데 밤에도 주무시고 있으면 숨 쉬는가 안 쉬는가 보고 있어요. 콧소리가 나는지."

위의 일부가 아닌 위 전체를 절제해, 장이 위 역할을 대신하고 있다는 박성모씨! 아내의 지극한 사랑으로 건강을 되찾아갈 무렵, 그에게 또 다른 위기가 찾아왔다. 위가 없었던 탓에 다른 신체 부위에 지속적인 부담이 가해지고 있었던 것이다.

"위가 없는 대신 음식물을 섭취 할 때는 집에서 평소 10번씩 씹은 것을 100번 정도 씹어야 한다. 그 지시를 따르다 보니까 이가 많이 마모가 돼 가지고 이게 다 틀니입니다."

그는 현재 윗니가 모두 없는 상태. 하지만 더 큰 문제는 따로 있었다.

"음식물이 막 내려가면 음식물 찌꺼기가 대장에 고여 가지고 이 대장 쪽에 손을 대야 한다고 들었습니다. 뭐 어떻게 보면 대장암이랄까요?"

그에게 찾아온 또 다른 시련 대장암. 위암 수술을 하고 6년 후 다시 대장암으로 두 번의 수술을 더 받아야만 했다. 그렇게 세 번의 암 수술을 받은 박성모씨. 그런 그가 지금, 건강하게 생활하고 있는 비법은 무엇이었을까?

"노르스름한 황색 같은 이런 내장을 주위 어르신들이나 주위 사람들이 잘 먹더라고요. 건강에 좋은 부위라고 내장을 드시니까 그런 풍얼 일까요? 옛날에 내려온 전설이랄까요?"

황색의 내장을 먹고 건강을 회복했다?

그는 자신의 비법을 채취한다며 돌섬으로 들어갔다. 그 것은 간조 때만 채취할 수 있다는데.

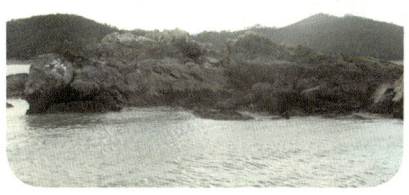
| 돌섬

"여기 있네. 우리 완도에 해산물이 많이 있습니다만, 나의 건강을 지켜 준 특별한 비법은 바로 완도의 선물 해삼입니다."

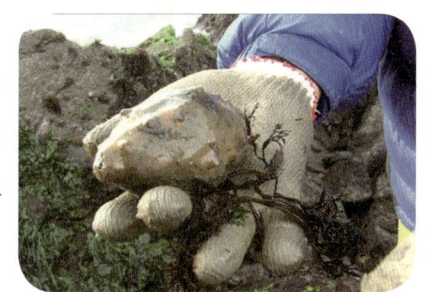
| 해삼

해삼은 예로부터 강장효과 등이 있어 한방에서는 약재로 쓰였으며, 임산부에게 인삼 대신 해삼을 먹였을 정도로 그 효능이 뛰어나다고 한다. 또한 수산고문헌인 〈전어지〉에는, 그 약효가 인삼과 같다고 해서 바다의 인삼, 즉 '해삼'이란 이름이 생겼다고 기록되어 있다.

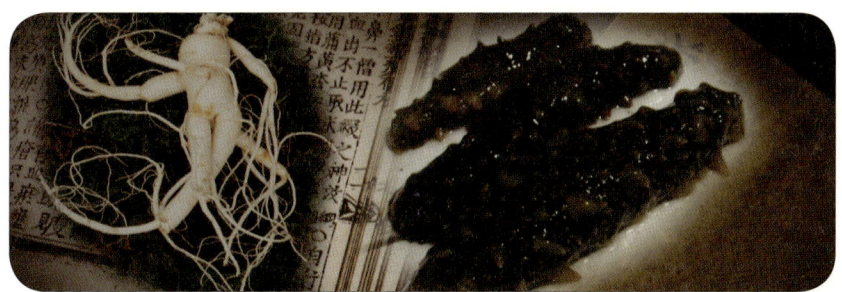
| 옛 문헌

〈전어지〉 해삼은 성이 온(溫)하고 몸을 보비(補脾)하는바 그 효력이 인삼에 맞먹기 때문에 이러한 이름이 생겼다. 실제 최근엔 인삼과 같은 사포닌 성분이 해삼에 들어 있다는 사실이 밝혀졌다.

193

"이 해삼에는 철분, 인, 칼슘등 미네랄과 비타민이 풍부해서 신진대사 기능을 원활하게 할 뿐만이 아니라 피로 회복에도 굉장히 좋습니다. 또한 해삼을 씹을 때 연골에서 오독오독 씹는 소리가 나는데 이 안에는 콘드로이틴이라는 성분이 있어서 피부와 혈관의 노화를 예방해주는 효과가 있습니다."

이미영 장안대학교 식품영양학과 교수

또한 해삼의 황산콘드로이친 성분에는 항암효과가 있다는 연구도 보고된 바 있다.

그야말로 다양한 영양소를 품고 있는 해삼. 완도 지역에서는 수산 자원으로 만들기 위해 최고의 해삼 종묘를 연안 어장에 방류하는 작업을 이어가고 있다.

"종묘를 생산해서 바다에 방류를 해가지고 자연에서 채취를 했기 때문에 양식 이라고는 할 수가 없습니다. 최근에 우리 완도와 보길도 지역에 전복을 기르는 가두리에다가 이 종묘를 가져가서 양식을 성공했습니다."

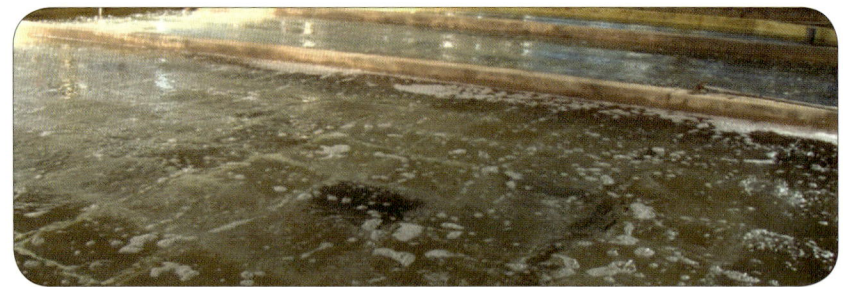

| 치묘생산장

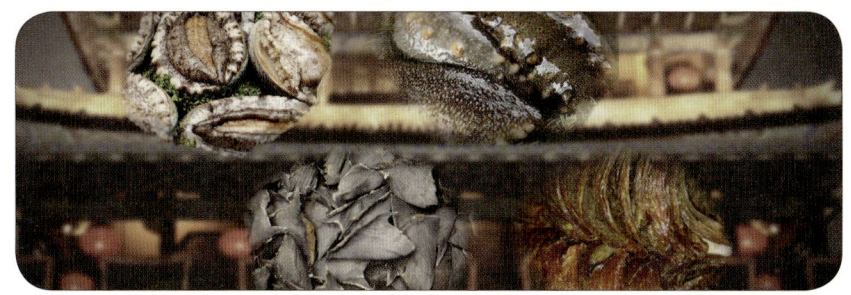

| 중국의 4대 보양식 재료

김재경 해삼 종묘 양식장 관계자

전복에 이어 완도의 귀중한 수산자원이 되고 있는 해삼. 그런데 국내 해삼 생산량의 90%를 소비하고 있는 곳은 한국이 아닌 중국이라는데. 중국에선 해삼이 4대 보양식 재료로 꼽힐 정도로 귀한 대접을 받고 있기 때문이라고 한다.

암 수술 후 박성모씨는 해삼을 잡기 위해 꾸준히 이 돌섬을 찾고 있다. 해삼을 잡아서 그 자리에서 배를 가르는 박성모씨. 해삼을 잡으면 가장 먼저, 생으로 먹는 부위가 있기 때문이다.

"해삼 내장을 먹으면 제 위암에 참 좋아서, 제 하나의 노하우로 계속 이 해삼 내장을 먹고 있습니다."

버리는 해삼 내장이 박성모씨의 건강 비법이다? 다른 지역에선 해삼을 손질할 때 대부분 내장을 버리지만, 이곳 마을 어르신들은 오래 전부

| 해삼 내장 빼는 장면

터 해삼 내장을 먹어 왔다고 한다. 그 역시 그 모습을 보고 먹기 시작했다는데.

그러나 해삼 내장이라고 해서 모두 다 먹을 수 있는 것은 아니라고 한다.

"뻘 색깔 나는 것은 먹지 않고 이렇게 누르스름한 줄무늬 있는 이런 내장을 먹고 있습니다."

해삼 내장은 한 마리당 그 양이 많지 않은데다, 이렇게 노란 빛깔을 선명하게 띠는 것만 먹을 수 있기에 귀하다고 한다. 일본에서는 해삼 내장이 3대 진미로 꼽힐 정도로 고급 식재료라고 하는데.
그렇다면 박성모씨는 해삼 내장을 먹는 동안 몸에 어떤 변화를 느꼈을까?

"내장은 아까 한 것처럼 소화도 잘되고 속이 불편함이 없습니다. 그 당시에 한 42~43kg 이렇게 나가다가 그걸 복용하니까 한 50kg 까지 오르더라니 까요."

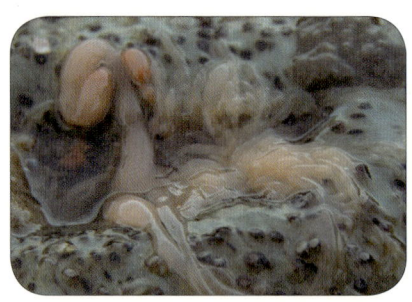
| 해삼내장

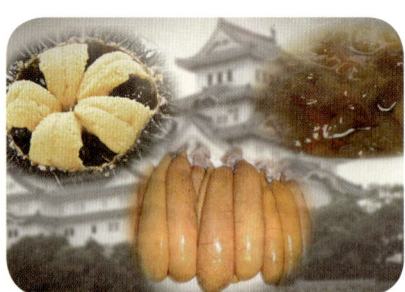
| 일본의 3대 진미

위 전체를 절제한 박성모씨는 특히 소화 자체가 힘겹다 보니 음식 섭취가 쉽지 않아 계속 체중이 빠졌다고 한다. 하지만 해삼 내장을 먹은 뒤로는 오히려 살이 올랐다는데. 그렇다면 과연 그의 믿음대로 해삼 내장이 소화 기능을 회복시킨 것일까?

"해삼 내장에는 글루타민산 알라닌 글리신과 같은 아미노산이 풍부하게 들어있는데요 특히 글루타민산 같은 경우는 다시마, 굴, 멸치에도 들어 있어서 국물을 낼 때 특유의 감칠맛을 냅니다. 또한 이 성분은 내장기능을 원활하게 해주어서 소화기능도 향상 시킵니다."

한동하 한의사

해삼 요리로 남편의 건강을 돕다

남편이 잡아온 해삼을 건강해지길 바라는 마음으로 요리해 왔다는 아내. 그는 해삼을 요리하기 전에 데쳐서 요리를 한다.

"남편이 소화가 잘 안되니까 데쳐가지고 부드럽게 먹기 위해서 하는 거예요."

아내는 암 수술 후 남편의 기력을 보충하기 위해 맛과 영양에서 전복 못지 않은 해삼죽과 갯내음이 살아있는 해삼 내장젓을 늘 빠지지 않고 먹게 했다고 한다.

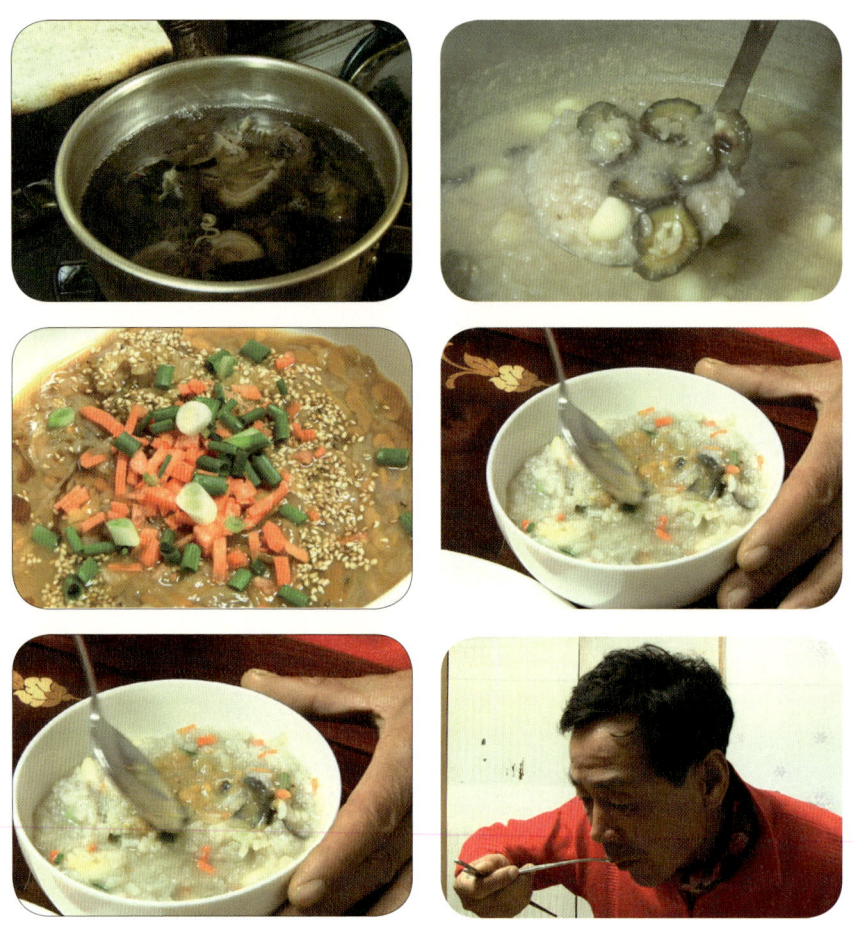

| 해삼으로 여러가지 요리를 만들어 먹는 주인공

"우리 전라도에서 많이 먹어요. 그런데 다른 거는 소금이 들어가는데 이 해삼 내장젓은 소금을 안쳐요 참기름이랑 깨소금만 하면 되요. 그래도 맛이 있어요."

특히 위암 수술을 한 박성모씨는 소금을 적게 먹어야 하기 때문에 소금에 절이지 않은 해삼 내장 젓은 그의 밥상에서 천연 조미료 역할까지 하며 그의 건강을 지켜주고 있다고 한다.

"제가 이걸 많이 먹기 전에는 얼굴에 화색도 안 나오고 다리가 비 오면 마비가 되는 현상이 있었는데 이걸 한 2~3년 먹다 보니까 혈색이 좋아지고 원기가 회복되는 것 같은 걸 제가 피부로 느꼈습니다."

현재 암 재발 없이 건강한 몸 상태를 유지하고 있는 박성모 씨. 그렇다면 해삼 내장이 정말 그의 건강에 도움이 된 것일까?
해삼은 천적을 만나면 내장 일부를 뿜어내며 도망가는데 이 내장에 있는 홀로톡신이라는 독소가 오히려 사람에게는 종양을 억제한다는 연구가 발표된 바 있다. 하지만 해삼의 내장을 먹을 땐 반드시 주의해야 할 점도 있다.

"투병중인 환우 분들 경우에는 수술하고 아직 면역력이 회복되지 않은 상태라든지 아니면 항암 치료 중에 있다든지 이러한 경우에는 체내에 면역력이 약하기 때문에 익히지 않은 날 음식이라든지 이런 것들을 조심하셔야 됩니다. 그 이유는 그 음식 속에 있는 균들이 우리 몸 속에서 활성화 될 수 있기 때문인데 균이 활성화 되지 않도록 위생적으로 처리하신다면 환자의 면역력 증강이나 기력회복에 도움이 될 수 있을 것입니다."

이영석 외과 전문의

휴석재

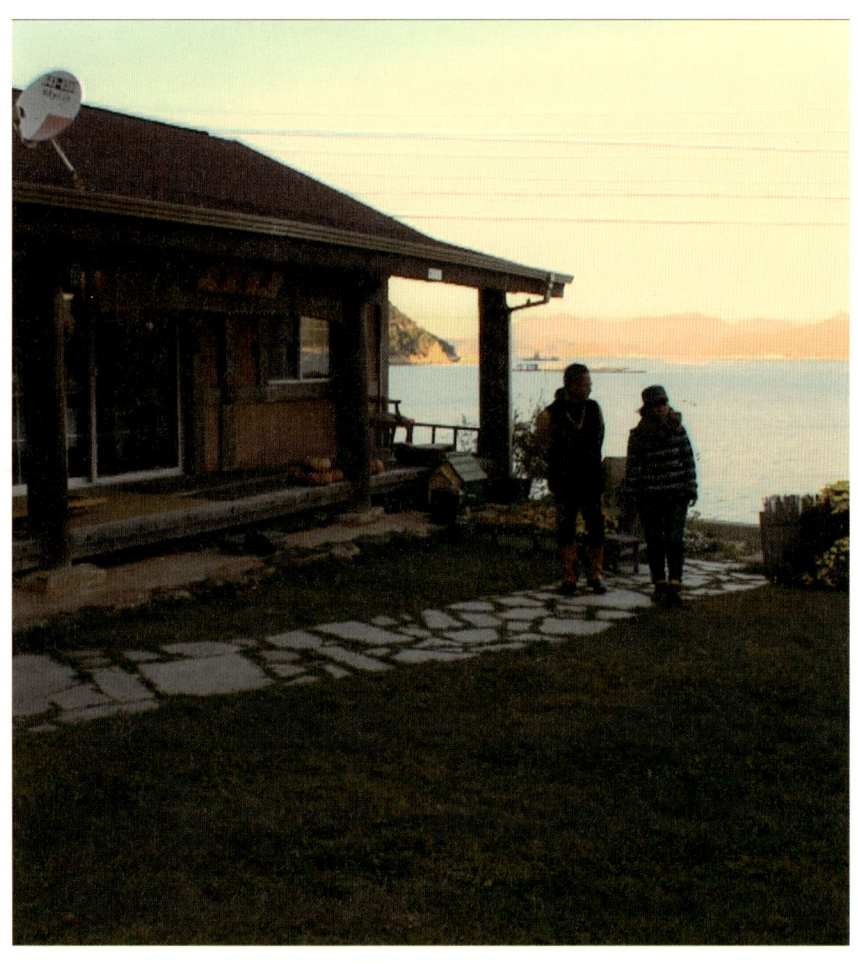

바닷가 집이 병을 치유하다

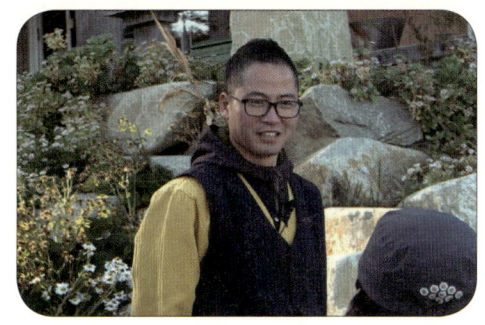

경상남도 통영. 천혜의 자연환경을 자랑하는 이곳에 집을 통해 건강을 되찾은 사람이 있다. 통영 바다와 맞닿아 있는 특별한 집의 주인공 이상희씨!

전원생활의 소박함과 정겨움이 느껴지는 마당, 눈앞에 펼쳐진 바다의 풍광이 발길을 머물게 하는 집이다. 따뜻한 남쪽 지방인 통영이라 겨울에도 가을 국화가 흐드러지게 피어 계절을 잊게 해주는데. 이 집을 조금 조금씩 꽃도 심어가며 손수 다 가꿨다는 이상희씨. 집에 이름까지 달아주었다.

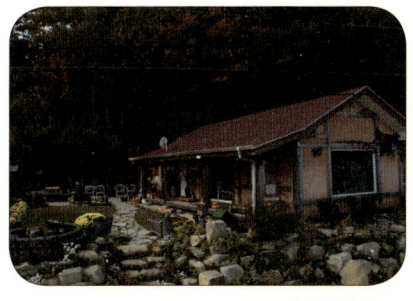
| 집 전면

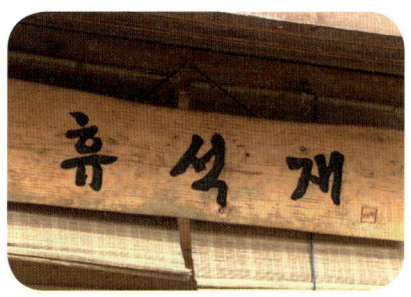
| 〈휴석재〉 간판

"가호를 휴석재라고 지었습니다. 쉴 휴(休)자는 아니고 수리부엉이 휴(鵂)자입니다. 저 수리부엉이 휴자가 새조자 사람인자 나무목자 결합된 한자더라고요. 자연이 쉬다, 사람, 나무 다 자연이라는 의미로 자연이 쉰다. 뜻풀이는 그렇게 했습니다."

이 집에 오는 모든 이들이 자연과 어우러져 편하게 쉴 수 있기를 바라는 마음이 담겨 있는 가호다. 홀로 바닷가의 작은 마을로 들어와 집을 짓고 지낸지 올해로 5년 째. 그에겐 남다른 사연이 있다.

"아픈지 7년 됐어요. 정기적으로 병원 가서 검진 할 때 내시경 검사 해보니까 이상이 있다고 해서 큰 병원 가서 조직검사 해 보니까 위암이 뭐 진행이 많이 됐고, 위가 천공됐다 그러는 것 같더라고요"

7년 전 위암 4기 진단을 받았다는 이상희씨. 그는 위의 70%를 잘라내는 큰 수술을 받았다. 그의 상태는 5년 생존률이 15% 밖에 되지 않을 정도로 위중했다.

두 딸의 아버지이자 남편이었던 이상희 씨. 그는 아버지이자 남편의 자리로 되돌아가기 위해서라도 생존률 15%라는 희망의 끈을 놓을 수 없었다.

결국 그는 항암치료를 하면서 가족들과 떨어져 이곳에서 자신만의 방법으로 치유를 시작했다.

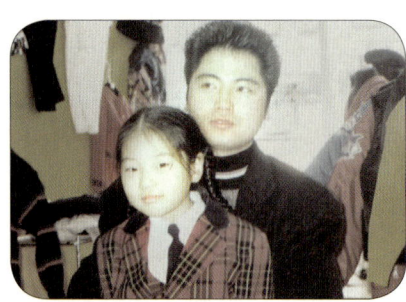
| 딸과의 가족 사진

"아내 덕분에 아내가 오랜 시간 휴식을 줬어요. 이루 말 할 수 없이 고맙죠."

건강이 무너지는 것도 모를 만큼 가족을 위해 헌신한 남편을 위해 아내는 10년 이라는 특별한 휴가를 선물 했고, 그 덕분에 이상희씨는 이곳에 터를 잡고 5년 째 치유를 위한 휴가를 보내고 있다는 것이다.

"이 집이 병원에 있었던 것 보다 훨씬 건강에 도움이 됐어요. 의학적으로는 병원이었지만 그 외에 거는 거진 다 이 집이죠. 이 집에서 치유를 했죠."

죽기 전에 꼭 한번 살고 싶었던 집, 그에게 휴식을 주고 치유를 주었다는 휴석재의 내부는 어떤 모습일까?

한옥의 정갈하고 따뜻한 분위기가 느껴지는 방안. 특히 차를 즐겨 마신다는 그가 손수 만들었다는 찻장에는 투박하지만 멋스러운 도자기들이 한 가득이다.

"좀 못난 거는 제가 만들었고 좀 잘난 거는 구입하고 지인들한테 선물 받고 그런 거예요. 바닥도 이제는 일반 장판이 아니라 한지 옛날 종이 장판으로 해서 이것도 손수 했습니

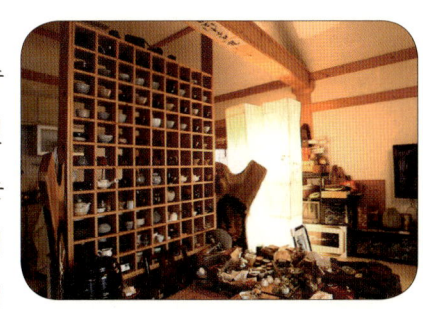

| 휴석재 집 안

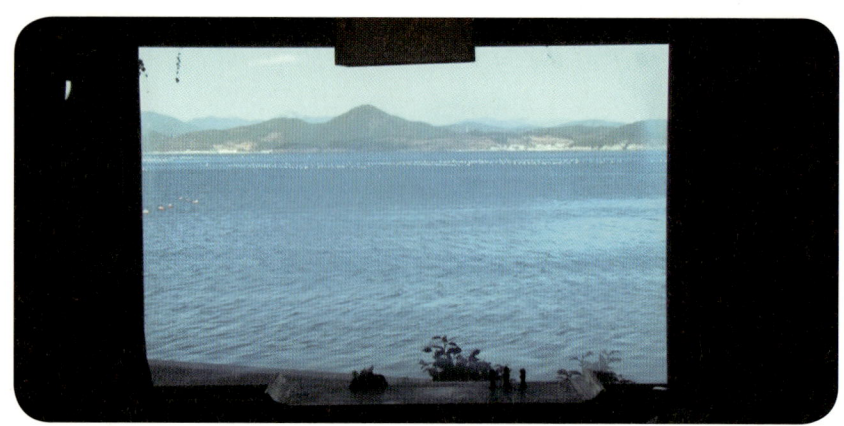
| 문 열면 펼쳐지는 바다 풍광

다. 몸에 좋은 숯 깔고, 초배지 깔고 그랬죠."
　건강을 위해 흙으로 만든 집은 천정은 물론 바닥, 그리고 벽지까지 천연 재료들을 이용했다고 한다. 그 중에서도 특별히 정성을 들인 것이 있다는데 닫혀져 있는 문 하나! 과연 이 문 너머에는 어떤 공간이 숨어 있을까?

　문을 열자 마치 액자 속에 담겨 있는 듯한 바다! 그는 유리 너머로 보이는 그림 같은 창 밖의 풍경이 자신의 건강을 돌보는데 큰 도움이 됐다고 한다.
　"해도 여기서 바로 뜨고 하니까 내가 보고 싶은 거 보면서 눈뜨고 싶고, 보고 싶은 거 보면서 잠들고 싶고 해서 이렇게 만들어 봤더니만 내가 생각 했던 것 보다 결과가 더 좋아요."

　휴석재의 바다를 담은 특별한 창문은 자연 속에서 눈을 뜨고 감고 싶었

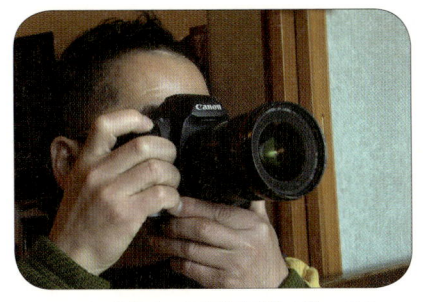
| 카메라로 주변풍경을 찍는 모습

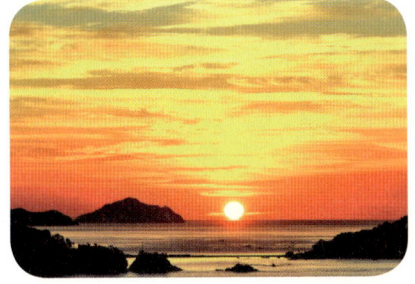
| 사진작품

던 그의 소박한 바람에서 시작됐다.

해가 뜨고 지는 방향까지 고려해 만든 창은 낮과 밤이 따로 없는 현대인들과 다르게 시간의 흐름을 거스르지 않고 최대한 자연에 순응하며 살 수 있도록 했다.

눈으로 보고 놓치는 풍경이 아쉬워, 한두 장 찍기 시작한 사진, 지금은 그의 취미 생활이 되었다. 통영의 자연이 주는 선물 같은 풍광은 매일 매일이 달랐고, 그의 건강 또한 변화무쌍한 사진 속 풍경처럼 호전되기 시작했다. 죽음의 문턱에서 한 가닥 희망으로 붙잡은 그림 같은 집, 휴석재. 욕심 없이 자연과 어우러져 지낸 5년은 그의 건강은 물론 삶을 바라보는 시선까지도 바꿔놓았다.

"그 전에는 죽을까 살까 막 그런 생각도 하고 걱정도 되는데 이렇게 집 짓고 소일거리 삼아서 하면서 그런 잡생각도 없어지고 걱정거리도 많이 없어지고, 그런 게 도움이 많이 됐지 싶어요. 또 좋은 풍광에 좋은 공기에 뭐 좋은 거 다 느끼면서 살잖아요. 나한테 준 선물인 것 같아요. 건강을 빼앗아 가고 준 선물 일 거예요."

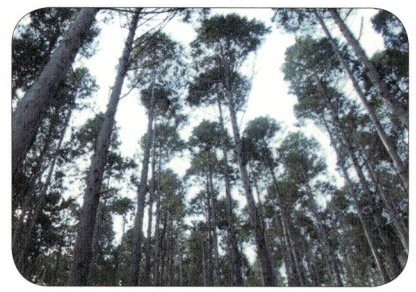
| 편백나무 숲

집도 자연의 일부처럼 자연스러워야 한다는 이상희씨. 이곳은 그가 매일 찾는 집 뒷 편의 편백나무 숲이다. 이 숲이 휴석재를 이곳에 짓게 된 결정적인 이유가 됐다고 한다. 실제로 편백나무가 내뿜는 피톤치드는 스트레스 호르몬인 코티솔을 낮춰 암환자의 면역력을 높이는데 도움이 된다고 알려져 있다.

이와 더불어 이 집의 숨겨진 그만의 건강비결은 하루 종일 들을 수 있는 바닷가의 잔잔한 파도소리에도 있다는데

실제로 일본의 호타켄지 교수의 연구결과에 따르면 파도소리는 사람이 휴식을 취할 때 나오는 뇌파인, 알파파를 활성화 시켜 정신 건강에 도움을 준다는 것이다.

파도 소리와 더불어 통영바다가 그에게 나눠준 선물은 또 있었다. 집에서 5분 거리에 떨어져 있는 갯바위에서 열심히 캐는 건, 바로 제철을 맞은 자연산 굴이다.

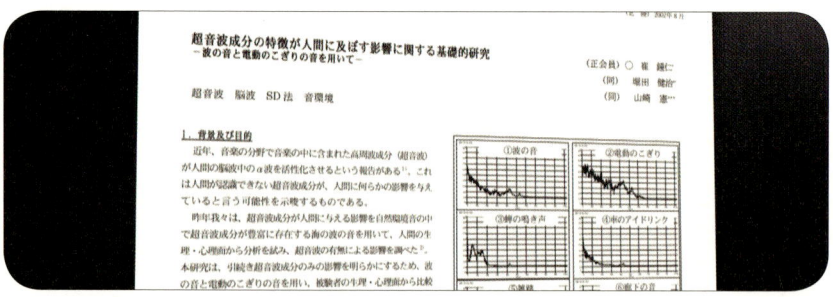
| 파도소리가 사람의 정신건강에 도움이 된다는 논문

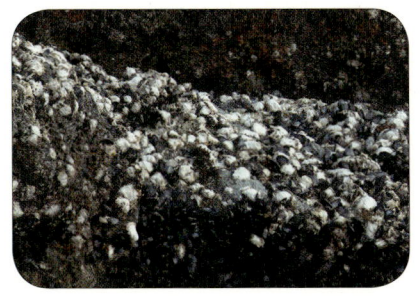
| 굴바위

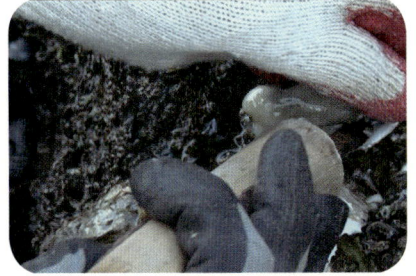
| 자연산 굴 까는 모습

"집 바로 아래 자연 굴이 잔뜩 있어요. 파래 같은 것도 여기서 뜯어서 먹고, 톳 같은 것도 하고, 미역도 밀려오면 뜯어 먹고 그래요."

자연에서 공짜로 얻어가는 만큼 하루 먹을 만큼의 양만 채취한다는 이상희씨 텃밭.
그리고 집 뒤뜰 조그마한 텃밭에는 이상희씨가 손수 농사지은 채소들이 해풍을 맞고 쑥쑥 자라고 있었다.

휴석재에 어둠이 내리자, 방금 채취한 해산물과 텃밭의 재료들로 뚝딱 저녁을 준비하는 이상희씨. 집 마당 텃밭에서 딴 채소와 바다에서 갓 채

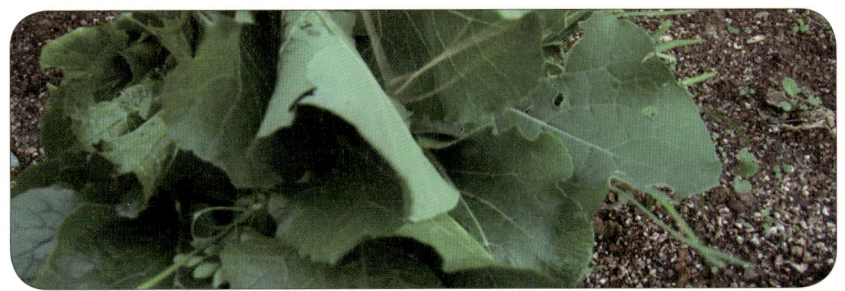
| 텃밭

207

취한 싱싱한 굴까지. 매일 이렇게 소박하지만 건강한 밥상을 먹을 수 있는 것이 휴석재가 선물한 가장 특별한 것이라고 한다. 그런데 위암 수술 후, 그만의 남다른 식사법이 있었다.

"위가 없으니까 양을 조금씩 여러 번 먹어야지 하루에 영양분을 다 섭취 할 수 있잖아요."

이런 소식 식습관이 그의 위 건강에 직접적인 도움이 될까?

"위암 수술을 한 환자 분들은 아무래도 위의 주 역할인 저장고 역할이 사라지기 때문에 일반인처럼 음식을 하루에 3번 다량씩 섭취하게 되면 이 음식이 저장되지 않고 바로 바로 소장과 대장으로 넘어가게 됩니다. 이러한 과정에서 효율성이 떨어지고 흡수가 되지 않고 소화 불량 증상이 나타나기 때문에 음식을 나눠서 하루에 다섯 번에서 여섯 번으로 소량씩 섭취 하도록 하고 있습니다."

조성훈 소화기 내과 전문의

생의 끝자락에서 자연과 더불어 휴식이라는 치유법을 선택한 이상희 씨.

"이 자리에 이 집이나 나나 그냥 같이 있는 거예요. 같이 어우러진 풍경이죠. 나에게 집이란 자연이죠. 그냥 그대로 나서부터 자연인데 한 몸이라고 생각 합니다."

그렇다면, 자연과 닮은 삶의 공간에서 자연의 일부처럼 사는 것이 건강을 위한 비법이 될 수 있을까?

"우리의 건강은 꼭 먹는 것만 잘 먹는다고 해서 해결 되는 것은 아닙니다. 집이란 것은 쉬는 공간이거든요. 휴식이 충분히 됐을 때, 우리 몸에 있는 여러 가지 손상된 조식들이 회복이 되요. 그래서 잠자리가 좋으면 그 다음날 행복해지고 편해지고 무병장수할 수 있는 길이 열리는 거죠."

염창환 가정의학과 전문의

이상희씨는 단지 사는 곳만을 선택한 것이 아니다. 결국 그의 집 휴석재는 그에게 어떻게 살 것인가, 인생관과 철학까지 바꿔준 것이다.

사슴고기

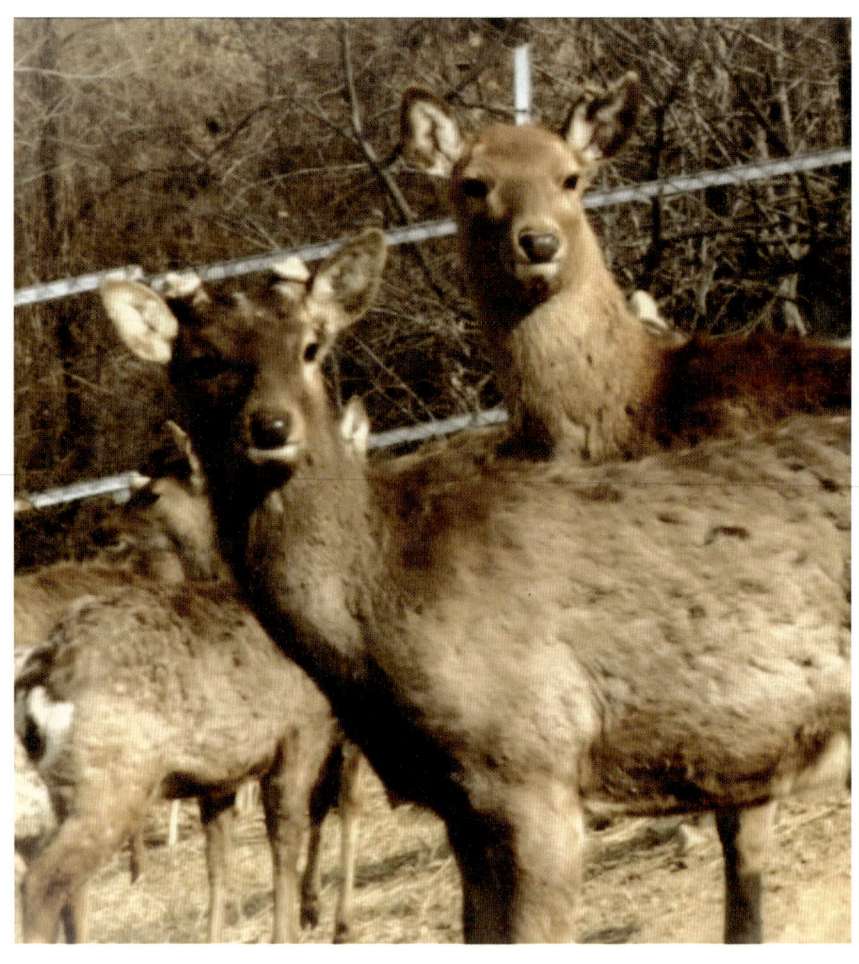

왕이 사랑했던 사슴고기로 위암을 이겨내다!

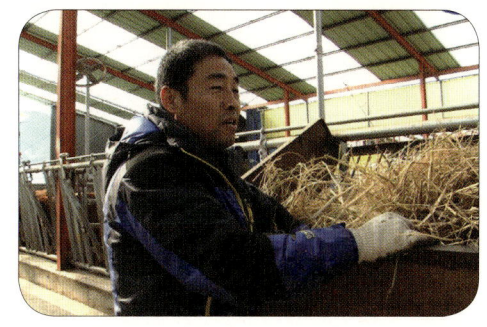

조선 21대 왕 영조, 영조는 자신의 건강에 매우 신경을 써 왕들 중 흔치 않게 장수를 누린 왕이다. 영조의 건강 비결에는 몇 가지가 있는데 그 중 첫 번째 건강 비결은 바로 차별화된 식습관이다. 하루 다섯 끼를 먹던 다른 왕들과는 달리 영조는 식사를 3번으로 줄이고 과식하는 법이 없었다. 이는 가난한 백성을 생각해 수라상을 검소하게 한 것도 있으나, 그 이면엔 자신의 건강상의 이유가 컸다.

"소화력이 굉장히 많이 떨어져서 조금만 많이 먹으면 배가 아프거나 아니면 잘 얹힌다는 표현을 잘 했고, 대부분의 건강 서적들이 영조가 소식했다고 얘기하는 데 사실은 소식이 아니고 많이 먹지를 못 했던 거죠."

이상곤 한의사

그래서 영조는 소화가 쉽지 않은 육류나 기름진 음식을 멀리했다. 대신 송이버섯이나 전복과 같은 기력 보충에 좋은 보양식을 즐겼다고 하는데,

그 중 육류임에도 불구하고 유독 좋아했던 특별한 고기가 있다고 한다.

그런데 영조가 즐겨 먹었다는 그 특별한 고기로 건강을 되찾았다는 주인공이 있다. 충북 제천에서 농장을 하고 있는 김형우씨.

힘든 축사 일도 혼자서 거뜬히 해낼 만큼 건강한 모습을 보이는 김형우씨. 그러나 불과 몇 년 전만해도 생사의 기로에 서 있었다.

"술을 많이 먹어서 위가 안 좋고 소화가 잘 안 돼서 병원에 갔더니 내시경을 한 번 하자 했더니, 위암 판정이 났어요."

10여 년 전 갑자기 참을 수 없을 만큼 심한 복통이 시작돼 병원을 찾았다는 김형우씨! 그런데 단순한 복통이겠거니 했던 것과는 달리 결과는 충격적이었다. 암세포가 퍼질 만큼 퍼져 이미 위암 2기를 넘어섰고, 당장 생사를 가늠할 수조차 없었다.

"하늘이 노랗고 우리 가족들이나 이제 모든 것이 내가 이제 죽는구나 그런 생각이 나니까 가족이나 주위에 있는 사람들이나 모든 하던 일을 정리를 해야 된다는 생각 밖에 안 나더라고요."

위의 3분의 2를 잘라내는 대수술을 받고도 그는 무려 5년간이나 항암 치료를 받으며 길고도 고통스러운 암과의 전쟁을 시작했다.

"항암치료 했을 적에는 엄청 힘들었죠. 생 구역질에다가 어떻게 말로 다 하겠어요. 복도에 가서 엎드려서 엉엉 울다가 안 되면 또 변기 앞에 가서 변기에다 거꾸로 머리 쑤셔 박고 또 엉엉 울다가 토하다가 그랬어요. 엄청 힘들었어요. 그 때는 사람이 이제는 힘이 없는 거죠. 체력의 한계라는 게 있죠. 체력이 보충이 안 되는데다 먹지를 못 하니까 아무 일도 못하는 거죠."

한번 잃은 건강을 되찾기란 쉽지 않았다. 하지만 남아 있는 가족들을 생각해서라도 절대 포기할 수 없는 싸움이었다.

"뭐 이것저것 다 먹어봤죠. 장어도 좋다 그래서 장어도 먹어봤고, 자라도 좋다고 해서 자라도 먹어봤고, 그리고 뭐 이것저것 먹어 봤는데 내 몸에 맞지 않으니까 안 되더라고요. 그래서 내가 이제 딴 걸 먹어야겠다 이렇게 생각 했는데 집에 있는 걸로 그냥 먹었습니다."

집에 있는 것을 먹었다? 영조가 특별히 좋아했다는 고기가 집에 있다

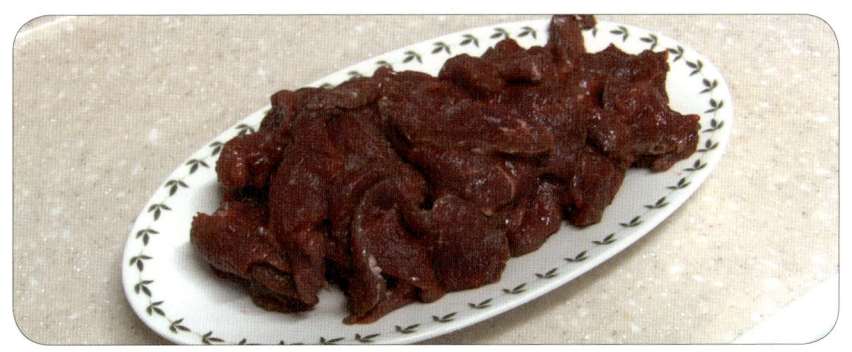

| 사슴고기

는 것인데, 과연 그가 위암을 이겨내는데 도움이 됐다는 영조의 보양식은 무엇일까? 그런데 그가 꺼내든 정체불명의 고기 덩어리!

"이 고긴데요, 기름이 없어요. 고기 자체에 그러니까 마블링이라는 게 안 생기고 고기가 빨개요."

언뜻 봐도 우리가 주변에서 흔히 접하는 육류는 아닌듯하다. 하지만 아무리 특별한 동물의 고기라고 해도 일반적으로 암환자는 육류를 피하기 마련인데, 대체 그는 어떤 이유로 고기를 먹는 것일까?

"병원에서 수술하고 나니까 퇴원해서 몸에 보양 좀 하고 오세요. 그러더라고요 면역력을 기르기 위해서는 백혈구가 좀 많이 나와야 된다던데 그게 정상적으로 돼야 항암 치료가 잘 맞는다고 그러더라고요. 그래서 집에 있는 이 고기로 육회를 해 드려 봤어요. 그랬더니 맛있게 잘 드시고 먹으니까 좀 기운이 난다 그러더라고요."

항암치료를 받기 위해서 무엇보다 중요한 것이 기력회복 이었는데, 그때 주변 지인들의 권유로 그의 아내가 이 정체불명의 육류를 남편에게 먹이기 시작했다는 것이다.

"우리가 항암 치료를 받게 되면 우리가 골수의 억제 효과들이 있는 항암제 같은 경우는 백혈구 생성을 억제해요. 우리가 백혈구가 부족하다는 것은 결국 면역력이 떨어졌다는 거거든요. 그 수치가 낮으면 항암제를 받게 되면 오히려 더 면역력이 낮아지고 폐렴뿐만 아니라 다양한 간염 질환이 생겨서 폐혈증이라는 극단적인 질환이 생겨 오히려 위험 할 수가 있기 때문입니다. 암 치료를 받을 때는 체력이 떨어지면 결국은 암 치료를 못 받아요. 항암치료 같이 이제 힘든 치료를 그렇기 때문에 고기처럼 영양성분도 많고 단백질이 많은 음식을 꼭 먹어줘야 됩니다."

염창환 가정의학과전문의

김형우씨가 체력을 회복해 위암을 이겨내는데 도움이 됐다는 영조의 특별한 보양식 그 정체가 더욱 궁금하다.

"건강에 도움이 된 특별한 고기, 그게 우리 집 농장 안에 있는 동물이에요."

그것은 바로 사슴이었다. 소화기능이 약했던 영조와 위암 환자였던 김형우씨가 건강 보양식으로 선택한 고기, 사슴! 사슴은 예로부터 영생이나 재생의 상징으로, 수천 년을 살 수 있는 장수의 영물로 여겨졌고, 식용

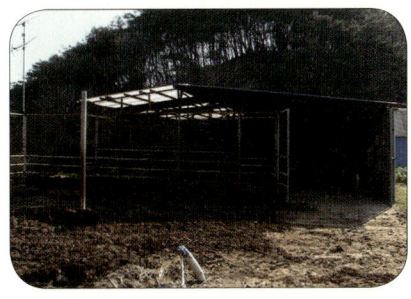
| 축사

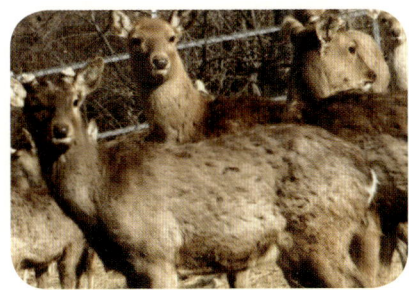
| 사슴

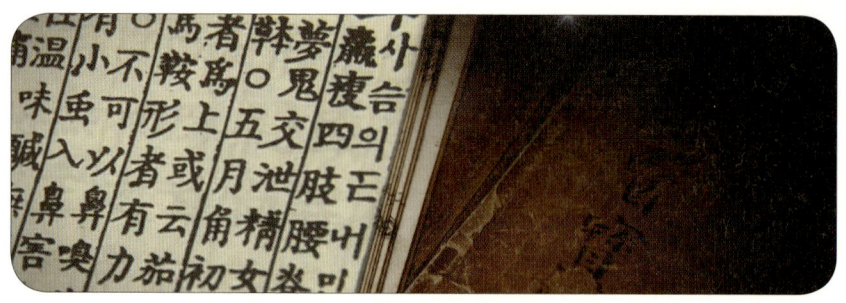

| 사슴고기의 약효에 대해 기록되어 있는 〈동의보감〉

뿐만 아니라 약으로 사용됐다. 그렇다면 김형우씨도 이 사슴고기의 덕을 본 것일까?

"수술하기 전에는 뭐 4시간씩 일하고 6시간씩 일해도 괜찮은데 수술하고 나니까 1시간만 일해도 체력이 떨어져요. 그래서 사슴 고기를 먹고, 또 이제 사슴 엑기스도 내려 먹고 그러니까 머리서부터 발끝까지 다 먹은 거죠. 그러니까 힘이 좀 나고 영양도 보충이 되니까 이제 생활 하는 데 좀 수월 했어요"

사슴은 흔히 녹용을 생각하지만, 〈본초강목〉에는 사슴의 몸 전체가 전부 사람에게 유익하다고 기록되어 있다. 또한 〈동의보감〉에도 사슴고기는 성질이 따뜻하고 맛이 달며 독이 없는 고기로 그 약효가 자세히 언급되어 있다.

"사슴 고기는 〈동의보감〉에 보게 되면 몸이 허하거나 몸이 마르거나 그런데 우리가 굉장히 몸을 튼튼하게 해 주고 오장을 튼튼하게 해 주면서 산고기 중에서 가장 좋은 고기고 깨끗한 고기다라고 말합니다. 그래서 포를 해 가지고 먹거나 적당히 쪄서 먹게 되면 몸이 튼튼해진다. 이렇게 설명이 돼 있습니다."

이상곤 한의학 박사

위암환자였던 김형우씨에게 기력회복과 오장을 튼튼하게 하는 사슴고기는 더할 나위 없이 좋은 식품이었다.

"사슴고기는 다리 머리 이렇게 몸통을 섞어가지고 약 내리는 데 써요. 그런데 여기 특별한 게 또 있어요. 사슴 한 마리당 딱 하나 밖에 나오지 않아요. 아주 특별하죠."

사슴 한 마리당 딱 하나밖에 나오지 않는다는 특별한 부위는 과연 무엇일까?

사슴에서도 아주 특별한 부위

"이게 왕이 먹었다는 사슴 꼬리에요. 꼬리."

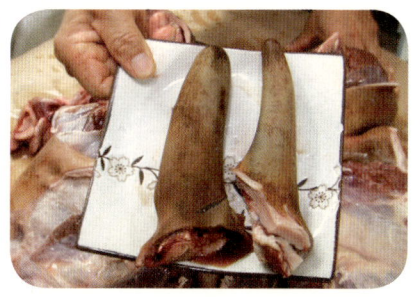

| 사슴 꼬리

사슴꼬리는 중국 8대 진미중 하나

로 녹미라 하여 주로 왕들이 먹던 보양식이다. 영조는 유독 사슴꼬리를 좋아했다고 한다.

조선왕조실록 영조 40년 (1764년 4월 24일)
사슴 꼬리〔鹿尾〕나 메추리 고기〔鶉肉〕도 내가 전에 즐겼던 것들이나, 올리라고 하지 않은 것도 역시 민폐를 끼칠까 두려워해서이다

영조실록에는 사슴꼬리에 대한 기록이 나온다. 사슴꼬리가 워낙 귀하다 보니 먹는 것을 부담스러워 했던 영조! 그러나 몸이 쇠약해진 말년에는 오직 사슴꼬리만 입에 맞았다 할 만큼 유독 좋아했다고 한다.

"사슴꼬리는 독특하게도 지방질이 많지가 않고 육류 자체가 상당히 담백해요 그러기 때문에 영조가 별로 육식을 좋아하지 않았고 또 기름진 육류는 소화가 잘 안 됐던데 비해서 사슴 꼬리는 소화시키기가 좀 편하고 맛도 좀 담백한 면이 많았기 때문에 딱 맞았다고 봅니다."

김달래 한의사

소화가 잘되고 오장을 튼튼하게 하는 사슴고기가 소화기가 약했던 영조에게 훌륭한 보양식이 됐던 것처럼 위암으로 위를 잘라내 음식을 쉽게 소화시키지 못했던 김형우씨에게도 더 없이 잘 맞는 음식이었다.

그렇다면 사슴 고기는 어떻게 먹는 걸까?

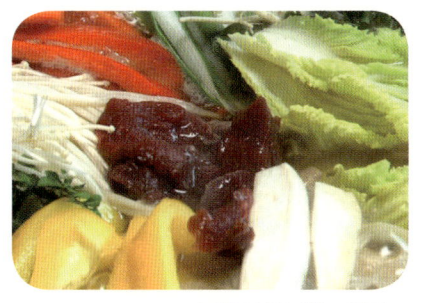 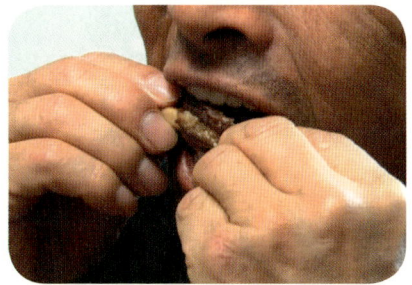

| 샤브샤브 하는 아내 | 갈비 먹는 김형우씨

사슴고기는 누린내가 없어 날것으로도 먹지만 김형우씨는 암환자이기에 채소를 많이 곁들여 먹는 것이 좋을 것 같아 샤브샤브로 많이 즐긴다.

그의 아내는 다양한 요리법을 접목해 물리지 않고 꾸준히 사슴고기를 섭취할 수 있게 도왔고, 항암치료를 하는 내내 밥상에서 사슴고기가 빠지는 법이 없게 하였다. 김형우씨는 무엇보다 먹어도 위에 크게 부담이 없었던 것이 가장 큰 힘이 됐다고 한다.

"항암 치료 중에 다른 거를 먹으면 토하고 몸에서 안 받고 이랬는데 사슴 고기를 먹고는 좀 토하는 것도 없었고 죽같이 그냥 이렇게 사슴 고기가 으깨진다고 할까요? 이렇게 포실포실 해요 하여간 사슴고기가 제일 부드럽고 맛있더라고요."

하지만 사슴고기도 육류인데 암환자인 그에게 정말 도움이 된 것일까?

"사슴 고기가 좋은 이유는 결국은 기름기가 적어요. 동물성 기름이 암을 유발시킬 수가 있기 때문에 기름이 적은 음식들이 실질적으로 단백질도 풍부 할 뿐만 아니라 암을 유발시키는 걱정하는 인자들을 줄일 수가 있어요."

염창환 가정의학과 전문의

실제로 사슴고기는 다른 육류에 비해 단백질이 풍부한 반면 지방의 함량이 낮고 콜레스테롤이 적다고 한다. 그렇다면 영조가 유독 좋아했던 부위인 사슴꼬리는 어떻게 먹을까?

"사슴 꼬리가 많지 않으니까 이렇게 사슴 고기하고 꼬리하고 같이 넣어서 중탕을 내려서 먹습니다."

사슴 한 마리당 딱 하나뿐인 꼬리만을 약이 되게 음식으로 먹는 것은 왕이었던 영조에게나 가능했던 일이라고 한다. 김형우씨는 주로 사슴 중탕에 넣었는데 사슴 중탕은 사슴의 꼬리는 물론 사슴의 머리부터 고기, 뼈, 녹용까지 사슴 한 마리가 통째로 들어간 것으로, 한의원에서 처방 받은 몇 가지 한약재를 넣고 달인다. 가정에서 만들기가 어려워 주로 건강원에 맡긴다고 한다.

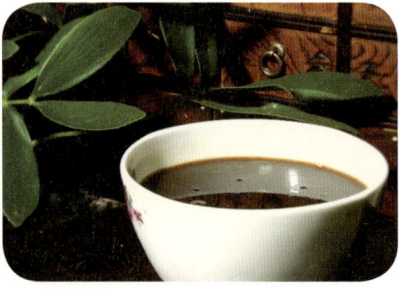

| 사슴 중탕

24시간 달인 사슴진액은 그야말로 사슴의 모든 영양소를 먹을 수 있

다고 한다. 김형우씨는 위 절제로 많은 양의 음식 섭취가 어려워, 중탕으로 만들어 꾸준히 복용했다는데. 그 결과 영양제를 맞아도 소용없던 체력이 빠르게 회복됐다고 한다.

"아주 단백하고 맛있어요."

무엇보다 사슴 고기를 먹으면서부터 5년간의 긴 항암치료도 큰 부작용 없이 이겨낼 수 있었다.

"제 몸에 이 사슴이 맞는 거죠. 그래서 그 사슴을 꾸준히 먹었는데 꾸준히 먹으니까 하여간 기력이 좋고 힘이 솟더라고요. 그래서 여태 지금까지도 그걸 먹고 있습니다."

그리고 그는 암의 공포에서 벗어나 10여 년이 지난 지금까지 재발 없이 건강한 삶을 유지하고 있다.

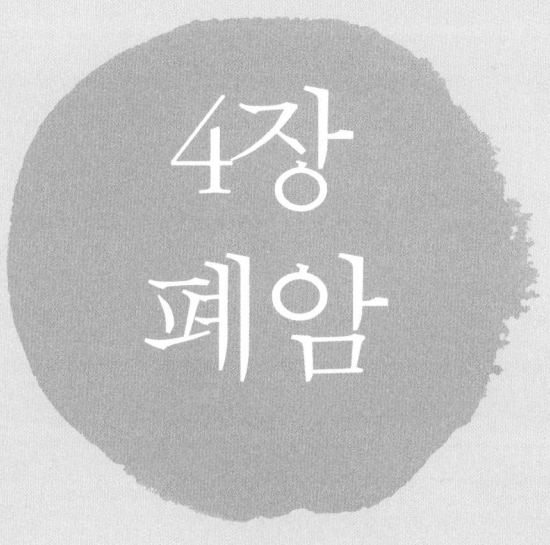

4장
폐암

돌배

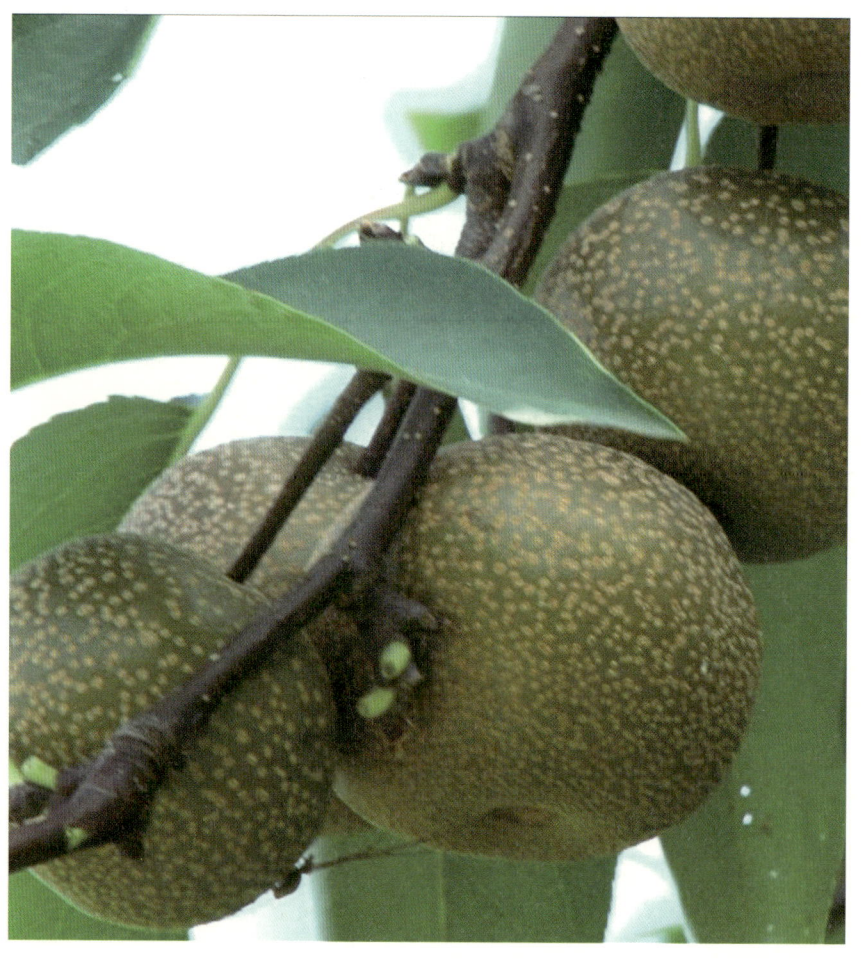

돌배

못난이 돌배로 건강을 되찾다!

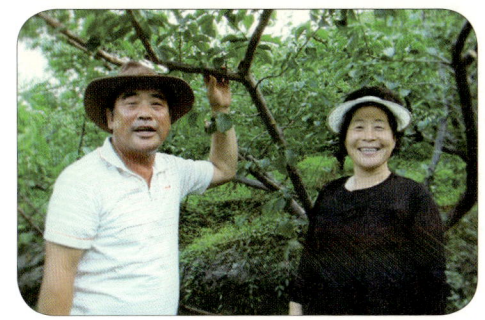

전라남도 광양시. 자연을 벗 삼아 살아가는 이곳 마을에 특별한 방법으로 건강을 치유한 이가 있다. 오늘의 주인공 박연욱씨 부부.

염강자씨 부부

"예전에 폐암이었어요. 그래서 폐암 수술을 했어요."

지금으로부터 6년 전, 폐암 판정을 받고 수술까지 받게 되었다는 박연욱 씨.

"2006년도에 건강검진을 받았는데 내과에 와서 상담 좀 해야 된다고 해서, 그때 술도 많이 먹고 다니고 폐가 안 좋을 거라고는 생각 안하고 간 안 좋겠구나 했어요. 폐에 종양이 있어 암이니까 조직 검사하라고 해서 집사람이 많이 울고, 저도 암 선고 받고 이제 죽는구나 생각했어요."

평소 누구보다 건강에 자신이 있던 남편의 암 선고에 당시 아내 염강자 씨는 앞이 깜깜했다고 한다.

"하늘이 무너졌죠, 나이도 얼마 안 됐는데 엄청 걱정했었죠."

30년간 피워온 담배 탓에 폐암이 온 박연욱씨. 갈비뼈인 늑골을 절제한 후 이뤄진 힘겨운 수술, 그 후 아내는 남편의 건강을 위해 안 해 본 것이 없다고 한다.

"병원에만 의존할 게 아니라 예전에서부터 전해오는 약이 있다면 무엇이든 해주고 싶었죠. 병을 낫게 해야겠다 생각 한 거죠."

재발 확률이 높고 생존율은 낮다고 알려진 폐암. 그렇다면 남편의 건강을 지킨 비법은 무엇이었을까.

"저게 우리 남편 낫게 해 준 열매예요."

"백운산 자락에서 자라는 돌배입니다."

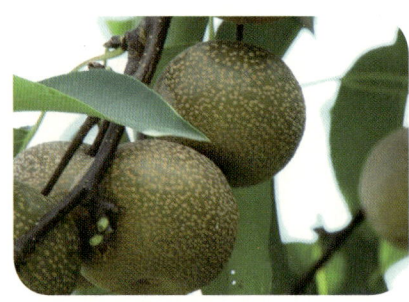
| 토종 배나무인 돌배

우리나라 토종 배나무인 돌배나무 깊은 산 속 야생에서 자생하는 돌배는 우리가 잘 알고 있는 개량종 배와는 달리 크기가 작고 단단하다.

"이가 안 들어갈 정도로 단단해요. 그래서 돌배는 서리 두 번 이상 맞아야 먹을 수 있을 정도에요. 그러니까 야산에 심어놔도 짐승이 입도 안 대요."

열매 자체가 돌처럼 단단해 병충해가 없다는 돌배. 그렇다면 그 강도는 어느 정도일까? 돌배와 일반 배를 같은 위치에서 떨어뜨려 보기로 했다. 그 결과 돌배의 단단함을 확인할 수 있었다.

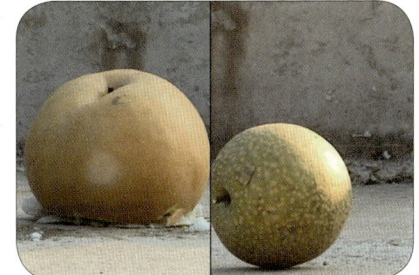

| (우측) 일반배와 (우측) 돌배 비교

흔히 돌배는 일반 배에 비해 맛은 거칠고 신맛이 강한 것이 특징이다. 일반 배와 비교해 보면 당도에서 큰 차이를 보인다.

이렇게 거칠고 투박한 생김새에 당도도 높지 않은 돌배. 이 돌배를 어떻게 먹어서 폐 건강을 회복한 것일까?

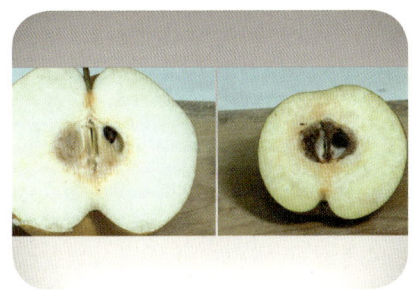

| 일반배(좌)와 돌배(우) 단면 비교

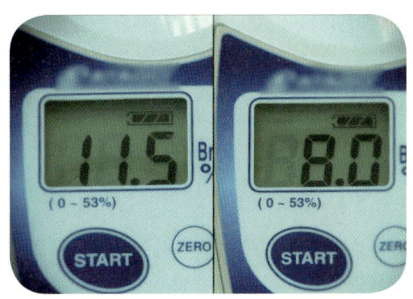

| (좌측) 일반배 (우측) 돌배 당도 비교

227

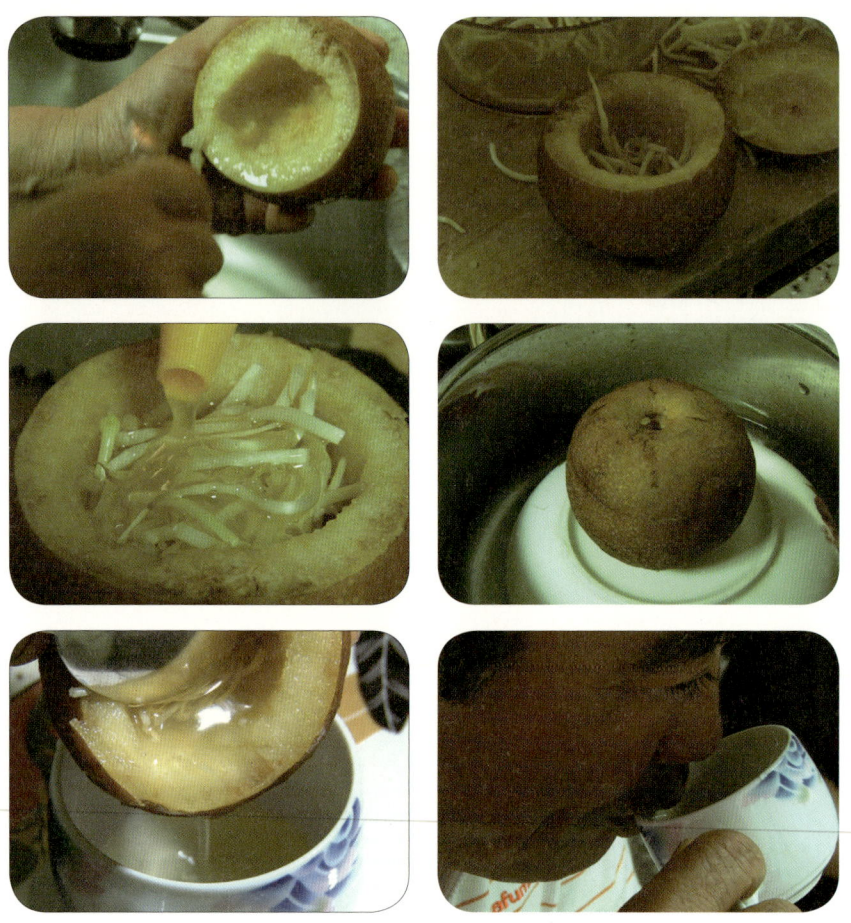

| 돌배 즙 만드는 방법

"이 속에 콩나물과 꿀 넣어서 놨다가, 국물을 마시려고 그래요. 선조 때부터 이쪽에서 나는 돌배를 이용해서 감기, 기관지, 천식에 먹었어요. 어렸을 때부터 봐왔기 때문에 남편도 재발을 안 하고 있는 거 같아요."

속을 파낸 돌배 안에 적당히 썬 콩나물을 가득 담은 후 꿀을 넣어준다.

"예전에는 방 아랫목에 하루 저녁 재워놨다가 하는데 요즘엔 없잖아요. 그래서 이렇게 가스레인지에 한 김 오를 정도 두면 속에서 물이 저절로 나와요. 그 국물을 먹는 겁니다."

우리가 흔히 기침에 좋은 민간요법으로 알고 있는 배숙과 비슷한 방법으로 만드는 것인데. 그녀는 배와 도라지 대신 여기에 돌배와 콩나물을 이용하는 것이다.

남편의 폐암 수술 후 남편의 건강을 위해 지금까지 돌배 즙을 만들어줬다고 하는 아내.

"감기를 앓게 되면 기침 많이 나오고 숨 쉬기도 곤란하잖아요. 감기와 천식을 조심해야 하니까 달여 먹기 시작한 거죠. 그런데 기침도 안 나고, 나는 이 돌배를 황금덩이로 생각합니다. 내 몸에 맞으니까."

그렇다면, 돌배엔 우리가 몰랐던 어떤 효능이 숨어있는 것일까?

돌배의 항산화 및 항암 효과들이 연구 논문을 통해 보고되고 있었는데, 실제로 야생 돌배의 경우 일반 재배 배에 비해 플로보노이드, 폴리페놀과 같은 항산화 물질이 두 배 이상 풍부하다고 한다.

"돌배나무 주 추출물인 폴리페놀은 체내의 유해산소와 과산화물질

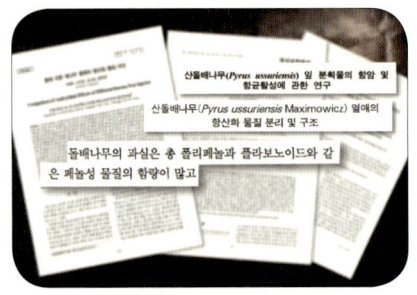
| 돌배에 관한 논문

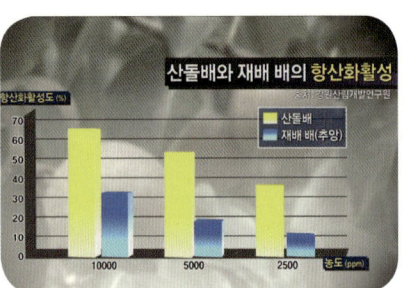
| 돌배와 일반배의 비교 그래프

및 공해물질의 활성 억제를 비롯해 항알레르기 효과가 매우 뛰어나 기침, 천식 등에 탁월한 효과를 가지고 있습니다. 과실에 들어있는 플라보노이드 성분들은 면역을 증강시키고 항암효과도 갖고 있는 것으로 되어 있습니다."

변정수 가정의학과 전문의

그렇다면 박연욱씨의 폐 건강을 위해 섭취해온 콩나물 넣은 돌배 꿀탕은 폐건강에 어떤 작용을 했을까?

"예로부터 돌배에 꿀 넣어 먹는 것은 감기나 기관지 환자에 도움을 줬고 콩나물엔 이소플라빈 성분이 있어서 폐나 기관지가 약한 사람에게 도움이 되는 것으로 알려져 있습니다. 따라서 돌배 꿀탕에 콩나물을 함께 곁들여 드시면 감기, 폐, 기관지가 약한 분들에게 도움이 되는 것으로 알려져 있습니다."

이종임 한양대 식품영양학과 교수

남편의 건강을 위해 아내 염강자씨가 챙기는 또 다른 것은 바로 도라지

다. 말린 돌배에 도라지를 넣어 끓인 물을 수시로 마시게 했다.

그 결과 몸에 큰 변화가 찾아오기 시작했다는데.

"배에 도라지 넣으면 쌉싸래한 게 맛있어요. 매일 산에 일하러 갈 때 물 먹고 싶을 때마다 마셔요. 예전에 술도 많이 먹고 했는데, 하여튼 몸에 굉장히 좋은 거 같아요. 아무 병치레를 안 해요."

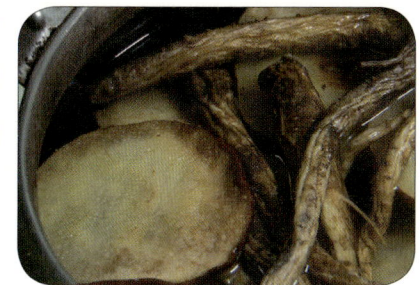

| 말린 돌배와 도라지

과연 도라지도 돌배의 효능과 함께 폐 건강에 영향을 미친 것일까?

"도라지에 들어있는 사포닌 성분이 가래를 삭이는 효과, 항균, 항염 성분도 있고, 돌배에도 여러 가지 진해거담, 해소천식, 지해평천, 즉 기침을 멈추고 천식을 안정되게 하는 효능이 있기 때문에 예로부터 그걸 같이 먹은 폐암 환자가 상당히 좋은 효과를 봤을 것으로 생각됩니다."

배흥섭 단국대 평생교육원 약용식물관리과 교수

돌배의 숨은 효능과 함께 부재료들의 효능이 더해지면서 폐 건강을 유지할 수 있게 됐다는 박연욱씨 부부. 부부에게 돌배는 과실 이상의 의미다.

"돌배는 사람들이 찾지 않는 천덕꾸러기 과일이었어요. 산중에 제 홀로 자란 과일이죠. 돌배로 남편 살아난 걸 생각하면 무엇보다 귀한 과일이죠."

바람이 몰아쳐도 몇 번의 서리를 맞아도 쉽게 깨지지 않는 강인한 생명력을 지닌 돌배. 박연욱씨 부부는 이제 직접 돌배 농사까지 지으며 다양한 방법으로 돌배를 활용하고 있다.

돌배 발효액이 들어간 음식은 소화를 돕고, 음식의 맛을 더한다고 한다. 그리고 약으로 여기며 한 잔 씩 마시고 있는 돌배로 담근 술.

"모든 것을 돌배로 먹고 있으니, 돌배덕분이라 생각하지요. 고맙게 생각해요."

그렇다면 현재 그의 폐는 어떤 상태일까?

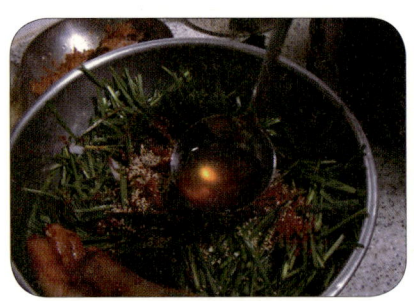
| 돌배 발효액으로 음식한 모습

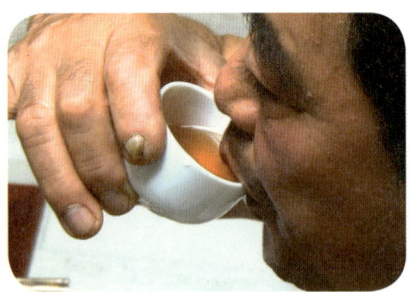
| 돌배주 마시는 주인공

"2006년 사진을 보면 우측하부에 암 소견이 발견 되었습니다. 하지만 오늘 사진에는 암 재발 소견은 보이지 않고 수술 후에 나타나는 일반적인 소견만 보이고 있습니다."

김성구 내과 전문의

폐암 수술 후 6년이 지난 현재 박연욱씨는 재발 없이 깨끗한 폐 상태를 유지하고 있었다.

"일반적으로 암 치료 후에 5년 정도 지나서 특별한 재발 증상이나 재발 소견이 없으면 완치한 걸로 판정합니다. 이 환자도 완치된 것으로 보입니다."

김성구 내과 전문의

고구마

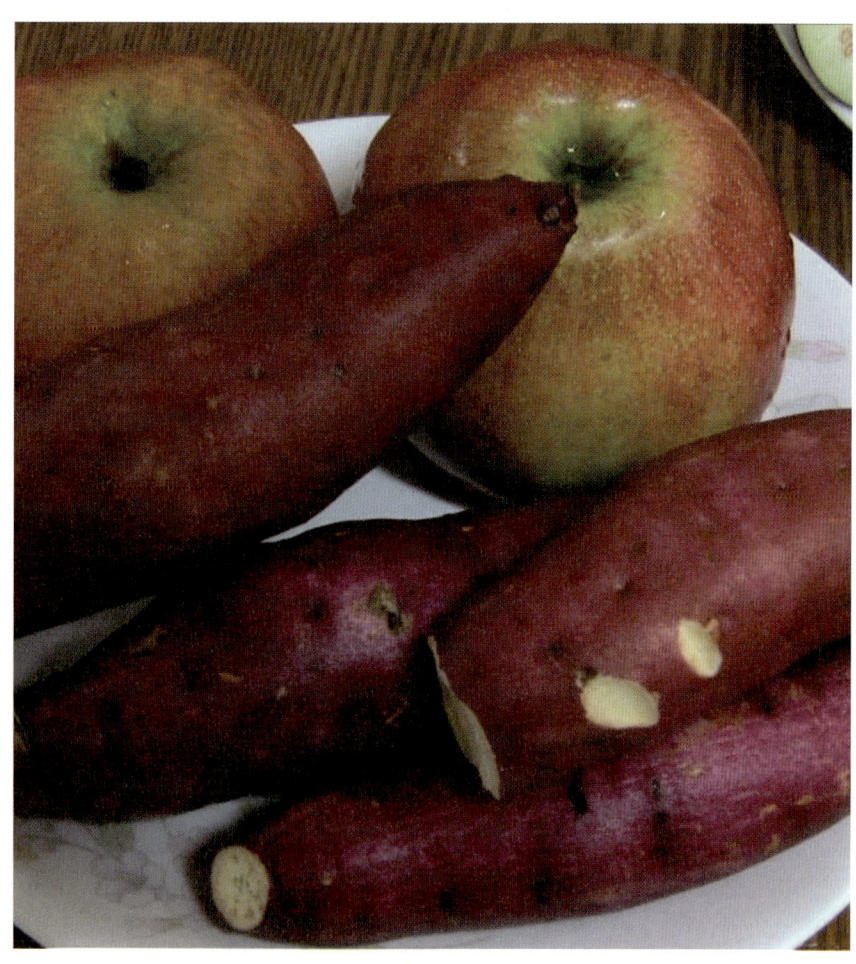

뿌리로 건강을 되찾고 금연운동을 한다!

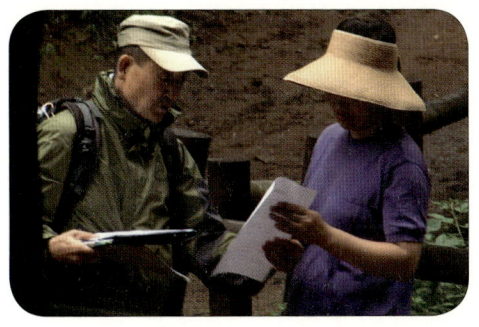

숲 속에 한 남자가 등산객들에게 무언가를 나눠주고 열심히 설명까지 하고 있다. 무얼 하는 걸까?

"금연운동 하고 있어요. 담배 피우지 말라고요."

경고문구까지 달린 배낭을 메고 매일같이 금연운동을 한다는 장근수 씨. 그에겐 남다른 사연이 있었다.

"내가 담배를 한 40년 동안 피워서 지금 폐암 말기에요. 폐암 말기."

40년 간 흡연을 한 그의 폐는 시 커멓게 변색되어 끔찍한 모습이었 다.

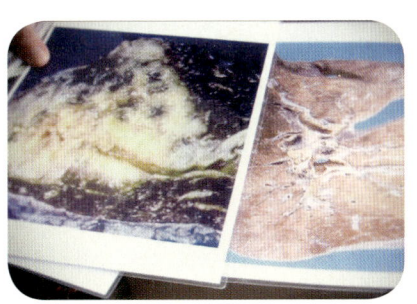

| 폐 사진

"그냥 극장가서 보면 옛날 미국 배우들 율 브린너, 카크라 다서, 버드라 카크라 다서 뭐 이런 배우들이 담배를 피우는 게 그렇게 멋있거든요. 존 웨인 같은 사람들 보면. 그거 보면서 그냥 동경심에서 호기심으로다 피웠던 거죠. 평균 한 갑 반, 두 갑을 피웠어요."

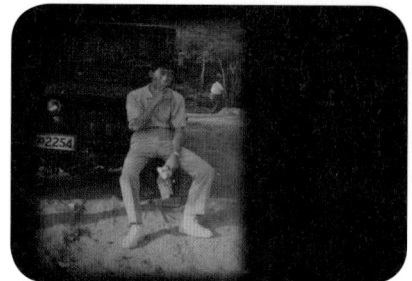

| 해외 옛 사진들

군 시절 무료로 배급되는 담배에 처음 손을 댔다는 장근수 씨. 돌이켜 보면 인생에 가장 후회되는 선택이었다고 한다.

"86년도부터 해외에 사우디아라비아나 리비아에 가서 찍은 겁니다. 담배랑 살았다 해도 과언이 아니지요. 김포공항에서 출국할 때 면세점 가서 사면 담배 값이 반값이었거든요. 거기서 백 보루 사가는 겁니다."

젊은 시절 장기간 해외에서 건축 일을 한 장근수씨가 타지에서의 외로움과 고된 노동에 지쳐있을 때, 담배는 그의 마음을 달래주는 유일한 탈출구였다고 한다.

"남자들만 사는 세계가 얼마나, 겉으로는 그래도 속으로는 굉장히 예민해져 있다고요. 술 없지, 여자 없지. 남자들한테는 불만이 다 담배로 해소하는 겁니다."

담배를 피우는 횟수가 늘어나면서 잦은 기침과 감기 증상이 반복됐다.

"목소리가 쇳소리가 나면서 자꾸 잠기더라고요. 입원 해가지고 보름 동안 정밀검사 하면서 이제 폐암 말기 판정을 받았는데 멍해지더라고요. 그게 1분 정도 지나가니까 아, 내가 이제 한 120일 정도 살면 죽는구나. 120일의 시한부 인생이구나 그런 생각이 들었어요."

이미 그의 왼쪽 폐는 암세포가 가득 차 길어야 6개월, 짧으면 2개월이라는 진단을 받았다.

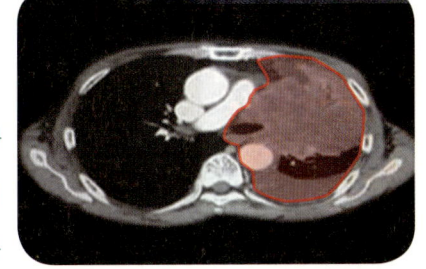

| 폐 사진

"말기 환자일 경우에 수술이 가능할 때에는 암 조직이 주변에 침투를 안 했기 때문에 수술을 성공적으로 하면 30% 정도로 보고 있는데 수술을 못하게 되면 항암치료 하고 방사선 치료에 의존해야 하기 때문에 생존율이 15% 이하로 보고 있습니다."

이영일 외과전문의

폐암 발생의 약 85%는 흡연이 원인으로, 특히 장근수 씨와 같이 기관지 내부와 기관지 주변에 발생하는 소세포 폐암은 비소세포 폐암보다 암의 진행 속도가 빨라 더욱 더 위험하다고 한다.

"수술 자체가 안 돼요. 수술할 수 있는 사람이면 행복한 사람이죠. 살 가망성이 있는 사람인 거죠. 항암치료 얘기를 하더라고요. 2007년 7월부터 2008년 3월까지 16번 맞았어요. 머리가 다 빠지고 구토, 구역질이 나서 3~4일 동안 아무 것도 못해요. 먹으면 토하고 먹으면 토하고 그러니까요."

16번의 항암치료를 견디며 생사의 기로에 섰던 장근수씨. 아무 손을 쓸 수 없었던 그가 의지할 것이라곤 음식뿐이었다. 그래서 주변에서 암에 좋다는 음식들을 모두 찾아 먹기 시작했다고 한다.

"산 속을 헤매면서 몸에 좋다고 들은 건 있으니까, 비름이나 이제 돌미나리가 주로 많아요. 그걸 먹으니까 한 일주일 20일 정도 먹으니까 부작용이 눈에 와요. 눈이 충혈 되고 좌우지간 몸에 이상이 오더라고요."

이것저것 다 먹어 보았지만 모든 것이 약이 되지는 않았다는데. 그리던 중 우연히 신문에서 그의 생명을 살려 준 특별한 뿌리를 만나게 되었다.

"2007년 7월 17일자 신문인데 매일 아침 고구마 한 개 껍질 째 드세

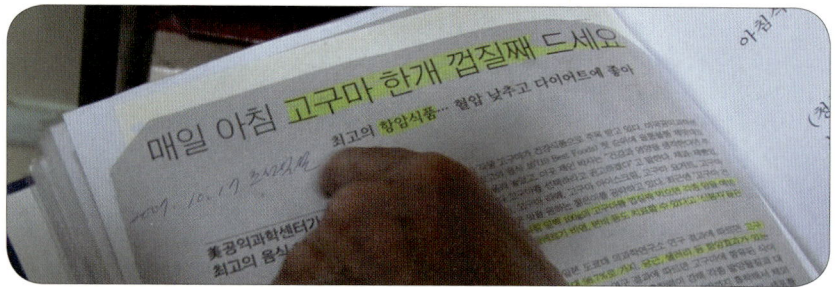

| 고구마 기사가 나온 신문 자료

요. 미 공익 과학센터가 뽑은 최고의 음식 고구마. 이날부터 내가 맘에 와 닿아서 고구마를 먹기 시작 한 거예요."

조선후기 대마도에서 우리나라로 유입된 고구마는 영양분을 많이 저장하기 위해 크고 뚱뚱한 뿌리의 형태를 한 대표적인 덩이뿌리 채소이다.

장근수 씨는 이 평범한 고구마가 폐암말기인 자신이 6년 째 생존할 수 있었던 비결 중 하나라고 했다.

"의학상으로 5년 지나게 되면 무조건 암환자 중증환자를 벗어나서 완치로 본다는 얘기입니다. 그렇지만 암세포는 항상 나하고 같이 이 안에서 살고 있다고 생각해요. 그러니까 이게 나 같은 경우에는 내가 알기론 더 이상 나빠지지 않고 더 이상 다른 곳에는 전이 안 되고 그 상태로 있는 겁니다."

암과 함께 살고 있다는 장근수씨, 그의 현재 상태는 어떤지 전문의를 찾아가 봤다.

"기적을 눈앞에 두고 보니 정말 놀라운데요. 이것은 거의 6개월 이상 살기가 힘듭니다. 거의 돌아가신다고 봐야죠, 폐 왼쪽에 침범했는데요. 어른 주먹 이상 대략 10센티 이상인데요, 그 다음 사진에 보면 완전히 사라졌거든요."

이영일 외과전문의

가장 컸던 암 덩어리는 사라졌지만 아직 암세포의 흔적은 존재하는 상태.

"6~7년이 지났다고 하셨는데 그렇게 보면 완치라고 봐도 무난할 거 같습니다. 16번이나 항암치료를 견뎌내셨다는 것은 부단한 건강관리와 식이요법 등 자기 노력이 굉장히 뒷받침 됐을 것이라고 생각이 듭니다."

이영일 외과전문의

시한부 인생을 살려준 기적의 비법이라 하기엔 너무도 평범해 보이는 고구마, 혹시 그만의 특별한 조리 비법이 있는 건 아닐까?

"있어요. 그냥 껍질까지 통째로, 그냥 먹는 거예요. 6년 동안 하루도 거스르지 않고 그렇게 했어요."

고구마의 영양소를 온전히 먹기 위해 생으로 껍질째 먹어왔다는 장근수씨.

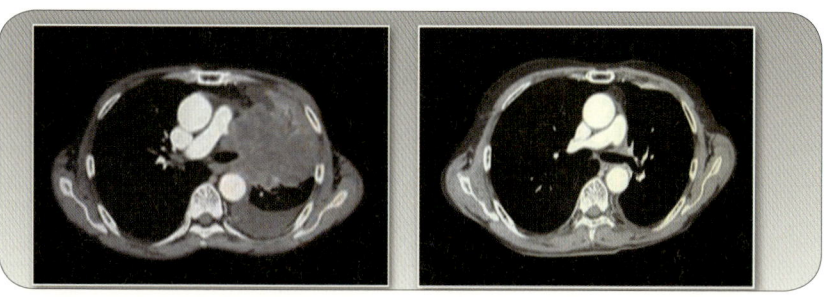

| 점점 사라진 암 덩어리. 폐사진

"껍질에 전부 영양분이 제일 많아요. 깨끗이 씻어서 정성껏 씹어 먹으면 다 좋아요."

"고구마가 보라색을 띠잖아요. 거기에 안토시아닌이라는 성분이 있습니다. 안토시아닌은 항암 작용뿐만 아니라 항염 작용, 강력한 항산화 작용을 가지고 있기 때문에 영양소 중 굉장히 좋은 영양소 중에 하나입니다."

염창환 가정의학과 전문의

그리고 고구마를 먹을 때 반드시 빠뜨리지 않고 함께 먹는 것이 있다는데 바로 사과다.

"고구마만 먹으면 뻑뻑하니까 이거랑 같이 먹으면 아삭아삭하고 감칠맛이 돌아요. 먹어본 사람 아니면 몰라요."

그렇다면 고구마와 사과를 함께 먹는 것이 도움이 될까?

"고구마를 먹을 때 장에서 이상 발효 증상이 생겨서 가스라든지 기포가 많이 생기는데 그 성분이 아마이드 때문에 그렇습니다. 그런데 사과에 있는 펙틴 성분이 그

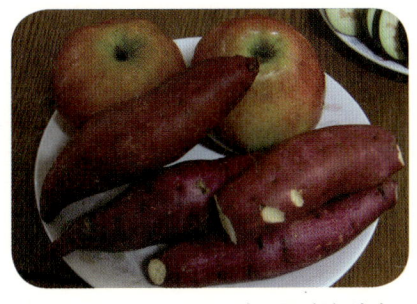

| 고구마와 사과

것을 분해하는 효과가 있어서 고구마랑 사과를 함께 먹었을 때 장내에 있는 이상 발효 현상을 막아주고 장을 튼튼하게 해주기 때문에 많은 도움이 됩니다."

염창환 가정의학과 전문의

6년 동안 하루도 빠짐없이 중간 크기의 생고구마를 하나씩 먹었다는 장근수씨. 그의 몸엔 어떤 변화가 있었을까?

"우선 몸에 피곤한 게 없고 하루에 평균 7천보 내지 만보 정도 되는 산을 타도 힘든 게 없어요. 첫째 소화가 잘되고 대변을 보면 한 번에 딱 떨어지면 끝이에요. 값도 싸지, 먹기에도 좋지, 몸에도 좋지, 이 고구마가 내 주식이에요. 평생 먹어야지요."

항암치료를 버티며 고구마 식사를 꾸준히 해온 덕에 기적의 삶을 살고 있다는 장근수씨는 덤으로 선물 받은 인생을 보답하기 위해 사후 인체기증을 등록해 두었다.

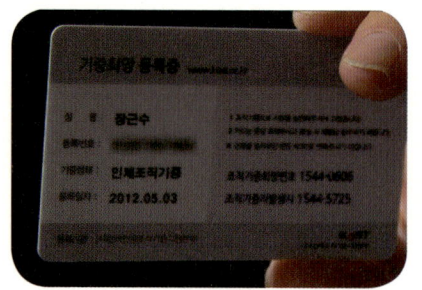

| 사후 인체기증 등록증

"죽으면 썩고 흙이 되는 거, 나로 인해 화상 환자들이 피부가 없어서 애타는데 죽기 전에 다 줄 수 있으면 얼마나 좋아요."

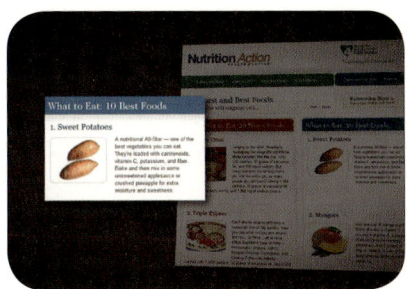

| 미 공익과학센터가 뽑은 10대 건강
식품 중 하나인 고구마

| 고구마 효능에 대해 연구한 논문

그렇다면 정말 고구마는 암환자에게 도움이 되는 것일까?

고구마는 미 공익과학센터(CSPI)가 뽑은 10대 건강식품 중 하나이다. 또 일본의 한 연구 결과에 따르면 고구마 속의 강글리오사이드라는 성분이 암세포 증식을 억제하는 효과가 있다고 한다.

"고구마가 암 환자에게 도움이 되는 것은 맞습니다. 일본 도쿄 대학의 연구 자료에 의하면 98.7%에서 발암을 억제하는 효과가 나와 있

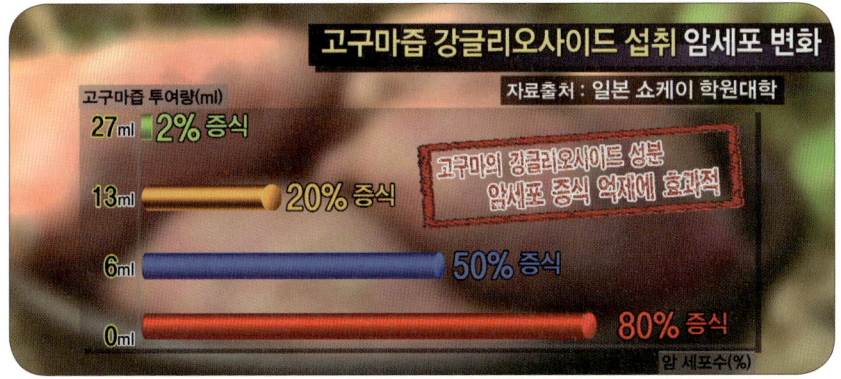

| 고구마가 암세포 증식 억제에 효과적이다는 그래프

고요. 고구마 속에 있는 강글리오사이드라는 성분이 있는데요. 이것은 신경 세포 조직 내에 있는 당지질 중에 하나입니다. 이게 신경 기능을 좋게 해주고 항암 작용이 있을 뿐만이 아니라 면역력을 증강시켜 줘요. 또한 혈액 순환을 좋게 해줘서 혈액 흐름을 좋게 해준다고 되어있습니다."

염창환 가정의학과 전문의

인간의 자궁 경부암 세포에 고구마 즙을 넣자 암세포 증식이 억제되며 정상세포로 환원되는 결과가 나타난 것이 확인되기도 했다.

"고구마에는 항산화 작용, 항암작용 이런 것이 있어서 우리의 면역 능력을 높여주니까 많은 도움이 되겠지만 고구마에만 의존하지 않고 다른 기타 식이요법, 운동요법 또 의사와의 긴밀한 관계를 유지하면서 항암치료를 꾸준히 하고 그렇게 해야지만 암을 완전히 고칠 수 있다고 생각합니다."

이영일 외과전문의

5장
췌장암

말린 채소

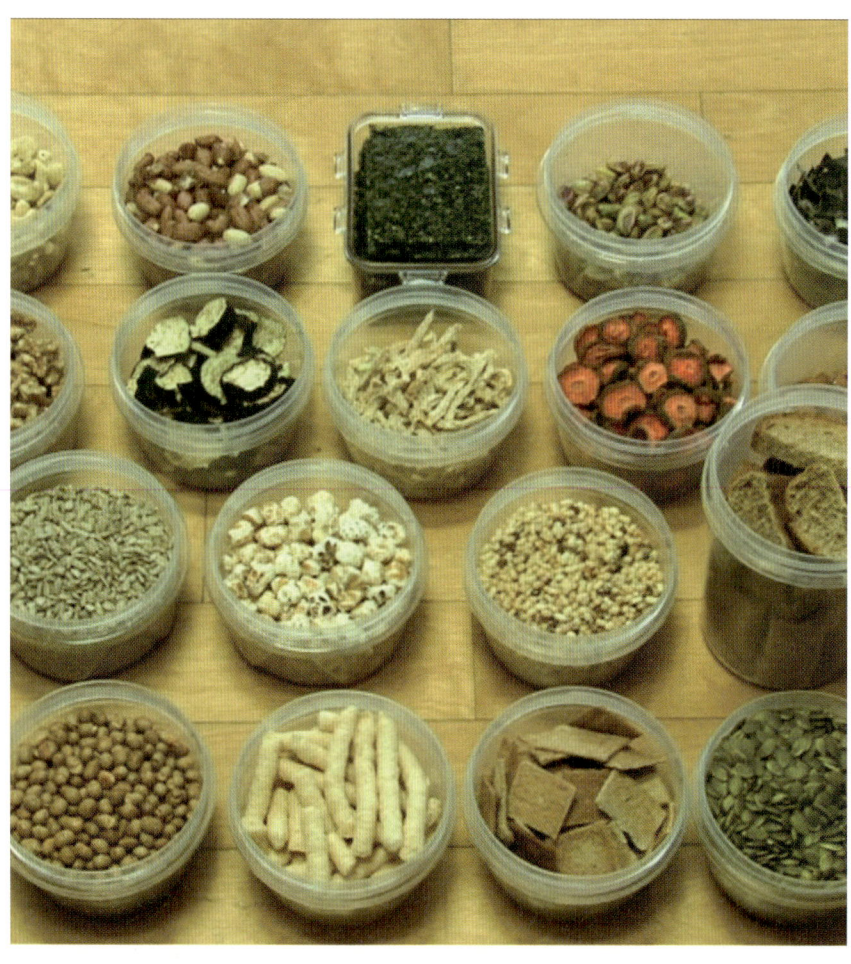

말린 음식에
숨겨진 건강비법!

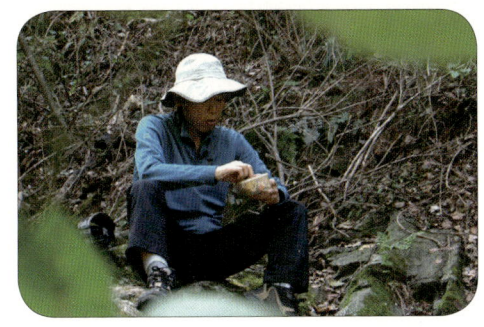

불과 몇 년 전까지만 해도 암으로 사경을 헤맸던 유종상 씨! 그러나 지금은 매일 등산을 할 수 있을 정도로 건강을 회복했다. 그는 어떤 특별한 음식으로 암을 극복했을까? 그런데 갑자기 산을 오르다 말고 바위 위에 자리를 잡는 유종상 씨. 가방에서 작은 통을 하나 꺼내 든다. 그리고 뭔가를 꺼내 오물오물 씹기를 1시간 정도.

"이게 오늘 제 점심식사예요. 여러 가지 채소를 말린 거죠. 이거는 무말랭이, 이거는 가지, 감자, 고구마 이런 거예요."

아무 양념도 넣지 않고 오로지 햇볕에 말린 채소만을 식사대용으로 먹고 있는 유종상씨.

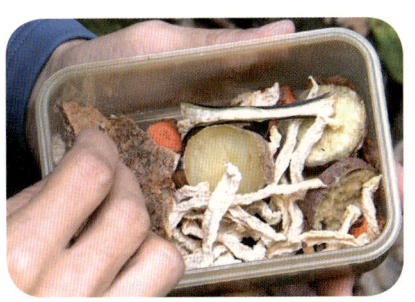

| 통 안 말린 음식

"여기다가 양념해서 반찬으로도 먹을 수 있지만 저는 그냥 말려서 먹으니까 주식으로도 먹습니다."

그는 무말랭이를 비롯해 다양한 말린 채소를 하루 두 끼씩 꼭 챙겨 먹는다. 그가 이 말린 채소를 먹게 된 사연은 무엇일까?

"제가 2007년도에 췌장암이 발병됐었거든요."

암 중에서도 가장 독한 암으로 알려져 있는 췌장암. 췌장암은 한국인의 10대 암 중 완치율이 가장 낮은 암으로 다른 암과 달리 5년 대신 3년 생존율을 지켜보는데 그만큼 재발이 잦고 생존율이 낮기 때문이다. 유종상 씨는 당시 췌장암 2기 판정을 받았다.

"십이지궤양이 있었어요. 만성이요. 속이 쓰리고 아프고, 그래서 또 궤양이구나 했는데 궤양 약을 먹어도 안 듣는 거예요. 계속 먹어도 통증이 지속되기에 그런가 보다 했는데 몸까지 막 노래지는 거예요."

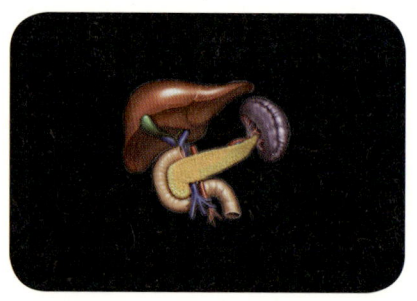

| 인체도

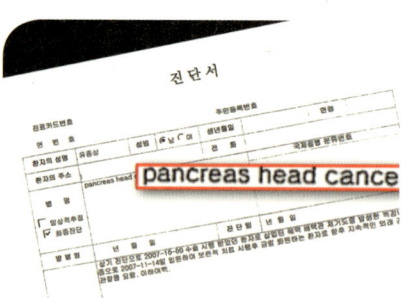

| 췌장암

결국 그는 위와 소장, 췌장 등 모두 여섯 개의 장기를 절제하는 대수술을 받았다. 그의 몸에는 현재까지도 20cm에 달하는 수술자국이 남아 그 때의 고통을 고스란히 전해준다.

"사람들이 까짓 거 죽기밖에 더하겠어? 이렇게 쉽게 얘기하잖아요. 근데 그게 정말 현실로 왔을 때는 너무 두렵더라고요. 어느 순간에 수치가 안 좋아지더라고요. 병원 가니까 갑자기 암 수치니 간 수치니 이런 게 정상보다 벗어나는 거예요. 그 때 병원에서 말씀하시는 게 재발이 의심된다고 그렇게 말씀하시더라고요."

수술 후 1년 6개월이 지난 어느 날, 그에게 찾아온 재발의 위기!

"일단 재발을 하게 되면 재수술은 불가능하고요. 또 항암치료를 한다고 해도 효과는 별로 없습니다. 그래서 췌장암은 다른 암에 비해서 예후가 매우 불량한 특징이 있죠."

김주섭 한림대학교 소화기내과 교수

병원 치료에만 의존하기엔, 너무 불안하고 절박했던 유종상씨. 결국 모든 치료를 접고 자신만의 방법을 백방으로 찾기 시작했다. 그 때 찾아낸 방법이 바로 말린 음식이었다. 그가 말린 음식을 먹게 된 데는 말린 음식이 소화에 도움이 된다는 주치의의 권유가 컸다.

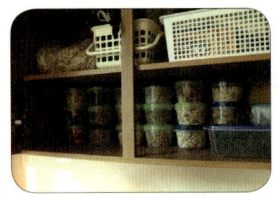
| 말린 음식 가득한 찬장

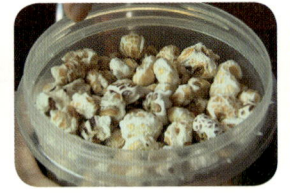
| 뻥튀기

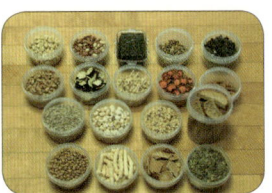
| 바닥에 건조식품들 무더기

그의 집 찬장을 가득 채운 음식들은 모두 말린 음식들이다. 각종 곡식은 물론 채소까지 그는 지난 3년간 건식을 실천해 오고 있다.

"가지는 맛이 좀 밋밋하죠. 근데 무하고 당근 같은 거는 당근은 맛있어요. 그런데 한 가지만 먹으면 안 되니까 골고루 섞어서 먹고 있습니다."

그 종류를 점점 늘리다 보니 지금은 스무 가지가 넘는 말린 음식을 먹고 있다.

"췌장암 수술이 소화 장기를 많이 절제하는 거라 아침도 불편하지만 점심을 먹고 나면 굉장히 불편해요. 소화되는 과정이 그냥 걸으면 장이 막 쓸리고 힘들어서 그냥 못 있고 배에다가 복대를 꽉 감고 배를 꽉 안고 있어야 했어요."

말린 음식을 먹기 전에는 소화되는 과정이 너무 괴로워서 그 고통을 줄이고자 복대를 쓸 정도였지만 말린 음식들을 먹기 시작하면서부터는 그런 증상들이 모두 사라졌다고 한다. 그런데 그가 건식을 할 때 반드시 지키는 것이 하나 있었는데 그것은 바로 물을 마시지 않는다는 것이다.

말린 채소

"자꾸 이게 습관이 되다 보니까 이걸 먹으면서 침이 나오는 양이 상당한 것 같아요. 아마 그래서 더 소화도 잘되고 속도 편해지고 그런 것 같습니다."

특히 여러 채소 중, 무말랭이를 가장 즐겨먹었다는 유종상 씨! 그는 생무 보다 무말랭이가 더 좋다고 믿고 있었다. 정말 단지 말리기만 한 무말랭이가 생무에 비해 우리 몸에 더욱 이로운 것일까?

"무말랭이는 수분함량이 15% 수준으로 감소하면서 무의 영양성분이 더 농축된 형태인데요. 100g당 칼슘이 310mg, 그리고 철이 8mg 등 무기질이 듬뿍 들어 있어서 골다공증 그리고 빈혈예방에 도움이 되고요. 또 대장기능을 활성화 시켜주는 식이섬유인 헤미셀룰로오즈와 리그닌이 무말랭이에 더 많이 들어있어서 변비해소 그리고 대장암 예방에 도움을 주는 것으로 알려져 있습니다."

임경숙 수원대학교 식품영양학과 교수

실제 무말랭이에는 생무보다 단백질과 칼슘 등이 10배 이상 많이 함유

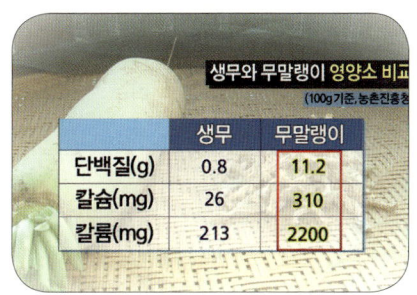

| 생무와 무말랭이 성분비교표

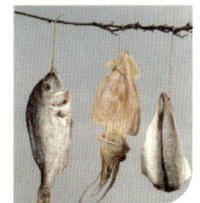

| 건조식품 열풍기사

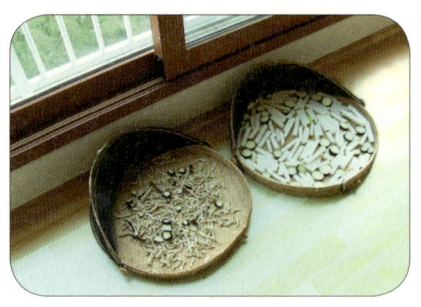
| 채반에 담아 베란다에 말리는 채소들

돼 있다는 것이다.

이런 사실이 알려지면서 최근 주부들 사이에서는 아이들 간식은 물론 영양식으로 건조식품이 선풍적인 인기를 끌고 있다.

그렇다면 유종상 씨는 어떻게 채소를 말려먹을까?
우선 무를 비롯한 각종 채소는 깨끗이 씻어서 잘 썰어준 후에 베란다와 같이 통풍이 잘 되는 곳에 잘 말려주기만 하면 된다고 한다.

"이걸 말려보면 대충 이 정도 크기로 줄어드는 것 같아요. 한 10분의 1 됩니까? 그만큼 수분이 많다는 거죠. 수고스럽지만 오랫동안 저장이 가능하잖아요."

채소·야채 말리는 노하우

그 동안 말리는 일을 직접 하다 보니 각각의 재료마다 말리는 방법이 다르다는 걸 깨달았다는 유종상 씨. 고구마와 감자 같은 경우엔 무나 가지처럼 바로 말리면 안 된다고 한다.

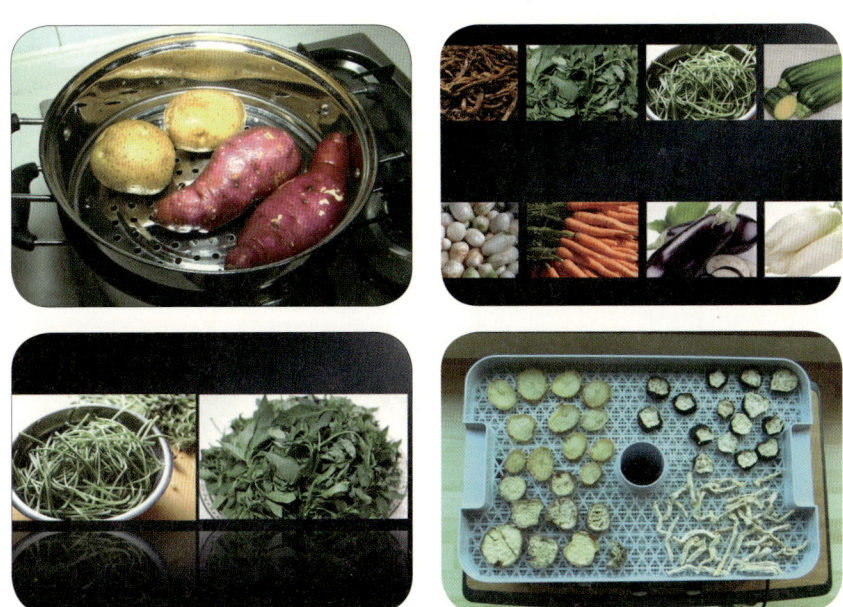

| 채소마다 말리는 방법이 다르다

"이걸 생으로 말리는 건 너무 딱딱하더라고요. 그래서 삶아서 잠시 식혔다가 적당하게 썰어서 말리면 돼요."

당근, 토란, 애호박처럼 부피가 있는 것들은 통풍이 잘 되는 서늘한 곳에서 말리고 고구마줄기, 고춧잎, 고사리 등은 그냥 말리면 부서지기 때문에 살짝 데쳐서 말리는 것이 좋다고 한다. 또한 흐린 날이 계속 되면 말리는 과정 중에 썩거나 곰팡이가 생길 수 있기 때문에 건조기의 도움을 받는 것도 하나의 방법이라고 한다.

하루 두 번 주식으로 마른 음식을 먹다 보니 이렇게 채소를 말리는 작업도 그에겐 수고로운 작업이 아니라 암을 이겨내는 생활습관이 됐다.

"건식을 하다 보면 딱딱하기 때문에 일반식 같이 바로 넘길 수가 없어요. 그래서 오래 씹게 되고 오래 씹어서 소화시켜서 넘기다 보니까 적은 힘으로 소화를 시켜서 넘기다 보니까 애들이 쉬게 되고 그러다 보면 암을 극복하는 힘도 나오지 않겠나 이렇게 생각합니다."

그 결과 현재 그는 췌장암 재발 없이 암 수치 또한 모두 정상이었다. 그렇다면 정말 말린 음식들이 그를 췌장암의 위기에서 구해준 걸까?

"수술 이후의 환자 같은 경우에는 아무래도 열량이라든가 다양한 영양소가 많이 필요한 상태가 됩니다. 그럴 때 말린 채소나 과일 같은 걸 드시게 되면 적은 양으로도 소화가 쉽고 비타민, 열량, 미네랄 이

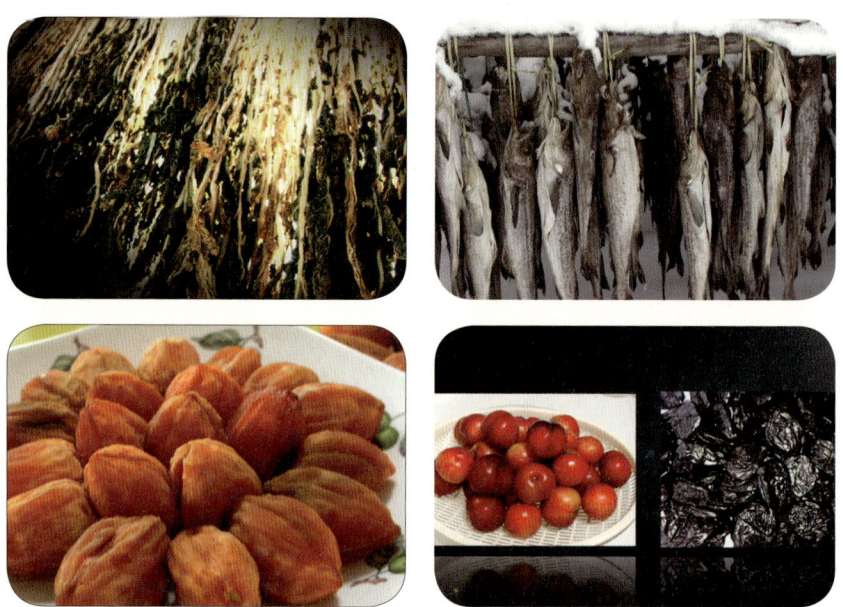

| 말린채소 · 야채는 몸의 회복은 돕는데 도움이 된다.

254　　　　　　　　　　　　　　　　　　　　　　말린 채소

런 것들이 좀 더 많이 농축된 형태로 흡수되기 때문에 몸의 회복을 돕는데 도움이 될 수 있습니다."

　　　　　　　　　　　박민선 서울대학교 가정의학과 교수

하지만 말린 음식을 피해야 하는 사람들도 있다고 한다.

"과일, 야채, 곡물을 말리게 되면 당도라든가 열량이 지나치게 높아지는 부작용이 있을 수 있습니다. 그래서 당이 높거나 비만하거나 이미 대사증후군이 있는 분들은 말린 것보다는 가급적 생야채와 과일로 드시는 게 도움이 되겠습니다."

박민선 서울대학교 가정의학과 교수

무청과 배춧잎을 말린 시래기처럼 우리는 예로부터 보관을 위해 식재료들을 많이 건조해 왔다. 이런 채소뿐 아니라 과일과 생선까지 말리는 종류도 다양하다. 이는 보관의 이유뿐 아니라 건조를 하게 되면 영양도

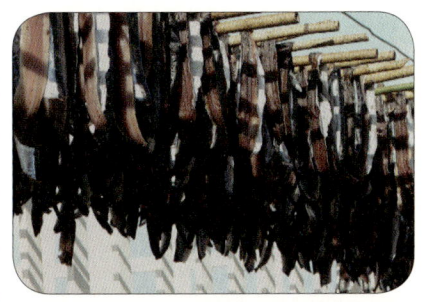
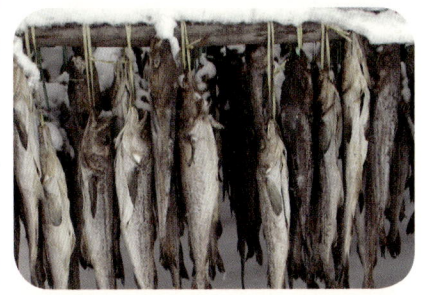
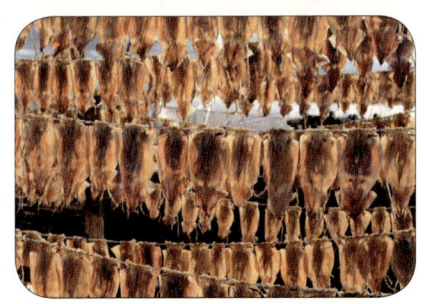

| 건조중인 생선들

255

높아지기 때문인데 자두는 말리면서 식이 섬유가 높아져 사과보다 무려 10배나 더 들어 있다는 발표로 최근 각광받는 말린 과일이 되었다.

또한 얼었다 녹았다는 반복하면서 건조한 과메기와 황태도 건강 밥상의 중요한 식품으로 자리 잡고 있다.

말린 채소로 그 어렵다는 췌장암을 극복한 유종상씨. 그의 암을 이겨 보겠다는 의지와 건강한 생활 태도가 말린 채소와 함께 기적을 이룬 것이 아닐까.

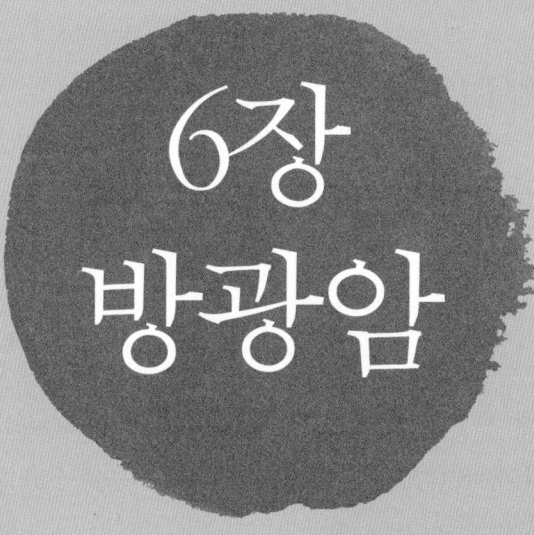

꿀효소

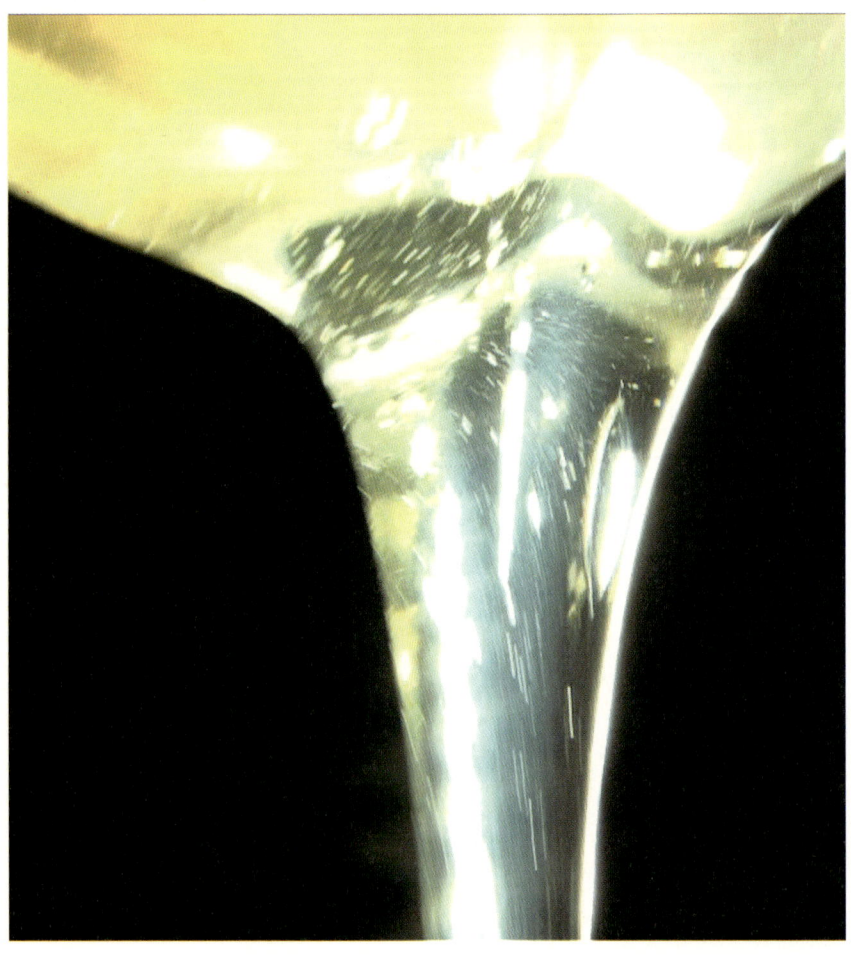

꿀로 방광암을
이긴 꿀벌 아저씨의
건강비법

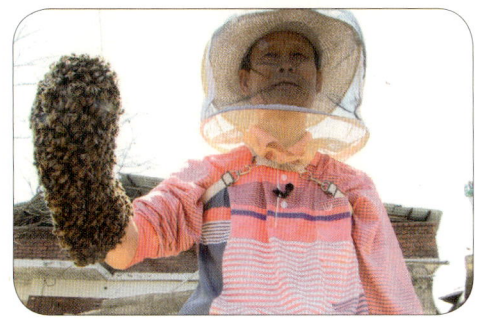

꽃이 피는 봄을 꿀벌만큼이나 기다린다는 한 남자가 있다. 그런데 그는 수많은 벌을 맨손으로 다루고 있었다. 벌들을 자유자재로 다루는 그는 일명 꿀 아저씨라 불리는 박성근씨다.

꿀벌은 날씨가 따뜻해질수록 왕성한 활동을 시작하는데, 이맘때가 공격성이 강해 위험하다고 한다. 하지만 박성근씨 앞에서는 사뭇 달라 보이는 꿀벌들.

"제가 양봉업 종사한 지 39년이 됐는데 꿀벌과 함께 생활하다 보니까 꿀벌을 좋아하게 됐고 서로 소통도 하고 그래요."

그는 벌의 습성을 이해하다 보면 소통하는 법도 저절로 터득할 수 있다고 한다. 정말 그런 것인지 맨손으로 벌을 잔뜩 만졌는데도 불구하고 놀랍게도 벌침 한대 쏘이지 않고 멀쩡하다.

꿀벌의 습성을 이용해서 살살 다룬다면 절대 사납지도 않고 쏘지도 않

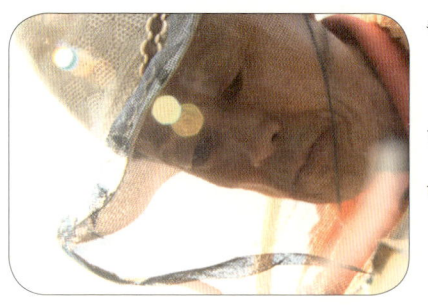

습니다."

그에게 꿀벌은 만개한 봄꽃보다도 반갑고 귀한 존재라는데, 거기에는 남다른 사연이 있다.

"제가 병원에서 처음으로 방광암 진단받았을 때는 2007년도 였는데 지금은 완전히 치유가 되고 건강을 찾아서 이렇게 열심히 살고 있습니다. 그것이 꿀벌 덕이 아닌가 생각 됩니다."

꿀벌 덕분에 방광암이 완치됐다고 믿고 있는 박성근씨는 꿀벌을 약처럼 섭취하는 자신만의 특별한 비법이 있다고 한다.

갑자기 손바닥에 있는 뭔가를 털어 내는 박성근씨, 그리고 조심스럽게 입안에 무언가를 털어 넣는데 자세히 보니 그것은 애벌레였다.
"수벌을 먹어요. 고단백 식품으로 영양덩어리에요."
수벌의 애벌레를 먹는다? 벌은 여왕벌을 중심으로 일벌과 수벌로 나뉘

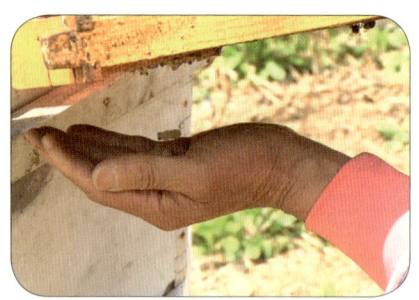

| 수벌애벌레를 받아서

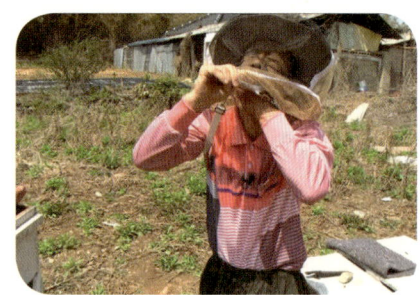

| 바로 먹는다

는데 교미만을 목적으로 살아가는 수벌은 꿀 생산에 도움이 안 돼 번데기 상태로 있을 때 벌집에서 꺼내 영양식으로 먹는다는 것이다. 입에 넣으면 물컹한 느낌이 나고 달착지근하니 맛이 좋다는 박성근씨. 혐오스러운 모양과는 달리 입안에서 착착 감기는 달콤한 맛이란다.

그런데 수벌 애벌레보다 영양면에서 한 수 위인 것은 따로 있단다. 그것은 다름 아닌 알에서 부화된 지 21일이 넘은 출방 직전의 수벌 번데기. 식용으로 즐기는 누에 번데기에 비해 단백질이 2배나 높은 수벌 번데기는 그야 말로 고단백 영양 덩어리다.

그렇다면 그는 이 수벌 번데기로 방광암을 극복한 것일까?

"아니 이것은 그냥 영양 간식이고요, 방광암에 치유 도움 된 것은 따로 있어요."

집으로 돌아가 시원하게 무언가를 한 잔 마시는 박성근씨. 매일 빠지지 않고 물처럼 마신다는 이 음료의 정체는 무엇일까?

"꿀에다가 오디를 섞어서 숙성시킨 오디 꿀 차입니다. 꿀 음료. 이게

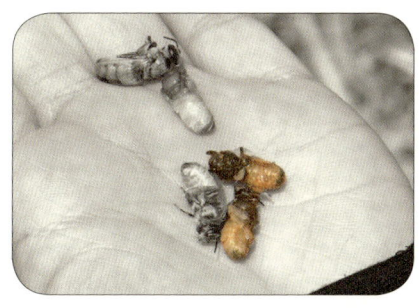

| 손바닥의 수벌들

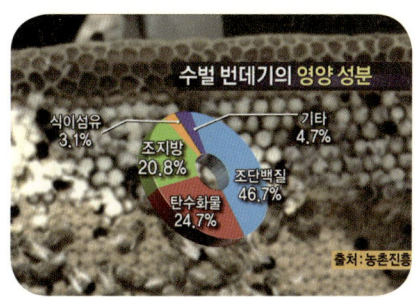

| 수벌 번데기의 영양 성분

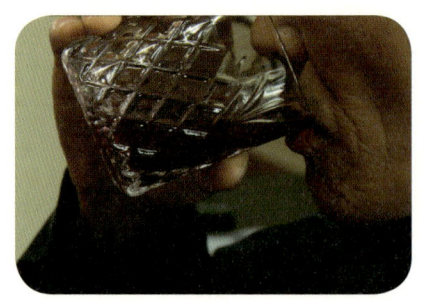
| 꿀 차 마시는 주인공

"바로 방광암을 극복 비결이에요. 꿀! 나는 특별하게 약초 먹은 건 없어요. 주로 먹은 건 매실, 복분자, 오디, 이 것을 꿀에다가 담가서 자주 하루에도 몇 번씩 음용을 했어요."

복분자, 오디, 홍삼, 종류도 다양하게 꿀로 발효액을 만들어 둔 그의 아내. 이것들로 날마다 차를 타서 남편에게 마시게 했다고 한다. 철마다 직접 채취한 열매에 꿀을 재워 꿀 발효액을 만든 박성근씨의 아내, 번거로울 법도 하건만 남편을 위해 뭔가를 할 수 있다는 사실만으로도 그녀는 매 순간 감사하다고 한다. 6년 전, 병원 한 번 가본 적 없던 박성근씨에게 갑자기 찾아온 암은 부부에게 너무나 큰 충격이었다.

"큰 병원에 가서 정밀검사 했더니 방광암이라고 결과가 나왔고 몇 기라고 할 수 없을 정도로 이제 마음의 준비를 하는 것이 좋겠다고 가족들한테 이야기를 들었습니다."

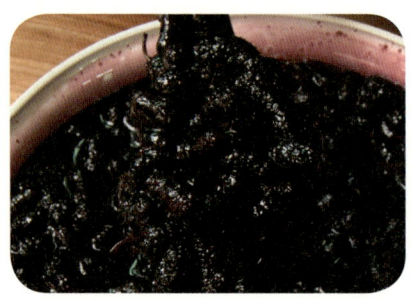
| 꿀 효소 통

방광 전체에 악성 종양이 퍼져 6개월 시한부 선고를 받게 된 박성근씨. 결국 그는 살기 위해 방광 전체를 드러내야 했다. 그렇게 고비를 넘

기는가 싶었지만 자신의 대장을 이용해 만든 인공 방광은 원활한 배뇨 작용이 힘들었고 그에게는 끔찍한 고통의 나날이 이어졌다.

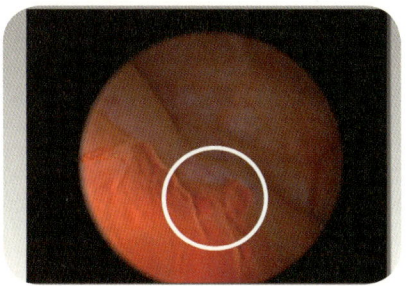
| 방광암 사진

"차라리 내가 죽어야 하는데 이놈의 세상을 어떻게 사나. 그때는 왜 그랬냐면 의사 선생님이 평생을 기저귀를 차고 살 수도 있다라고 이야기를 했어요."

절박한 그때 그 앞에 한줄기 빛처럼 나타난 것이 바로 꿀 이었다!

"수술 후로 소변을 보게 되면 소변이 맑지 않을 뿐더러 부유물도 자꾸 배출 되는데 의사 선생님은 아무튼 물을 많이 먹으라고 하는데 목이 타지 않는데 맹물을 먹는 다는 것이 힘들고 꿀을 타서 음용을 했죠. 자주 먹었죠. 그러다 보니까 소변도 맑고 혈류도 안 나오고 부유물도 안 나오고 그랬어요."

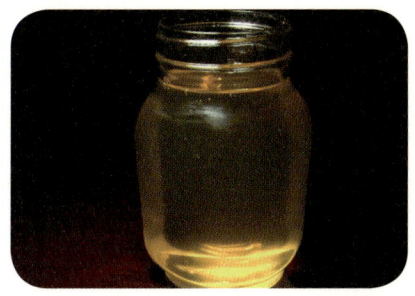
| 꿀통

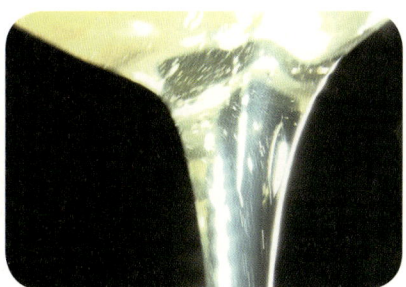
| 꿀 흐르는 모습

꿀의 효능을 체험한 뒤 때론 물처럼 때론 약처럼 6년간 꾸준히 꿀 발효액을 먹어 온 박성근씨, 그 덕분일까. 의사조차 장담 할 수 없었던 그의 상태는 몰라보게 좋아졌고 나아가 방광암 완치 판정까지 받게 됐다.

6년 전까지만 해도 꿀을 생계 수단으로만 여겨 먹기 보단 팔기 급급했던 그는 그때가 후회스럽다.

"제가 양봉을 하고 있지만 꿀을 그렇게 귀하게 생각 안 하던 사람인데 건강 잃고 꿀로 다시 회복하고 보니까 꿀이 역시 건강 기능 식품이구나."

달콤한 꿀에 포함된 당분은 벌의 분비액 중의 하나인 인버타아제 효소에 의해 설탕이 전화당으로 변화면서 체내에서 분해할 필요 없이 바로 흡수되며 곧바로 에너지원이 된다.

"꿀 자체에서 항염 작용하고 항암 작용하는 카페익산이 있습니다. 카페익산이 우리 몸에서 염증을 가라앉히고 꿀 때문에 만들어지는 여러 가지 성분들이 우리 몸의 면역들을 상승 시킬 수 있습니다. 발효액을 만들어서 조금씩 드시는 건 도움이 되지 않을까 생각이 듭니다."

서재걸 자연치료 전문의

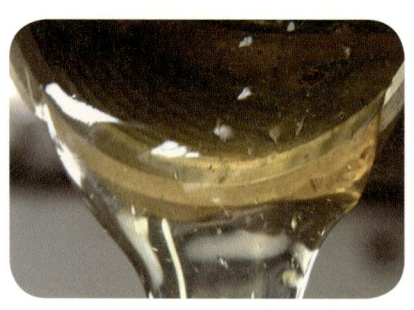

꿀 발효액과 더불어 박성근씨 부부의 밥상에 빠지지 않는 식재료는 역시 꿀!

집안 모든 음식에 꿀이 첨가되다!

지난 6년간 모든 음식에 설탕 대신 꿀을 활용하고 있다. 꿀에는 설탕엔 없는 여러 가지 자당과 미네랄, 비타민, 식이섬유가 골고루 섞여있어 종합 영양제나 다름없기 때문에 꿀을 활용한 한 끼 밥상이면, 별다른 보양식 없이도 허한 기력을 보충 할 수 있다고 한다. 그리고 여기에 하나 더!

"꿀로 만든 고추장이에요. 꿀 고추장입니다. 나물 무칠 때 머루 나물이랑 먹을 때 이걸로 먹어요."

엿기름 대신 꿀을 넣어 만든 꿀 고추장은 꿀의 단맛이 강해 맵고 짠맛을 적당히 잡아준다고 한다. 이처럼 생활 속에서 늘 가까이 하는 벌꿀은 박성근씨에게 달콤한 행복을 가져다 줬다.

"저는 다른 약을 먹었거나 특별하게 중점적으로 치료를 받은 것이 아니고 수시로 꿀을 음용했기 때문에 나는 대자연이 우리 인류에게 준 선물이 꿀이 아닌가 생각합니다."

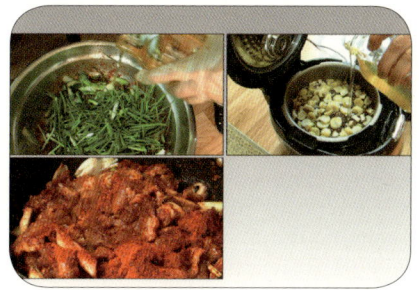
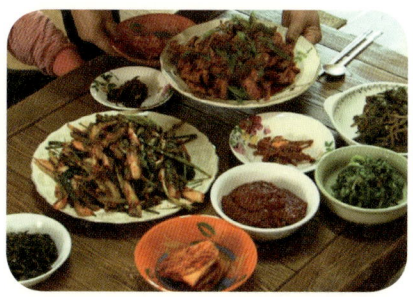

| 꿀이 첨가된 밥상

식이요법

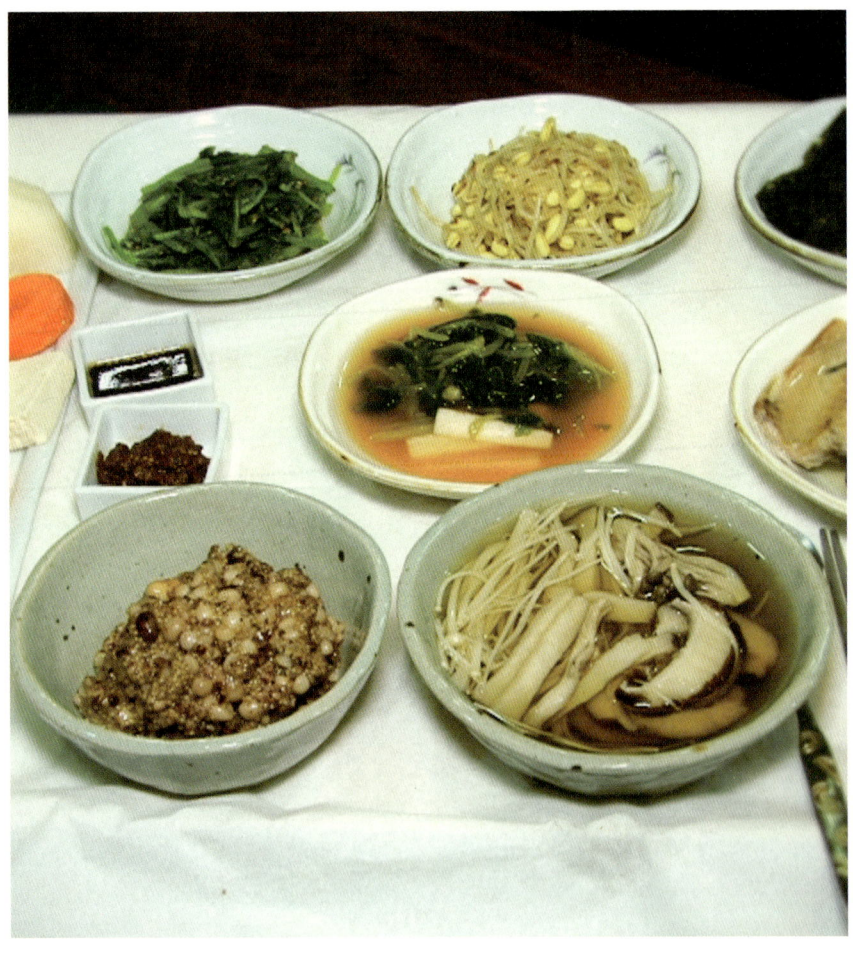

식이요법으로
제 2의 삶을 살다

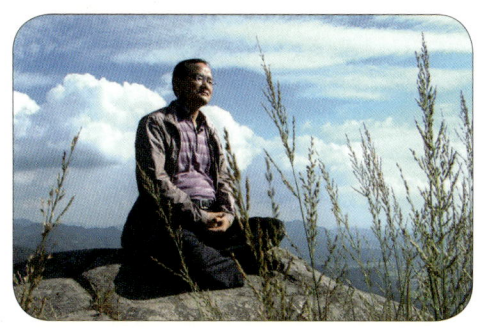

경남 밀양에 위치한 만어산. 수려한 정취를 자랑하는 이곳에서 우리는 생사의 고비를 넘기고 새 삶을 살고 있는 박태열 한의사를 만날 수 있었다.

만어산 바위에 가부좌 틀고 앉아있는 박태열씨
"이곳에 자주 와서 이렇게 하늘을 봅니다. 암이 자꾸 재발됐을 때, 내가 왜 자꾸 암이 재발되는지 왜 살아야 하는지 그 문제를 해결하는 게 더 급하다고 생각해서 암이 재발됐지만 수술을 하지 않고 바로 산으로 들어왔죠."

그는 여러 차례 암이 재발되면서 죽음까지도 각오했다는데 바로 그때 이 바위 위에서 큰 깨달음을 얻고 지금의 삶까지 덤으로 얻었다고 했다.

"처음에는 방광암으로 인해서 8번을 방광보존 수술을 했고, 9번째는 결국 방광을 잘라냈습니다. 현재는 인공으로 만든 요로로 소변을 주머니로 받아내는 상태입니다."

1993년, 한의사가 된 지 7년이 지났을 무렵, 방광암 진단을 받았다는 박태열 한의사. 방광암은 소변을 저장하는 방광 위에 종양이 발생하는 것으로 초기 증상이 뚜렷하지 않아 발견이 쉽지 않다고 한다.

"방광암 중에 가장 많은 게 상피에 발생하는, 다시 말해서 방광 점막에 발생하는 암이 가장 많은데 그 암에 걸리는 환자 중에 50~70%는 재발합니다. 모든 암 중에서 재발률이 가장 높다고 봐야 하고, 그 중에 10~20% 가량은 침습암으로 진행하기도 합니다."

임일성 비뇨기과 전문의

치료를 받아도 재발률이 높다고 알려진 방광암은 대부분 50대 중년들에게 발병 하는 질환으로 30대 발병률은 1% 미만이라고 한다. 그런데 박태열 한의사는 그 1%인 30대의 나이에 방광암 진단을 받은 것이다.

"내가 의사였고, 암에 대해서는 어느 정도 알고 있었고 암도 웬만하면 고칠 수 있다고 생각했고, 이전에 나를 찾아온 환자 중에는 암 환자도 있었고 내가 치료해서 효과를 본 환자도 있었어요. 그렇게 암에 대해 자신감 가졌는데 막상 내가 암 환자라고 하니까 정말 다르더라고요. 실감도 안 나고 하늘도 무너지고 앞으로 어떻게 해야 하는지 앞이 캄캄했어요."

남성들에게 흔히 나타나는 방광암은 생활습관 때문에 발병하는 것으로 알려져 있는데 그렇다면 박태열 한의사에게도 옳지 못한 생활 습관이 있었던 것일까?

"그 당시에 담배를 하루 두 갑씩이나 피우는 헤비 스모커였어요. 한의원 말고 다른 일 때문에 스트레스가 많았어요. 내 몸을 혹사한 잘못된 생활 습관이 원인이 아닐까 싶어요."

방광암 환자의 약 60%가 흡연자로 알려질 만큼 흡연은 방광암의 주된 원인이다.

그는 당시 2살, 4살의 아이들을 두고 있던 아빠였기에 포기하지 않고 열심히 암 투병을 시작했다. 그래서인지 다행히 건강이 점점 호전됐다고 한다.

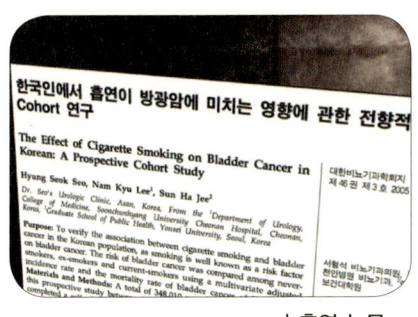
| 흡연 논문

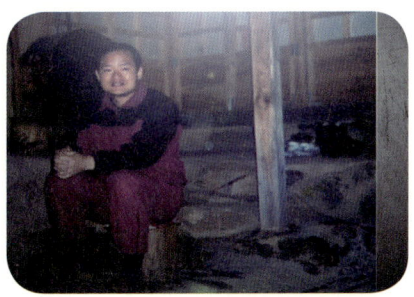
| 젊었을 때 사진

"3년 간 서울 부산을 왔다 갔다 하면서 일주일에 3번 치료 했어요. 열심히 치료한 결과 기적 같은 일이 만들어졌어요. 내 몸에서 암이 있다는 흔적이 나타나지 않았어요. 그래서 제가 방심을 하게 됐습니다."

암이 재발되었고 이번엔 방광뿐 아니라, 요도, 전립선까지 번질 만큼 상태가 예전보다 더 심각했다. 그 후로 무려 9번의 재발을 겪었으며 총 14번의 수술을 했다. 절망적인 상황에서 모든 생활을 접고, 산으로 들어갔다는 박태열 한의사. 계속 재발하는 암 때문에 몸도 마음도 피폐해져 죽을 결심을 한 적도 수 차례였다.

"방광 잘라내는 수술할 때 원내 감염이 있었습니다. 그래서 수술한 자국에 고름이 나오고 장을 잘라서 소변 나오는 구멍을 만들었는데 장이 녹아서 없어지고 그랬습니다. 그 때 제가 마음을 다스리지 않았으면 어떤 일이 벌어졌을지, 장담할 수 없었습니다."

2006년 마지막 암 수술을 했다는 박태열 한의사. 그로부터 7년이 지난 지금, 더 이상의 암은 재발되지 않고 있고 건강한 상태로 환자들을 진료까지 하고 있다.

"의사가 건강하지 않으면 환자를 건강하게 해줄 수 없고 좋은 기운이 전달 안 되니까 환자가 빨리 나을 수 없겠죠."

그렇다면 그는 어떻게 해서 그 끔찍한 상황에서 벗어날 수 있었을까?

우선 그가 먹는 것들을 살펴보았다.

"태음인의 면역력을 올려주는 밥상입니다."

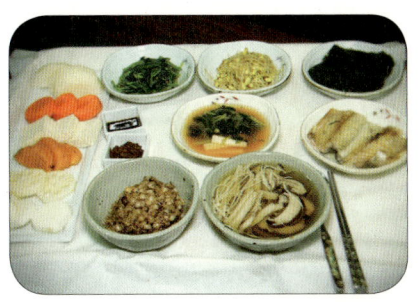

| 주인공의 밥상

우리나라 인구의 50%를 차지한다는 태음인. 상체가 허약한데 반해 하체가 튼실하고, 폐가 작아서 호흡기 순환 기능이 약하다는데. 박태열 한의사는 무려 15년 동안, 자신의 체질인 태음인에 맞춰 음식을 먹어왔다고 한다.

"이 식단을 먹으면 암이 낫는 게 아니라 건강 식단이라는 것은 자신의 체질에 맞는 식재료를 먹으면 많은 효과가 있다, 면역을 높이는 데 도움을 얻을 수 있다는 것이죠."

그의 태음인 식단을 살펴보면, 가장 눈에 띄는 것이 바로 밥인데 밤, 조, 수수, 콩 등의 잡곡만으로 만들었다.

"태음인은 가능하면 현미를 피하는 게 좋아요. 그래서 제가 선택한 게 가능하면 쌀을 배제했습니다."

특히 밥의 지을 때 60g 이상씩 꼭 넣어주는 주재료가 따로 있다는데. 그것은 다름 아닌, 율무! 율무는 하체가 튼튼한 태음인의 부종을 빼주기 때문에 태음인 체질에게는 더 없이 좋은 식품이라고 알려져 있다.

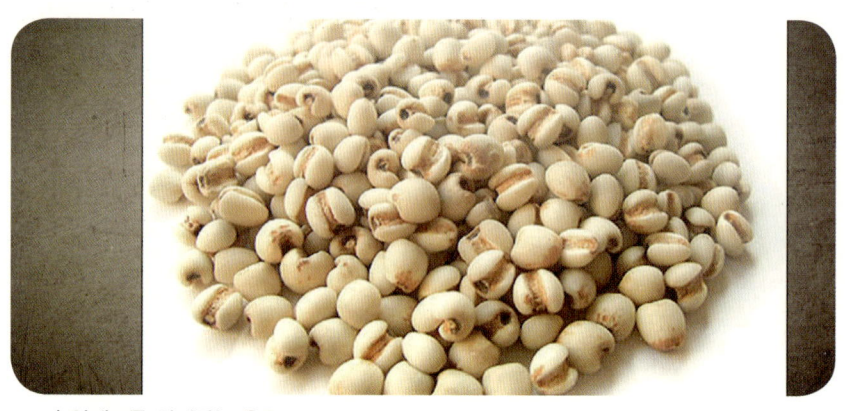

| 암세포를 억제하는 율무

"율무에는 에너지대사를 활성화 시키는 비타민 b1, b2 나이아신이 풍부해 피로를 적게 느끼게 하고, 또한 율무는 이뇨작용 높아지고 혈중 지질 개선에 도움을 주는데 특히 최근에 코이제놀라라는 성분이 동물 실험에서 NK세포를 증가시켜 암세포를 억제하는 것으로 증명됐습니다."

임경숙 수원대학교 식품영양학과 교수

태음인은 폐가 약하기 때문에 땅 속 영양분을 끌어 올리는 연근, 마 같은 뿌리채소는 기운을 폐로 올려주는 기능을 한다. 15년 동안 이 태음인 식단이 면역력을 높여주었다면, 방광암에 좋은 식이요법은 따로 있다는 박태열 한의사.

"우리가 건강식단과 식이요법은 구별할 필요가 있어요. 건강 식단은

제 앞에 차려진 식단이에요. 자기 체질에 맞는 재료를 골고루 차려 먹는 것이고 식이요법은 다른 개념입니다. 약을 먹는 것처럼 약 대신에 음식을 먹는 것이죠."

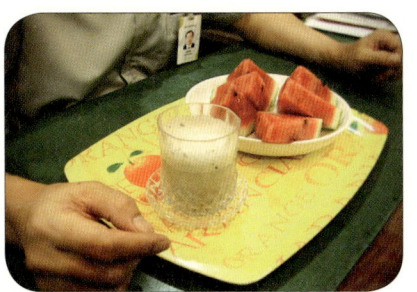

| 수박과 콩

박태열 한의사가 방광암 투병 당시, 식이요법으로 먹어왔다는 두 가지! 하나는 날콩을 갈아 만든 주스, 다른 하나는 우리가 흔히 먹는 수박이었다.

"제가 식이요법 했을 당시에 일체 다른 음식 먹지 않고 콩과 수박, 두 가지만 하루 세 끼, 이것만 먹고 살았습니다."

항암치료 당시 통증이 컸을 때 콩으로 진통효과를 볼 수 있었다는 박태열 한의사. 이는 콩의 단백질 성분인 글리시닌 때문이다. 그런데 이 글리시닌 성분은 수용성이라 삶아서 먹으면 손실이 많지만, 날로 갈아 먹으면 훨씬 많이 섭취할 수 있어 효과적이라고 한다.

"하루 세 끼를 이것만 먹고 식이요법을 했더니 극심하던 통증이 감쪽같이 3~4일 하니까 사라졌어요."

그리고 그가 투병생활부터 지금까지 가장 많이 먹는 것이 바로 이 수박! 방광암 환자는 물을 많이 마셔야 하는데, 물 대신 수박을 하루 한 통씩, 흰 부분까지 다 먹는다고 했다.

"물을 하루 2리터 이상 마시는 건 번거롭고 먹기 쉽지 않아 통에 넣고 다니면서 먹을 수 있지만 어떤 사람들은 물 먹는 게 괴롭다고 해요. 그런데 수박은 단맛이 나고 이뇨작용 효과가 대단하죠. 특히 흰 살 부분이 이뇨작용이 풍부해요.

〈동의보감〉에서 수박은 해열, 해독작용을 하고 노폐물을 소변으로 배출하며, 신장병에 좋다 기록돼 있는데, 특히 수박의 흰 부분에 영양소가 더 많다고 한다.

"방광암을 예방하기 위해서는 소변에 정체된 발암물질을 배출시키는 게 중요해서 수분 섭취가 중요합니다. 하루에 2500cc이상 권장하죠. 수분섭취 만으로는 한계가 있기 때문에 수박과 같은 과일을 섭취하게 하는데 수박은 이뇨작용, 항산화 효과 있고, 라이코펜 같은 항암성분이 있고, 특히 방광암을 예방하는 비타민 A, 베타카로틴 성분이 많아 방광암 환자에게 권장하는 식품입니다."

임일성 비뇨기과 전문의

무려 9번이나 암이 재발되어 여러 번의 죽을 고비를 넘긴 박태열 한의

사. 꼭 완치 된다는 믿음이 자신을 살렸다고 생각하고 있었다.

"우리가 암을 바라보고 사는 게 아니라 암을 치료하고 난 이후에 남아 있는 내 삶을 어떻게 살 것인가를 찾고, 찾은 결과를 실천하는 거죠. 암은 나쁜 친구인 동시에 저에게 어떻게 살 것인가 답을 준 좋은 스승이라고 생각합니다."

그는 얼마 전 방광암에 대한 논문을 내는 등 의학적 활동도 넓혀갈 계획이라고 했다. 그의 활기찬 제 2의 인생에 박수를 보낸다.

7장
식도암

칠곡주스

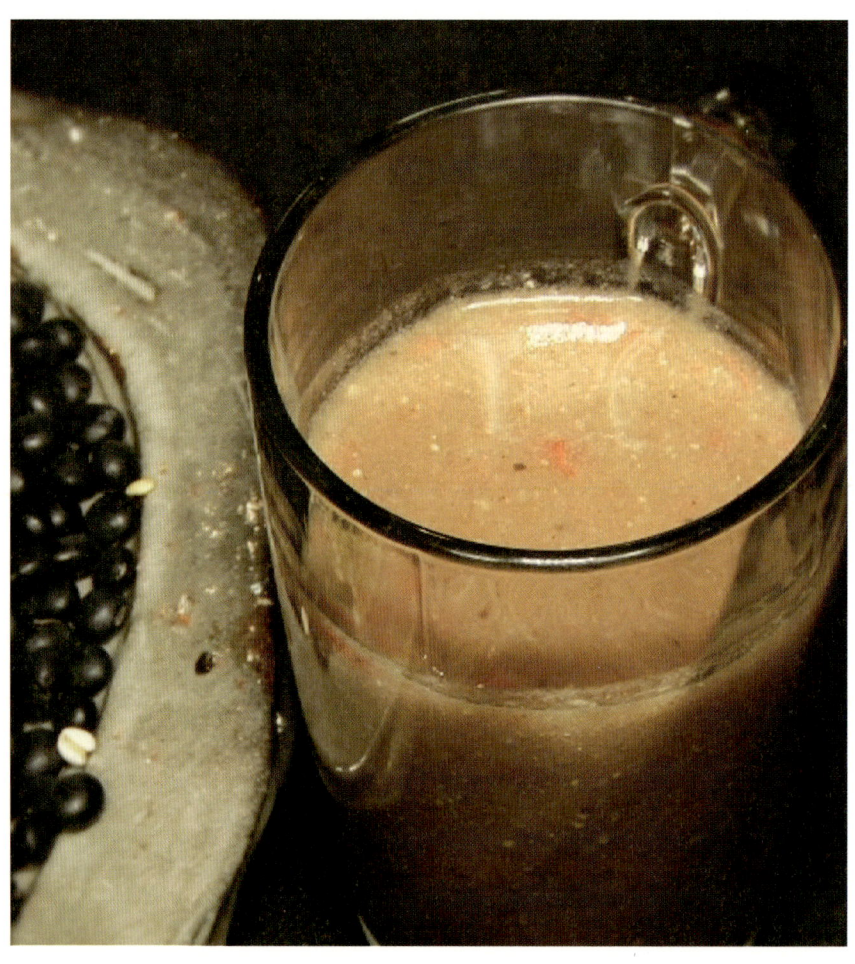

암을 이기게 한 기적의 일곱 가지 곡물!

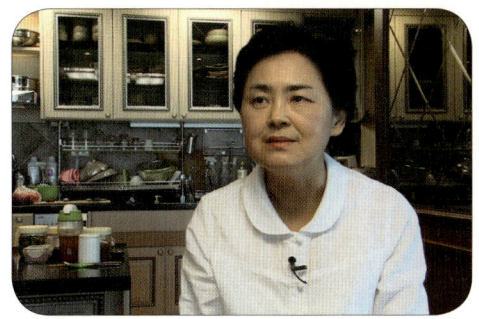

대구의 한 가정집. 여느 중년부부들이 그렇듯 평범한 일상을 보내고 있는 오늘의 주인공. 하지만 이들에겐 지금 이 순간이 더 없이 귀한 시간이라고 했다. 불과 몇 년 전까지만 해도 암으로 사경을 헤맸다는 한 사람, 그러나 지금은 암을 이기고 새 인생을 찾았다는 아내 이동화씨다.

"4년 전에 식도암 진단을 받았어요. 이제 4년이 완전히 지났죠. 그 때 저 보는 사람들이 저 못산다고 그랬거든요. 근데 저는 지금 이렇게 멀쩡하잖아요."

어느 날 갑자기 그녀에게 찾아온 식도암.

"목이 꽉 막혀있는 그런 느낌이었어요. 식도가 소화기 계통이잖아요. 근데 저는 맨날 이비인후과만 갔거든요. 그런데 항상 진찰을 받으면 인후염이라고 그랬어요."

10년 전부터 자주 목이 아팠다는 이동화 씨. 병원에 가도 그 증상은 나아지지 않았다. 그렇게 오랜 기간 무심히 넘겼던 증상은 그녀의 몸에서 암 덩어리로 자라고 있었다.

"김치 같은 것, 매운 김치 같은 것 입에 넣으면 입이 완전히 터져나가는 것 같았어요. 그 때는 거의 잘 안 넘어갔어요. 식사를 거의 못했죠. 그러니까 살이 계속 빠지는 거죠. 한 15kg 가까이 빠졌었어요."

이동화씨는 증상이 심각해지자 종합검진을 받았고 그때서야 식도암이라는 사실을 알았다.

"식도암 3기인데 3개월 밖에 못산다고 그랬어요. 저 같은 식도암 환자는 처음이라고 그랬거든요. 왜 그러냐면 식도암은 보통 식도 중간에 생긴데요. 그러나 저 같은 경우는 후두 끝나는 부분, 식도 시작하는 부분에 생겨서 식도가 다 막혔다고 그러더라고요."

수술조차 불가능 했다는 식도암 3기!

"이분과 같이 3기인 경우엔 5년 생존율이 20%에 불과할 정도로 상당히 예후가 안 좋은 암 중에 하나입니다. 특히 목에 생기는 경우에는 수술하기가 상당히 어렵고 합병증 율도 높기 때문에 방사선과 항암치료를 우선으로 치료하고 그 후에 만일 재발하는 경우에는 수술을 고려하는 경우도 있습니다."

박종호 박사 / 흉부외과 전문의

발병 당시 그녀의 내시경 사진을 확인해보니 정말 암세포가 식도를 꽉 막고 있었다.

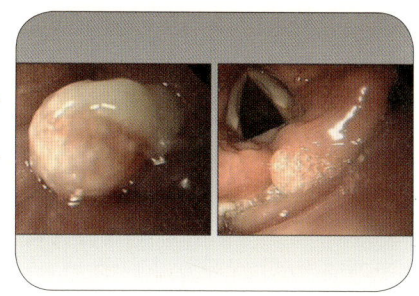

| 발명 당시 내시경 사진

"진짜 벼랑 끝에 선 그런 기분이었거든요. 둘째가 저한테 그랬잖아요. 엄마 우리 놔두고 죽지 말라고…, 우리 놔두고 죽으면 안 된다고 막 울면서 그랬잖아요."

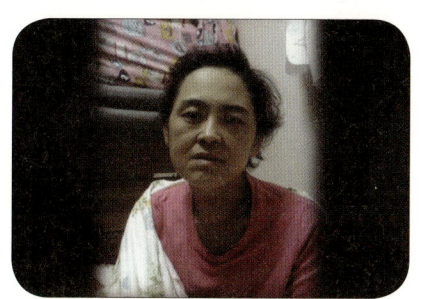

| 투병 당시 사진

세 자녀와 남편을 위해서라도 살고자 하는 의지를 다진 이동화씨! 당시 그녀의 상태는 수술은 불가능했고, 일단 의사의 권유대로 항암과 방사선 치료를 받았다.

"원래 병원에서는 항암을 6차까지 하자고 그랬거든요. 방사선은 36번인가 그래요. 그래서 하자 그랬어요. 근데 방사선 다 안 했거든요. 그것도 너무 힘들어서…, 방사선 후유증도 굉장히 힘들거든요. 근데 항암은 더 심해져서 항암을 2차까지 하고 내가 너무 힘들어서 포기했어요."

결국 2달 만에 모든 치료를 접고 집에서 본인만의 방법으로 치료를 시작했다.

"내가 만든 이 음식으로 나을 될 때까지 한다고 생각했어요. 그런 식으로 했는데 하루하루가 너무나 달라졌어요. 6개월 정도 됐을 때 80% 이상 암세포가 사라졌다고 그랬거든요."

6개월 만에 암세포가 80%나 사라졌다?
6개월 전후를 비교해보니 정말 놀랍게도 암세포가 확연하게 줄어든 모습을 확인할 수 있었다고 한다. 그리고 1년 후, 기적 같은 일이 벌어졌다. 그녀의 몸에 있던 모든 암세포가 완전히 사라진 것이다!

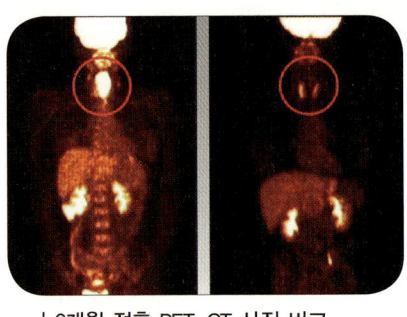

| 6개월 전후 PET-CT 사진 비교

"그 당시에는 기분이 뭐 이루 말할 수가 없죠. 죽을 뻔 한 사람이 기적처럼 살았잖아요. 그 시점에서 제가 어떻게 그런 방법을 할 수 있었는지 저도 궁금해요."

수술도 하지 않고, 항암도 포기한 그녀, 어떻게 1년 만에 암 덩어리가 깨끗하게 사라진 것일까? 과연 그녀의 비법은 무엇이었을까?

"제가 직접 만들어 먹은 음식이 있거든요."

암 덩어리를 사라지게 한 음식이 있다고 했다.

잡곡으로 주스를 만들었다?

이동화씨가 부엌에서 무언가를 넣어 믹서기에 갈았다. 그러자 누르스름한 가루가 생겨났다.

"7가지 곡식을 넣어서 만든 칠곡주스에요."

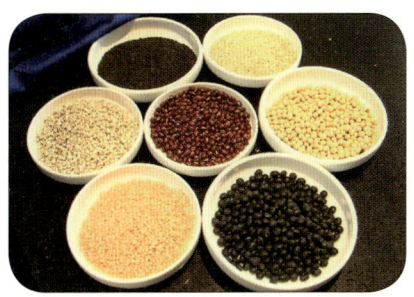
| 7가지 곡물

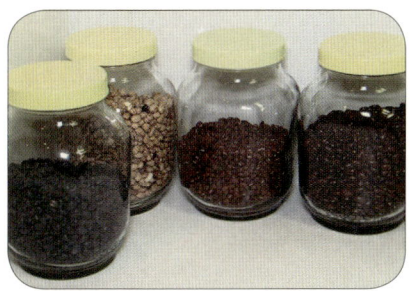
| 부엌 한 켠에 놓은 칠곡 담긴 그릇들

이동화씨가 직접 이름까지 지었다는 칠곡 주스! 이 주스에는 현미, 백태, 검은 콩, 팥, 율무, 찹쌀현미, 흑임자, 총 7가지 곡물이 들어간다. 무엇보다 제철에 따른 건강한 재료를 사용하는 게 기준이다.

"더 넣고 싶으면 여기서 없는 것 더 추가해 가지고 넣을 수도 있어요. 이렇게 7가지 이상 넣거든요."

곱게 간 7가지 곡물가루가 칠곡 주스로 완성되기 위해서는 꼭 필요하다는 또 하나의 재료가 있다. 보글보글 끓고 있는 냄비를 열어보니 각종 채소와 멸치가 눈에 보이는데 이 물로 주스를 만드는 것일까?

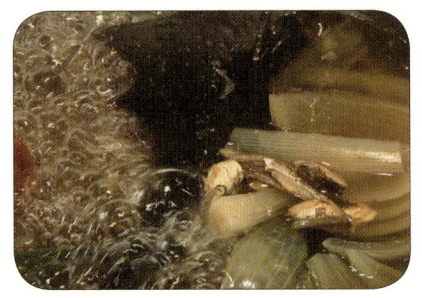

| 멸치육수

"맞아요. 멸치 속에 칼슘성분이라든지 이런 걸 흡수해야 되기 때문에 더 영양을 보충하기 위해서 이 물을 끓여가지고 주스를 끓여요."

곡물의 밋밋한 맛을 보충하기 위해 만든 육수는 곡물가루를 섞는 물 대신 사용한다. 여기에 하나 더! 칠곡 주스의 효능을 극대화시킬 수 있는 남다른 재료가 있다. 그것은 그녀가 손수 담근 된장이다.

"된장이 해독작용을 많이 하거든요. 항암 효과도 뛰어나고요. 그래서 된장을 넣어서 만들어요."

각각의 효능이 조화를 이룬 7가지 곡물가루. 그리고 입맛을 되살려 준 감칠맛 나는 육수, 여기에 항암 효과가 뛰어난 손수 담근 된장을 풀어 약 10분 정도 끓여주면 그녀만의 건강식, 칠곡 주스가 만들어진다.

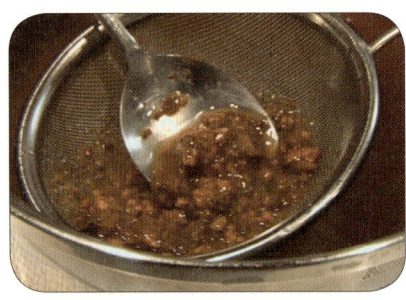

| 된장 풀어 넣는 사진

"저는 이렇게 해서 이것만으로 영양이 부족할 것 같아서 제 나름대로 하는 방법이 또 있거든요. 여기에 더 첨가시키는 게 있어요."

칠곡주스

곡물섭취로 인해 부족할 수 있는 섬유소를 보충하기 위해 그녀가 선택한 것은 바로 비타민과 섬유소의 공급원인 과일이다.

"이것만 넣었을 때는 변비가 왔었거든요. 근데 중간에 과일을 갈아 넣었을 때는 그 증상이 다 사라졌어요."

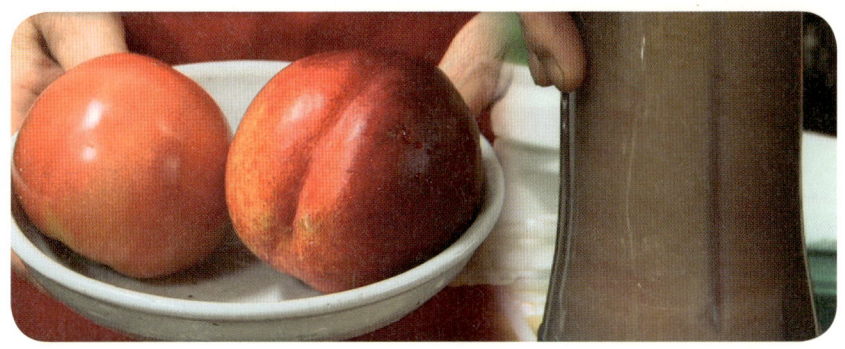

| 과일을 갈아 섞는 모습

곡물섭취로 인한 변비해소에 도움이 됐다는 과일. 과일도 곡식과 마찬가지로 한 종류에 국한하지 않고 다양한 제철 과일을 활용한다.

과일을 갈아 곡물과 된장을 섞은 육수에 넣고 섞어 주면 칠곡주스 완성!

참으로 전혀 예상치 못한 재료들의 조합이다. 어디에서도 맛볼 수 없기에 그 맛이 어떨지 궁금하다.

"맛이 좀 오묘하죠. 이게 주스 맛도 나면서 약간 구수한 향도 좀 나고. 제가 음식에 관심이 있다 보니까

| 완성된 칠곡주스

이렇게 할 수 있었죠. 지금도 계속 일주일에 한 번은 음식 강의 들으러 가거든요."

20여 년 전부터 음식과 영양소에 대한 공부를 꾸준히 해왔기에 탄생할 수 있었다는 칠곡주스! 그렇다면 왜, 이동화 씨는 일곱 가지나 되는 다양한 곡물로 주스를 만들어 먹은 것일까?

"식도암은 반찬을 골고루 못 먹잖아요. 반찬 대신에 잡곡의 가짓수를 많이 늘려서 먹은거죠. 그러면 잡곡 고유의 영양가가 다 다르잖아요."
그렇다면 정말 여러 가지 잡곡이 암환자들에게 좋은 것일까?

"현미라든지 잡곡 이런 것들에는 사포닌, 피틴산, 아라비노자일란, 가바, 식이섬유 이런 것들이 풍부하게 들어있어서 발암물질 같은 것을 빨리빨리 배출해줄 수 있는 성질입니다. 때문에 대장암 예방에도 효과가 있고 기타 유방암이라든지 각종 암에 효과가 있는 것으로 알려져 있습니다."

이원종 박사 / 식품영양학과 교수

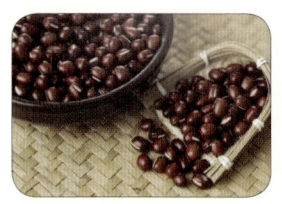
| 팥

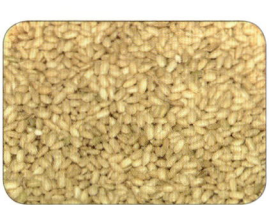
| 현미

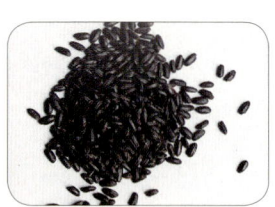
| 흑미

실제로 팥에는 사포닌, 현미에는 아라비노자일란과 같은 다양한 항암 성분이 포함되어 있다.

힘겨웠던 투병생활을
견디게 해 준 칠곡 주스

암과의 투병생활 동안 그녀의 주식이었던 칠곡주스, 하지만 이 또한 먹는 것이 쉽지 않았다.

"식도가 막혔으니까 음식물을 못 먹잖아요. 내시경으로 뚫어서 위하고 관을 연결해서 먹었어요."

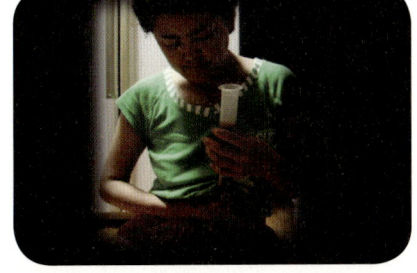

| 관으로 밥 먹는 당시 사진

암세포로 막혀있는 식도를 대신해 배와 위를 연결한 관으로 식사를 한 이동화 씨!

이 관을 통해 무려 1년 여간 칠곡주스를 매일 6번씩 먹었다고 한다. 그 결과 6개월 만에 암세포가 80% 줄어드는 놀라운 결과를 확인할 수 있었다. 이제는 관이 아닌, 입으로 칠곡주스를 먹을 수 있게 됐다는 이동화씨.

"이제는 밥을 해서 먹지요."

칠곡밥

차츰 건강을 회복하면서 요즘 그녀의 주식은 칠곡주스가 아닌 일곱 가지 곡물을 그대로 넣어 만든 칠곡 밥이다. 예전에는 먹기 쉽고, 소화가 쉽도록 칠곡주스로 만들어 먹었지만, 지금은 칠곡 밥으로 먹어도 그 효능은 큰 차이가 없는 것 같다고한다. 오히려 주스로 먹을 때보다 더 많은 채소와 반찬들을 곁들여 먹기 때문에 암을 극복하는데 더 큰 효과를 보고 있다고 한다. 4년 전까지만 해도 이렇게 평범하게 밥을 먹을 수 있을 거라 상상도 못했다는 이동화씨. 남편 또한 이렇게 건강하게 식탁에 마주앉아 있는 아내가 고맙기만 하다.

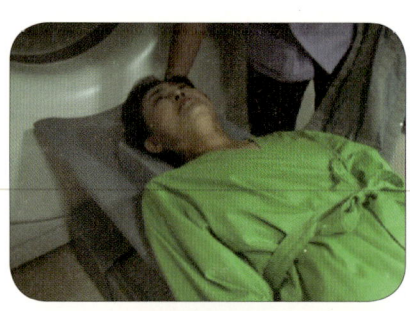
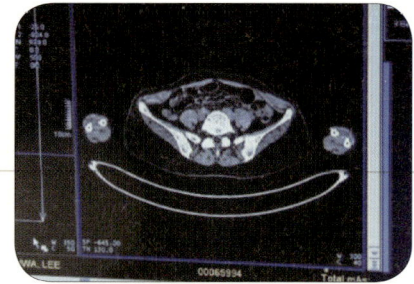
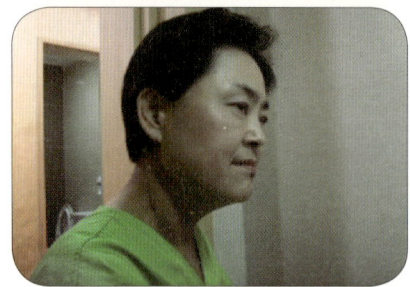

| 현재의 상태를 검사하는 모습

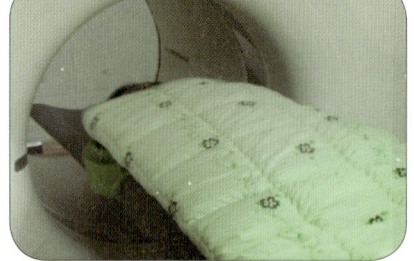

| 관으로 밥 먹는 당시 사진

"무의식적으로 넘어가는 침도 못 삼키던 아내가 지금은 이렇게 직접 밥을 하고 같이 식사를 함께 하게 되니까 아주 꿈만 같은 그러한 생각이 들면서 더욱더 내가 가족을 위해서 더 잘해야겠구나 그런 생각이 듭니다."

4년 전부터 칠곡주스와 칠곡 밥을 먹으면서 병원 치료는 중단하고 지내온 이동화 씨, 그렇다면 현재 그녀는 식도암 재발은 물론 전이 없이 건강한 상태일까? 긴장된 마음으로 암세포를 찾아내는 검사를 받아보았다.

"현재 임파선이라든지 원격 전이는 관찰되고 있지 않습니다. 환자분이 치료 없이 3~4년 이상 경과한 것을 고려했을 때는 상당히 건강관리가 잘 되고 있는 것이 아닌가 하는 생각이 듭니다."

오종률 박사 / 핵의학과 전문의

병원치료 없이 암을 이겨냈고 전이도 없다! 참으로 놀라운 일이 아닐 수 없다.

그렇다면 과연, 이동화씨가 섭취한 칠곡주스와 잡곡 밥이 암을 극복하는데 큰 역할을 한 것일까? 실제 그녀가 암을 이기고자 만들었다는 칠곡주스는 위와 연결된 튜브에 넣기 쉬운 형태로 되어 있을 뿐 잡곡 밥을 먹는 것과 같은 이치인데 그걸로 과연 식도암을 극복한 것일까?

우리는 그 효능에 대한 연구결과를 찾아보던 중, 놀라운 사실을 확인할 수 있었다. 일본의 암 식이요법의 권위자로 알려진 와타요 다카호 박사, 그가 10여 년 전부터 본인의 암 환자들에게 권유한 식단이 있었다.

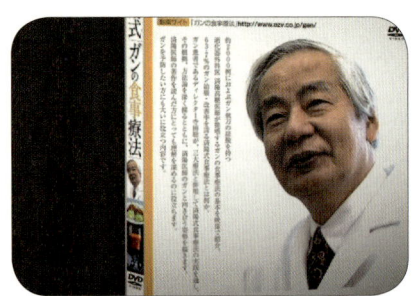
| 와타요 다카호 박사

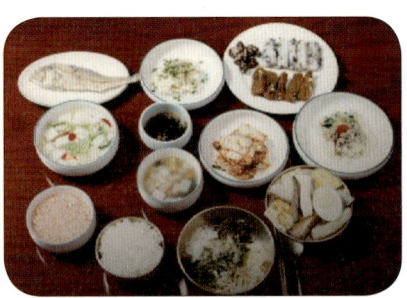
| 밥상 사진

그런데 그 밥상을 보니 채소와 과일은 물론이고 칠곡주스의 주재료와 같은 현미를 기본으로 한 잡곡밥이었다. 이것은 이동하씨가 실천한 암 극복비법과 동일했다.

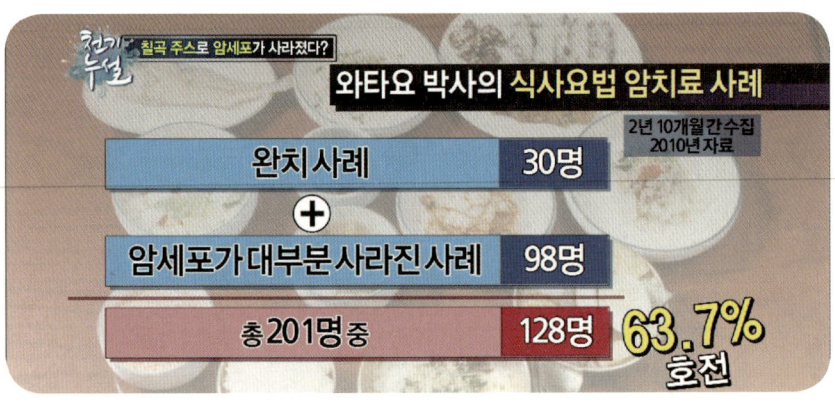
| 와타요 박사 연구 그래프

실제로 이 식단을 지킨 그의 환자 중 수술이 불가능할 정도로 상태가 심각했던 암환자들을 추적한 결과, 63.7%가 암이 호전됐다는 것이다.

암을 극복한 후에도 꾸준히 칠곡주스를 먹으며 건강을 지켜가는 이동하 씨. 그런데 곡물의 효능을 100% 챙기기 위해서는 꼭 챙겨야 할 점도 있다고 한다.

"잡곡을 먹을 때 주의해야 되는 것은 도정을 한 잡곡은 백미처럼 좋지 않습니다. 도정을 안 한 잡곡을 먹어야 하는데 거기에는 항산화 성분이 들어있습니다. 이 항산화 성분은 암 발생을 억제해주고 기타 여러 가지 중요한 역할을 하기 때문에 항산화 성분이 많이 들어있는 씨눈, 속껍질 이런 것들을 반드시 먹어야 합니다."

황성수 박사 / 신경외과 전문의

인류의 역사에서 빼놓을 수 없는 곡물! 사실 곡물은 인류 문명의 시작이라고 해도 과언이 아니다.

"우리 인류가 번영하기 위해선 잉여 칼로리라든가 남아도는 시간이 필요합니다. 그래야만 남는 시간을 통해 글도 만들고 문화도 일구고 노래와 예술도 번영이 이뤄지는데, 사냥은 거기에만 매달려 다른 걸 할 수 없습니다. 그렇지만 농경을 하고 곡물을 재배하면 사실 농사일이 바쁘긴 하지만, 한가로울 때도 있고 더 많은 양을 재배하게 됩니다. 더 많은 사람에게 시간과 영양을 제공하게 되고, 인류는 문명이라는 걸 깨워나가게 된 겁니다."

박태순 식문화 칼럼리스트

곡물을 뜻하는 '씨리얼'이라는 단어는 로마시대, 농업을 권장했던 여신, '세레스'가 그 어원이다. 이렇듯 곡물은 여신에 비유될 만큼 그 가치는 실로 대단했던 것이다.

　우리가 늘 먹는 밥, 이 밥의 재료만 조금 바꿔도 우리의 몸은 놀랍게 변화될 수 있는 것이다.